Optimierte Arzneimitteltherapie

Reihenherausgeber:
MONIKA SCHÄFER-KORTING

Springer
*Berlin
Heidelberg
New York
Hongkong
London
Mailand
Paris
Tokio*

Markward Marshall, Dieter Loew

Venenerkrankungen

Grundlagen und Therapie

Mit 46 Abbildungen und 42 Tabellen

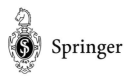

Prof. Dr. MONIKA SCHÄFER-KORTING
FB Pharmazie-Institut Pharm. II,
Pharmakologie und Toxikologie
Freie Universität Berlin
Königin-Luise-Straße 2+4
14195 Berlin

Prof. Dr. MARKWARD MARSHALL
Tegernseer Str. 101/1
83700 Rottach-Egern

Prof. Dr. Dr. DIETER LOEW
Am Allersberg 7
65191 Wiesbaden

ISBN 3-540-44176-X Springer-Verlag Berlin Heidelberg New York

Bibliografische Information Der Deutschen Bibliothek
Die Deutsche Bibliothek verzeichnet diese Publikation in der Deutschen Nationalbibliografie;
detaillierte bibliografische Daten sind im Internet über <http://dnb.ddb.de> abrufbar.

Dieses Werk ist urheberrechtlich geschützt. Die dadurch begründeten Rechte, insbesondere die der Übersetzung, des Nachdrucks, des Vortrags, der Entnahme von Abbildungen und Tabellen, der Funksendung, der Mikroverfilmung oder der Vervielfältigung auf anderen Wegen und der Speicherung in Datenverarbeitungsanlagen, bleiben, auch bei nur auszugsweiser Verwertung, vorbehalten. Eine Vervielfältigung dieses Werkes oder von Teilen dieses Werkes ist auch im Einzelfall nur in den Grenzen der gesetzlichen Bestimmungen des Urheberrechtsgesetzes der Bundesrepublik Deutschland vom 9. September 1965 in der jeweils geltenden Fassung zulässig. Sie ist grundsätzlich vergütungspflichtig. Zuwiderhandlungen unterliegen den Strafbestimmungen des Urheberrechtsgesetzes.

Produkthaftung: Für Angaben über Dosierungsanweisungen und Applikationsformen kann vom Verlag keine Gewähr übernommen werden. Derartige Angaben müssen vom jeweiligen Anwender im Einzelfall anhand anderer Literaturstellen auf ihre Richtigkeit überprüft werden.

Springer-Verlag Berlin Heidelberg New York
ein Unternehmen der BertelsmannSpringer Science+Business Media GmbH

http://www.springer.de

© Springer-Verlag Berlin Heidelberg 2003
Printed in Germany

Die Wiedergabe von Gebrauchsnamen, Handelsnamen, Warenbezeichnungen usw. in diesem Werk berechtigt auch ohne besondere Kennzeichnung nicht zu der Annahme, dass solche Namen im Sinne der Warenzeichen- und Markenschutz-Gesetzgebung als frei zu betrachten wären und daher von jedermann benutzt werden dürften.

Umschlaggestaltung: deblik
Satz: K+V Fotosatz GmbH, Beerfelden
SPIN 10568717   14/3109-5 4 3 2 1 0 – Gedruckt auf säurefreiem Papier

Geleitwort

Arzneimittel haben in den letzten Jahrzehnten zunehmend an Bedeutung in der Behandlung von Krankheiten gewonnen. Dies gilt für unterschiedliche Gebiete, nicht nur die Innere Medizin sondern auch für die Bereiche Gynäkologie, Urologie, Dermatologie und viele andere. So konnte die Zahl der operativen Eingriffe im Rahmen von Ulzera des Gastrointestinaltrakts durch die Einführung der H_2-Antihistaminika ganz wesentlich reduziert werden. Moderne Zytostatika bedeuten nicht nur eine deutliche Lebensverlängerung, sondern steigern auch die Lebensqualität bei bis in die jüngste Zeit weitgehend therapieresistenten Tumoren. Als Beispiel sei die Wirksamkeit von Paclitaxel beim Ovarialkarzinom genannt.

Obgleich dies einen erheblichen Fortschritt bedeutet, der sich allein mit der besseren Wirksamkeit der modernen Wirkstoffe – also ihrem hohen Nutzen – erklären lässt, stößt die Arzneimitteltherapie dennoch zunehmend auf Vorbehalte der Patienten. Dies ist eine Folge des immer stärkeren Bewußtwerdens um Gefahren, die von diesen stark wirksamen Pharmaka ausgehen können, d.h. den Arzneimittel-Risiken. Im Sinne einer Überreaktion sehen allerdings viele Laien, aber auch manche Ärzte im besonderen Maße auf die Risiken und vernachlässigen den Nutzen einer effizienten Arzneimitteltherapie. Eine sorgfältige Nutzen/Risiko-Analyse bezogen auf den einzelnen Patienten, seine spezielle Erkrankung und die zu erwägenden Wirkstoffe erlaubt eine rationale Arzneimitteltherapie, die den größtmöglichen Erfolg sichert.

Mit dem vorliegenden Werk, einem Band der Buchreihe „Optimierte Arzneimitteltherapie", soll medizinischen Fachkreisen, vor allem Ärzten und Apothekern, der Zugang zur rationalen und damit optimierten Arzneimitteltherapie bestimmter, in der Praxis wichtiger Erkrankungen erleichtert werden. Ausgewiesene Experten auf den jeweiligen Fachgebieten bewerten die heute verfügbaren Therapieansätze unter streng wissenschaftlichen Kriterien. Darüber hinaus lassen sie aber auch die eigene Einschätzung nicht zu kurz kommen. Gestützt auf dieses Expertenwissen wird der Leser in die Lage versetzt, eine eigene individuelle Bewertung für seinen Patienten vorzunehmen. Obgleich Nutzen und Risiko („Nutzen-Risiko-Relation") bei diesem Werk ganz im Vordergrund der Betrachtung stehen, wird auch die finanzielle Komponente der Arzneimitteltherapie nicht außer Acht gelassen. So enthalten die Werke auch Angaben zu den Therapiekosten – soweit dies angesichts des noch unterentwickelten Gebietes „Pharmakoökonomie" zum heutigen Zeitpunkt möglich ist (Aufwand-Nutzen-Relation; vgl. Korting HC, Schäfer-Korting M (eds) The Benefit/Risk Ratio. A Handbook for the Rational Use of Potentially Hazardous Drugs. CRC Press, Boca Raton, 1998).

Mein Dank als Herausgeberin gilt insbesondere den Autoren, ohne deren besonderen Einsatz diese Reihe nicht zustande kommen könnte. Nur die Bereitschaft einer so großen Zahl von Experten zur Mitwirkung macht diese Buchreihe möglich. Sie wäre aber auch nicht realisierbar ohne das hohe Engagement des Springer-Verlages, insbesondere von Herrn Dr. Mager, das vom autorisierten Umgang mit dem heute besonders großen Wagnis über die kompetente und vor allem rasche Herstellung bis zur adäquaten Distribution reicht. Danken möchte ich an dieser Stelle auch meiner Sekretärin, Frau Sandow, ohne deren geduldiges und perfektes Management die organisatorische Abwicklung auf große Probleme gestoßen wäre.

Berlin, im Januar 1999   Prof. Dr. MONIKA SCHÄFER-KORTING

Vorwort

Die mangelnde Beachtung der Venenleiden ist offenbar erst neueren Datums. In dem Buch von F. A. B. Puchelt über „Das Venensystem in seinen krankhaften Verhältnissen" von 1843 umfasst der „venöse Zustand" demgegenüber „Temperamente", „Herz- und Lungenkrankheiten", „lymphatische Krankheiten", „deprimierende Gemütsbewegungen" bis hin zu „verminderte(n) Absonderungen" und „Alltagsdinge wie Klima und Wohnung".

Waren die siebziger Jahre die Zeit der ersten umfangreichen epidemiologischen Studien (Baseler Studie, Tübinger Studie, Münchener Studien u. a.), die die außerordentliche sozialmedizinische und sozioökonomische Bedeutung der Venenerkrankungen herausgearbeitet haben, brachten die achtziger Jahre entscheidende Fortschritte in Diagnostik und Therapie, aber auch grundlegend neue Erkenntnisse über die pathophysiologischen Veränderungen der Mikrozirkulation bei chronischer Veneninsuffizienz (chronische venöse Insuffizienz = CVI).

In der Diagnostik der Venenerkrankungen war nach der Phlebographie die direktionale Doppler-Sonographie ein entscheidender Meilenstein – vor allem auch für die Praxis. Als weiterer Meilenstein hat sich in den späten achtziger Jahren die Duplexsonographie, die ideale Kombination von hochauflösendem, bewegtem B-Bild mit der simultanen Doppler-Analyse der Blutströmung herauskristallisiert.

Mit der Duplexsonographie gelingt eine exakte Beurteilung der „proximalen Beinveneninsuffizienz" mit der Differenzierung in Leitvenen-, Krossen-, Magna-, Muskelveneninsuffizienz und in kombinierte Insuffizienzformen. Die Diagnostik der tiefen Venenthrombose ist im positiven Fall praktisch völlig sicher; und in erfahrenen Arbeitsgruppen werden daher tiefe Venenthrombosen in entsprechend gelagerten Fällen nur aufgrund der duplexsonographischen Diagnostik lysiert. Auch sind inzwischen viele Chirurgen bereit, Krossektomie und Stripping-Operationen nach dem duplexsonographischen Befund durchzuführen und auf eine Phlebographie zu verzichten.

Die aktuelle technische Entwicklung, auch in besonderer Weise für die ambulante phlebologische Diagnostik wichtig, ist die farbkodierte Duplexsonographie („Triplex-Sonographie"), von der Echokardiographie her schon länger bekannt und für die vaskuläre Diagnostik längst unverzichtbar. Dabei ergeben sich wesentliche untersuchungstechnische Vorteile, wenn auf längeren Gefäßstrecken an atypischer Stelle Veränderungen aufzusuchen sind, auch bei echoarmen Verschlussprozessen und bei stenosierenden Thrombosen. Die Erkennung von Leitvenenthrombosen im Unterschenkelbereich und bei schwierigen Beschallungsbedingungen im Oberschenkel wird genauer und zuverlässiger. Der Nachweis der Leitveneninsuffizienz und die Abgrenzung einer Mündungsinsuffizienz der Stammvenen gelingt einfach, sicher und schnell und ist auch bei kleinen Refluxvolumina möglich. Entsprechendes gilt für die Insuffizienz von Perforansvenen. Dadurch kann auch die Insuffizienzstrecke sehr genau festgelegt werden. Die Farb-Duplexsonographie bedeutet einen echten diagnostischen Fortschritt und sollte auch mit ihren modernen Weiterentwicklungen der Farb-Panoramadarstellung bis zu dreidimensionalen Abbildungen in der spezialisierten Praxis breit eingesetzt werden.

Bezüglich der Pharmakotherapie mit den erwiesenermaßen wirksamen „Venenpharmaka" ist mehr Gelassenheit in die früher zum Teil kontroversen Diskussionen gekommen, so dass der Versuch unternommen werden kann, eine akzeptierte Indikationsliste für diese Medikamente zu erstellen.

Einen wichtigen Fortschritt für die Thromboseprophylaxe bedeuten die niedermolekularen (fraktionierten) Heparine. Bei mindestens gleicher Wirksamkeit und niedrigerer Nebenwirkungsrate reicht – wegen der längeren Halbwertszeit – eine subkutane Injektion täglich aus. Inzwischen sind mehrere dieser Heparine für die Therapie zugelassen. Ein neu entwickeltes Pentasaccharid könnte die Thromboseprophylaxe weiter revolutionieren.

Ob die Plasminogenaktivatoren der neuen Generation den statistisch ohnehin nicht gesicherten längerfristigen Nutzen der thrombolytischen Therapie erhöhen können, ist eher unwahrscheinlich. Die ultrahohe Dosierung von Streptokinase bringt zumindest organisatorische Vorteile (bei der Beckenvenenthrombose aber hohe Risiken).

Vielleicht sind die Fortschritte in der Phlebologie etwas langsamer und ruhiger als in der Kardiologie und Arteriologie – ebenso wie die venöse Blutströmung; aber sie sind sicherlich von außerordentlicher praktischer und quantitativer Bedeutung. Gerade die neuen Erkenntnisse über die Pathophysiologie der Mikrozirkulation bei CVI ermöglichen neue Ansätze in der Therapie einschließlich der Pharmakotherapie.

Einen zweifellos entscheidenden Fortschritt für die Patientenversorgung bedeutete die Einführung der Schwerpunktsbezeichnung Angiologie und der Bereichsbezeichnung Phlebologie.

Die Verfasser (Rottach-Egern/Wiesbaden)

Inhalt

M. Marshall
1 Medizinische Grundlagen 1

1.1   Anatomie 1
1.2   Physiologie des Venensystems 4

2 Venenerkrankungen 11

2.1   Pathophysiologie des Venensystems und Biochemie
      des Venengewebes 11
2.1.1 Pathophysiologie 11
2.1.2 Biochemie des Venengewebes 12
2.2   Epidemiologie und sozialmedizinische Bedeutung
      der peripheren Venenerkrankungen 14
2.2.1 Epidemiologie der peripheren Venenerkrankungen ... 14
2.2.2 Risikofaktoren für periphere Venenerkrankungen 19
2.2.3 Sozioökonomische Bedeutung der Phlebopathien 21
2.2.4 Arbeitsmedizinische Aspekte 23

3 Klinik der Venenerkrankungen 29

3.1   Einteilung der Venenerkrankungen 29
3.2   Venöse Krankheitsbilder 36

4	**Diagnostik der Venenerkrankungen**	61
4.1	Untersuchungsmethoden für die Praxis	61
4.2	Weitergehende, vorwiegend klinische Untersuchungsmethoden	82
4.3	Nachweis der Lungenembolie	85
4.4	Humorale Untersuchungen	86
5	**Klinische Chancen**	91
5.1	Konservative Therapie	92
5.1.1	Leitsymptom Stauungsbeschwerden	92
5.1.2	Die Kompressionsbehandlung	94
5.2	Varizenausschaltende Maßnahmen	108
5.2.1	Operative Therapie bei primärer Varikose	108
5.2.2	Operative Varizentherapie beim postthrombotischen Syndrom	109
5.2.3	Sklerosierungstherapie (Verödungsbehandlung)	110
5.3	Therapie der tiefen Venenthrombose	113
5.4	Lokalbehandlung des Ulcus cruris venosum	115

D. LOEW

6	**Grundlagen der rationalen Pharmakotherapie der chronischen Veneninsuffizienz**	121
6.1	Anforderungen an die Qualität von Venenpharmaka	121
6.2	Nachweis der Wirksamkeit von Venenpharmaka	126
6.3	Unbedenklichkeit von Venenpharmaka	135
6.4	Verordnungsfähigkeit von Venenpharmaka	136
7	**Pharmakotherapie der chronischen Veneninsuffizienz**	141
7.1	Stellenwert von Diuretika	144
7.2	Stellenwert von Ödemprotektiva	146

8	**Chemisch definierte Ödemprotektiva**	149
8.1	Troxerutin	149
8.1.1	Pharmakologisch relevante Inhaltsstoffe	149
8.1.2	Pharmakologie und Wirkungsmechanismus	149
8.1.3	Toxikologie	150
8.1.4	Pharmakokinetik	151
8.1.5	Klinische Wirksamkeit	152
8.1.6	Dosierung, Anwendungsdauer	154
8.1.7	Nebenwirkungen, Wechselwirkungen, Risikogruppen, Schwangerschaft, Stillzeit	154
8.2	Hydroxyethylrutoside	156
8.2.1	Pharmakologisch relevante Inhaltsstoffe	156
8.2.2	Pharmakologie und Wirkungsmechanismus	157
8.2.3	Toxikologie	160
8.2.4	Pharmakokinetik	160
8.2.5	Klinische Wirksamkeit	163
8.2.6	Dosierung, Anwendungsdauer	168
8.2.7	Nebenwirkungen, Wechselwirkungen, Risikogruppen, Schwangerschaft, Stillzeit	168
8.3	Diosmin	173
8.3.1	Pharmakologisch relevanter Inhaltsstoff	173
8.3.2	Pharmakologie und Wirkungsmechanismus	174
8.3.3	Toxikologie	176
8.3.4	Pharmakokinetik	177
8.3.5	Klinische Wirksamkeit	179
8.3.6	Dosierung, Anwendungsdauer	183
8.3.7	Nebenwirkungen, Wechselwirkungen, Risikogruppen, Schwangerschaft, Stillzeit	183
8.4	Fixe Kombination Cumarin + Troxerutin	190
8.4.1	Pharmakologisch relevante Inhaltsstoffe	190
8.4.2	Pharmakologie und Wirkungsmechanismus	190
8.4.3	Toxikologie	193
8.4.4	Pharmakokinetik	196
8.4.5	Klinische Wirksamkeit	199
8.4.6	Anwendungsgebiete, Dosierung und Anwendungsdauer	203
8.4.7	Nebenwirkungen, Wechselwirkungen	203

9 Pflanzliche Ödemprotektiva ... 209

9.1	Rosskastaniensamen (Hippocastani semen)	209
9.1.1	Pharmakologisch relevante Inhaltsstoffe	209
9.1.2	Pharmakologie und Wirkungsmechanismus	209
9.1.3	Toxikologie	212
9.1.4	Pharmakokinetik	212
9.1.5	Klinische Wirksamkeit	215
9.1.6	Dosierung, Anwendungsdauer	218
9.1.7	Nebenwirkungen, Wechselwirkungen, Risikogruppen, Schwangerschaft, Stillzeit	219
9.2	Mäusedornwurzelstock (Ruscus aculeatus)	222
9.2.1	Pharmakologisch relevante Inhaltsstoffe	222
9.2.2	Pharmakologie und Wirkungsmechanismus	222
9.2.3	Toxikologie	225
9.2.4	Pharmakokinetik	225
9.2.5	Klinische Wirksamkeit	227
9.2.6	Dosierung, Anwendungsdauer	228
9.2.7	Nebenwirkungen, Wechselwirkungen, Risikogruppen, Schwangerschaft, Stillzeit	229
9.3	Roter Weinlaub (Vitis vinifera)	231
9.3.1	Pharmakologisch relevante Inhaltsstoffe	231
9.3.2	Pharmakologie, Wirkungsmechanismus, Toxikologie, Pharmakokinetik	231
9.3.3	Klinische Wirksamkeit	232
9.3.4	Anwendungsgebiete, Dosierung und Anwendungsdauer	234
9.3.5	Nebenwirkungen, Wechselwirkungen, Risikogruppen	234
9.4	Steinkleekraut (Meliloti herba)	235
9.4.1	Pharmakologisch relevante Inhaltsstoffe	235
9.4.2	Pharmakologie und Wirkungsmechanismus	235
9.4.3	Toxikologie	236
9.4.4	Pharmakokinetik	237
9.4.5	Klinische Wirksamkeit	237
9.4.6	Anwendungsgebiete, Dosierung und Anwendungsdauer	237
9.4.7	Nebenwirkungen, Wechselwirkungen, Risikogruppen	238
9.5	Buchweizenkraut (Fagopyri esculenti herba)	238
9.5.1	Pharmakologisch relevante Inhaltsstoffe	238

9.5.2	Pharmakologie und Wirkungsmechanismus	239
9.5.3	Toxikologie	241
9.5.4	Pharmakokinetik	242
9.5.5	Klinische Wirksamkeit	245
9.5.6	Anwendungsgebiete, Dosierung und Anwendungsdauer	246
9.5.7	Nebenwirkungen, Wechselwirkungen, Risikogruppen	246

10 Topische Venenpharmaka ... 251

M. MARSHALL

11 Hinweise für den Arzt zur Betreuung von Patienten ... 255

11.1	Fragebogen bei Beinbeschwerden	256
11.2	Angiologische Untersuchung: Befunddokumentation	257
11.3	Praxisbogen zur angiologischen Befunddokumentation	258
11.4	Maßnahmen zur Thromboseprophylaxe bei Fernreisen	260
11.5	Thromboseprophylaxe in der Schwangerschaft	261
11.6	Therapeutische Möglichkeiten bei Varikose und chronischer Veneninsuffizienz	262
11.7	Differenzialdiagnose des Ulcus cruris venosum	262
11.8	Ulkustherapie	263
11.9	Differenzierte Stufendiagnostik der chronischen Veneninsuffizienz	265

12 Tipps für Patienten ... 267

12.1	Merkblatt für Patienten mit Venenerkrankungen: Bewährte Allgemeinmaßnahmen	267
12.2	Entstauungsübungen	268
12.3	Verhaltensregeln für Patienten mit Lymphödem	269
12.4	Thromboseprophylaxe bei Fernreisen (immer Beratung durch den Arzt)	271

Sachverzeichnis ... 273

1 Medizinische Grundlagen

1.1 Anatomie

Der venöse Rückstrom aus den Beinen erfolgt beim aufrecht stehenden Menschen gegen einen erheblichen orthostatischen Druckgradienten, was sich in einem relativ komplizierten anatomischen Aufbau des Venensystems widerspiegelt. Der venöse Rückfluss erfolgt in zwei topographisch abzugrenzenden Systemen, getrennt durch einen festen, kaum dehnbaren Faszienstrumpf:
- Dem tiefen, intrafaszialen (subfaszialen) Venensystem mit dem posterioren und anterioren tibialen und dem fibularen Leitvenenpaar am Unterschenkel und der normalerweise nicht paarigen V. poplitea und V. femoralis und V. iliaca (externa und communis) (*Leitvenen*);
- dem oberflächlichen (subkutanen), extrafaszialen (epifaszialen) Venensystem, das sich über mehrere kaskadenartig nachgeschaltete Abflussgebiete – ohne begleitende Arterien – zur V. saphena magna und V. saphena parva *(Stammvenen)* vereinigt. Die V. saphena magna zieht von der Knöchelregion – ventral des Innenknöchels – an der Innenseite des Beines kranialwärts und mündet in Form eines Bogens – der Krosse (benannt nach dem entsprechend gekrümmten Bischofsstab) – in der Fossa ovalis Hunteri in die V. femoralis (communis) des tiefen Venensystems. Die V. saphena parva verläuft an der Rückseite des Unterschenkels, im proximalen Anteil intrafaszial, zur Kniekehle, wo sie in unterschiedlicher Höhe üblicherweise in die V. poplitea mündet (Abb. 1).

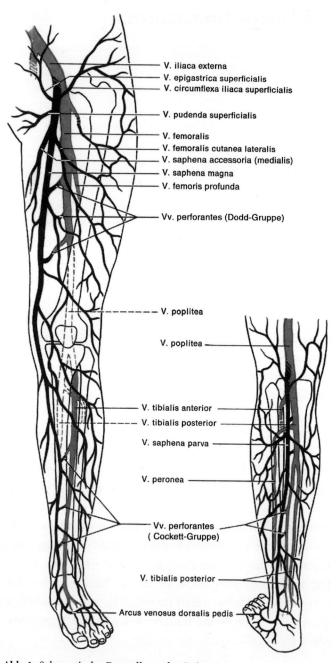

Abb. 1. Schematische Darstellung der Beinvenen

Das tiefe Leitvenensystem sammelt zunächst vor allem das Blut aus den Muskelvenen (Muskelsinus), das oberflächliche Venensystem aus der Haut. Darüber hinaus sind beide Systeme durch eine Vielzahl die oberflächliche Faszie schräg aszendierend durchbohrender Verbindungsvenen – Vv. perforantes – miteinander verbunden. Es existieren über 100 derartige Vv. perforantes, wobei folgende wichtige Gruppen („Schlüsselperforantes") von proximal nach distal abgegrenzt werden:
- Dodd-Gruppe medial am mittleren Oberschenkel,
- Hunter-Gruppe medial und distal am Oberschenkel (nicht nahe Fossa Hunteri),
- Boyd-Vene medial unterhalb des Knies,
- die Cockett-Gruppe proximal des Innenknöchels (Abb. 1).

Die Bedeutung dieser Perforansgruppen für die Ausprägung einer chronischen Veneninsuffizienz nimmt nach distal zu. Im Bereich der Mündungsstellen sind die Stammvenen letztlich auch Perforansvenen.

Alle genannten Venensysteme besitzen Taschenklappen mit Ventilfunktion, die den Blutstrom physiologischerweise nur herzwärts zulassen, von proximal kommende Druckwellen abfangen, eine Druck- und Volumenüberlastung des distalen Beinvenensystems vermeiden und damit von der Peripherie einen ungehinderten venösen Abstrom des Blutes ermöglichen. Der Refluxdruck, dem die Venenklappen standhalten können, zeigt interindividuell erhebliche Schwankungen; er hängt unter anderem auch vom Durchmesser der jeweiligen Vene ab.

Im Bereich des tiefen Venensystems wird die am weitesten proximal liegende Klappe in etwa 15% der Fälle in der V. iliaca communis, in 20% in der V. iliaca externa, in 65% in der V. femoralis communis (Leistenbeuge) gefunden. Bei über 90% aller Menschen finden sich Klappen im Oberschenkelbereich in der V. femoralis superficialis (16).

Auch die Vv. perforantes haben Klappen, die eine Flussrichtung und damit eine Drainage vom oberflächlichen in das tiefe Venensystem bewirken. Die Perforansvenenklappen entlasten durch diese Flusssteuerung in die Tiefe das oberflächliche Venensystem und verhindern eine retrograde Strömung von innen nach außen bei

der Beinmuskelkontraktion, also bei der Systole der Beinmuskulatur. Im Fußbereich sind die meisten Perforansvenen klappenlos.
Das Venensystem der oberen Extremität ist im Wesentlichen entsprechend angelegt.

1.2 Physiologie des Venensystems

Die Funktionen des Venensystems sind:
- Geordneter Blutrückstrom mit der Möglichkeit der funktionellen Anpassung *(Transportfunktion)*,
- Blutspeicherung *(kapazitive Funktion)*,
- *Thermoregulationsfunktion* (vorwiegend das oberflächliche Venensystem betreffend; Abb. 2).

Transport- und kapazitive Funktion werden unter der Bezeichnung *Kreislaufregulationsfunktion* zusammengefasst. Während das Venensystem besonders als Volumenspeicher – mit hoher Kapazität und niedrigem Widerstand – dient, ist das Arteriensystem, speziell

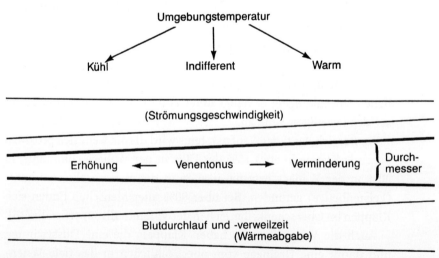

Abb. 2. Schematische Darstellung des epifaszialen Venentonus in Abhängigkeit von der Umgebungstemperatur mit Auswirkung auf verschiedene physiologische Parameter (die Strömungsgeschwindigkeit hängt von mehreren Faktoren ab und kann bei langstreckig enggestellten Gefäßen sehr niedrig sein)

der Anteil der die Muskulatur versorgenden Arterien, ein wichtiger Druckspeicher mit hohem Widerstand und geringer Kapazität.

Die hämodynamischen Bedingungen des venösen Rückstroms sind im Vergleich zum arteriellen Zustrom sehr komplex. *Im Liegen* besteht ein kontinuierlicher Abfall des mittleren Venendrucks von der Peripherie bis zum rechten Vorhof, wobei der Venendruck deutliche atemabhängige Schwankungen zeigt. Vom Kapillarbett des Fußes bis zum rechten Vorhof beträgt der Druckgradient etwa 20–30 mmHg. Die venöse Druckenergie ist eine Funktion des Füllungsvolumens und der Volumenkapazität des Venensystems. Im Liegen ist die venöse Druckenergie vorwiegend statisch. Der kinetische Anteil des Strömungsdrucks beträgt ca. 15–25 mmHg in den Venolen, 8–10 mmHg in der V. femoralis und 5–7 mmHg zwischen V. femoralis und rechtem Vorhof. Die Höhe des Strömungsdrucks hängt u. a. von der Restenergie ab, die vom arteriellen Druck jenseits des Kapillarbetts in Abhängigkeit vom peripheren Widerstand noch verbleibt, dies wäre die „vorgeschaltete" („rückwärtige") Abhängigkeit des venösen Strömungsdrucks. Die „nachgeschalteten" Faktoren sind die Atem- und Herztätigkeit, bzw. die Bewegungen des Zwerchfells und der Ventilebene des Herzens. So kommt es bei der Inspiration mit dem Tiefertreten des Zwerchfells zu einem intraabdominellen und damit intrakavalen Druckanstieg und dadurch zu einer Verminderung des Druckgradienten von der V. femoralis zur V. cava inferior, was endinspiratorisch – oder beim Pressversuch (Valsalvamanöver) – zu einem Strömungsstopp führt (Abb. 3) (19). Der intraabdominelle Druckanstieg durch die Bauchpresse beim schweren Heben kann Werte bis über 300 mmHg erreichen. Endexspiratorisch liegt der größte Druckgradient und die höchste Strömungsgeschwindigkeit in der V. femoralis vor.

In *aufrechter Position* ändert sich die Energieverteilung derart, dass der größte Teil als hydrostatischer Druck vorliegt. Dabei erfolgt die statische Füllung des Venensystems teilweise nach dem Prinzip der kommunizierenden Röhren; doch reicht dies nicht für eine basale venöse Hämodynamik aus, wie das rasche Kreislaufversagen bei Immobilisation in aufrechter Körperhaltung zeigt (Hängen im Seil beim Bergabsturz, Kreuzigungstod; siehe auch unten). Der dynamische Anteil des venösen Strömungsdrucks wird durch

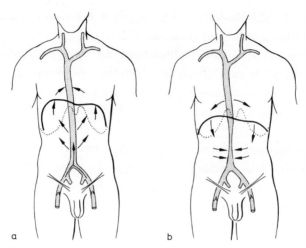

Abb. 3. Schematische Darstellung der abdominothorakalen Zweiphasenpumpe. (a) Exspirium mit Füllung des Abdominalraums aus dem venösen Strömungsbett der unteren Extremitäten. (b) Inspirium mit Schluss der Femoralvenenklappen und Entleerung der Bauchvenen in den Thorakalraum (19)

die arteriovenösen Koppelungen in undehnbaren Faszienscheiden und vor allem durch die Muskel- und Gelenkvenenpumpen aufgebaut (Abb. 4). Er liegt in der gleichen Größenordnung wie im Liegen. Durch die Kontraktion (Systole) der Beinmuskulatur oder die Venenspannung bei entsprechender Gelenkstreckung werden die durch die Venenklappen getrennten Venensegmente ausgepresst, und das Blut paternosterartig von Segment zu Segment herzwärts gefördert. Solange die Muskel- und Gelenkvenenpumpen in Aktion sind, bleibt der Venendruck im tiefen System niedrig (siehe Abb. 4). Dadurch wird sowohl ein Druckgradient zwischen arteriellem und venösem System als auch zwischen dem oberflächlichen und tiefen Venensystem erzeugt und aufrecht erhalten. Dies ermöglicht einen ungestörten arteriellen Einstrom sowie einen dauernden Abstrom des Blutes vom oberflächlichen in das tiefe Venensystem. Letzteres transportiert etwa 90%, das oberflächliche nur 10% des venösen Blutes der Beine.

Während des ruhigen Stehens ohne Betätigung der Muskel- und Gelenkvenenpumpen baut sich im Fußbereich der volle hydrostatische Druck der venösen Blutsäule entsprechend der Höhe bis zum

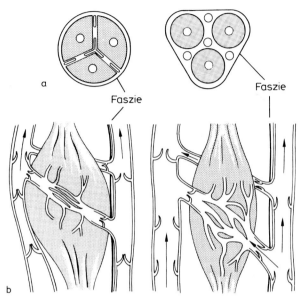

Abb. 4. Schematische Darstellung der Muskelvenenpumpe bei Kontraktion und Erschlaffung der Muskeln. (a) Querschnitte durch entspannte und kontrahierte Muskeln mit intramuskulären Muskelvenen und intermuskulären Leitvenen (außen die Faszie). (b) Längsschnitt: zusätzlich transfasziale (perforierende) Venen auf verschiedenen Ebenen. Bei Muskelkontraktion (Systole) Ausdrücken des Blutes herzwärts, bei Entspannung (Diastole) Füllung der entsprechenden Venensegmente

hydrostatischen Indifferenzpunkt in Höhe des Zwerchfells (im Extremfall bis zum rechten Vorhof) auf, also etwa 100 cmH_2O bzw. rund 90 mmHg. Durch die damit verbundene Kapazitätserhöhung des peripheren Venensystems (venöses „Pooling", „langsame Plastizität") sinkt das Blutangebot zum rechten Herzen gegebenenfalls in erheblichem Ausmaß.

Die Venenklappen tragen also beim ruhigen Stehen zu keiner Reduktion des peripheren hydrostatischen Drucks bei. Beim ruhigen Stehen ist der periphere Beinvenendruck unabhängig von der Funktion der Venenklappen – ob intakt oder gestört – immer etwa gleich hoch!

In den Venen werden ungefähr 75% des gesamten Blutvolumens gespeichert; kleine Veränderungen des Venenquerschnitts bewirken demnach große Veränderungen des zirkulierenden Blutvolumens. Quantitativ am bedeutungsvollsten ist die Speicherkapazität in den

Venolen und den kleinen nachgeschalteten Venen. Die Venenkapazität bzw. das Venenvolumen kann teils druckpassiv und teils aktiv durch Tonusveränderungen der Venenwand beeinflusst werden. Diese Kapazitätsänderungen können erforderlichenfalls sehr rasch erfolgen und ermöglichen infolge der sehr großen Venenkapazität erst die schnelle Anpassung an orthostatische und ergometrische Kreislaufbelastungen. Der venöse Rückstrom hat ganz wesentlichen Einfluss auf das Herzzeitvolumen. Die Blutvolumenreserve in der Lunge beispielsweise ist zwar rasch verfügbar, reicht aber nur für einige Herzschläge aus.

Die geringe Wanddicke der Venen und der physiologischerweise niedrige Innendruck tragen dazu bei, dass die Venen in ihrer Form sehr plastisch sind. Venendurchmesser und -volumen, venöser Widerstand und die Strömungsgeschwindigkeit sind stark vom extravasalen Druck abhängig. Je nach extravasalem Druck kann es zum völligen Kollaps einer Vene kommen („critical closing pressure" und „critical opening pressure"). Wie bereits angedeutet ist dies besonders für die Strömungsverhältnisse im Bauch- und Thoraxraum bedeutungsvoll [„endinspiratorischer Strömungsstopp" in den Extremitätenvenen (19)].

Der *Venentonus*, d. h. die aktive Wandspannung, die durch Kontraktion der glatten Muskulatur der Media hervorgerufen wird, ist in verschiedenen topographischen Regionen außerordentlich unterschiedlich. Im Gegensatz zu den Arterien wird der Tonus der Venen hauptsächlich neurogen-reflektorisch durch α-adrenerge Stimulation vermittelt. Die zentralnervöse Thermoregulation beeinflusst den Tonus der Hautvenen stark; aber auch die Umgebungstemperatur nimmt wesentlichen Einfluss auf den Venentonus, z. B. Kontraktion bei Abkühlung der Extremitäten (Abb. 2) (31). Eine Kontraktion der Haut- und subkutanen Venen führt zu einer Umverteilung des venösen Blutrückstroms zu den tiefen Venensystemen.

Katecholamine, z. B. Noradrenalin, steigern den Venentonus deutlich, wobei diese Ansprechbarkeit auf α-adrenerge vasokonstriktorische Reize in den distalen Abschnitten peripherer Venen ausgeprägter erscheint als in den proximalen. Dies dürfte auf einer Dichtezunahme der physiologischen α-Rezeptoren zur Peripherie hin beruhen.

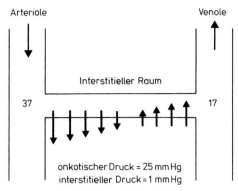

Abb. 5. Schematische Darstellung der Druckgradienten entlang der Gefäßwand einer Muskelkapillare. (In diesem Beispiel ist der Druckunterschied am arteriellen Ende der Kapillare 11 mmHg nach außen und am venösen Ende 9 mmHg nach innen. Der postkapilläre Venentonus beeinflusst diese Druckgradienten wesentlich.)

Der postkapilläre Venentonus spielt eine große Rolle für den kapillaren Druck und damit gemäß dem Starling-Prinzip für den transkapillären Flüssigkeitsaustausch (Abb. 5).

2 Venenerkrankungen

2.1 Pathophysiologie des Venensystems und Biochemie des Venengewebes

2.1.1 Pathophysiologie

Da eine moderne Pathophysiologie wesentlich den zellulären und subzellulären und damit den pathobiochemischen Bereich einbezieht, seien hier nur wenige Anmerkungen zur Pathophysiologie angeführt und auf die Pathobiochemie verwiesen [Übersicht bei Marshall und Breu (21)]. Ausführliche Darstellungen zur Pathogenese und Pathobiochemie der chronischen venösen Insuffizienz (chronischen Veneninsuffizienz) finden sich bei Buddecke, Krahl, Marshall und Breu und Marshall und Wüstenberg (1, 13, 21 und 24).

Krampfadern, Ödeme und die typischen Hautveränderungen sind sichtbare Zeichen für Störungen des komplizierten venösen Transportsystems mit Auswirkungen bis in den Bereich der *Mikrozirkulation*. *Sekundäre Varizen* sind vorwiegend die Folge von Schäden des tiefen Venensystems. Von *primären Varizen* spricht man bei eigenständigen Wandveränderungen des oberflächlichen, epifaszialen Drainagesystems; offenbar gibt es auch entsprechende primäre Veränderungen am tiefen System, und die Perforansvenen können mit einbezogen sein (degenerative dilatative Phlebopathien).

Durch Erweiterung (Ektasie, Varikose) oder Verschluss (Thrombose, Thrombophlebitis) von Venenabschnitten mit konsekutiver Klappeninsuffizienz entstehen hämodynamische Störungen mit Privatkreisläufen zwischen Abschnitten des tiefen Systems, den Perforansvenen und den oberflächlichen Venen, die über hydrostatische Drucküberlastung, Volumenüberlastung, Ödembildung und chronische Störung des Lymphabflusses schließlich zum Vollbild der *chronischen Veneninsuffizienz* (chronischen venösen Insuffizienz bzw. chronischen venolymphatischen Insuffizienz) bis hin zum Ulcus cruris führen.

In Tabelle 1 sind die pathogenetischen und pathophysiologischen Zusammenhänge bei der Entstehung der peripheren Venenerkrankungen mit ihren therapeutischen Implikationen dargestellt.

Abschließend sei betont, dass man Anatomie, Physiologie und Pathophysiologie des Venensystems niemals isoliert betrachten darf und kann. Das Venensystem ist integraler Bestandteil des gesamten Kreislaufsystems, und seine Funktion und seine Störungen sind immer nur unter Mitberücksichtigung der arteriellen und der Lymphzirkulation zu verstehen. Das betrifft die Diagnostik und Therapie der Venenerkrankungen in gleicher Weise.

Einen wesentlichen Schlüssel zum Verständnis der Pathophysiologie des Venensystems bietet die Doppler-Sonographie und bezüglich der Dynamik der Drücke im Beinvenensystem unter Orthostase und bei Bewegung die Phlebodynamometrie.

2.1.2 Biochemie des Venengewebes

Das Venengewebe des Menschen stellt ein stoffwechselaktives und stoffwechselautonomes System dar, dessen makromolekulare Struktur und Funktionszustand durch Stoffwechselleistungen der Venenwandzellen (Endothelzellen, glatte Muskelzellen, Bindegewebszellen) aufrechterhalten werden.

Als typisches „kollagenes Bindegewebe" besteht die dreischichtig aufgebaute Venenwand zu 60–70% aus Bausteinen der extrazellulären Matrix (50% Kollagen der Typen I und III mit geringen Anteilen der Typen VI, XII und XIV sowie Laminin (14), 15% Elastin, 1–2% Proteoglykane und Glykoproteine). Die extrazelluläre Matrix bildet ein wasserreiches Gel, in das die glatten Muskelzellen und fibrilläre Elemente eingebettet sind.

Die glatten Muskelzellen in der Tunica media der großen Venen bilden ein stoffwechselautonomes System, das die Erhaltung der Struktur und Funktion der Venenwand ermöglicht. Die Zellbau-

Tabelle 1. Pathogenese und Behandlung der peripheren Venenerkrankung

Pathogenese	Pathophysiologie	Therapeutische Maßnahmen
Disposition + hydrostatische Belastung ↓ Venenwandschädigung, -umbau ↓	Druckbelastung	Allgemeinmaßnahmen wie Berufsberatung, Lagerung, Gymnastik, Kaltwasseranwendungen [a]
Venektasie, Venendilatation ↓	Volumenbelastungen	Kompressionsbehandlung (venentonisierende Pharmaka) [a], Allgemeinmaßnahmen
Klappeninsuffizienz ↓	Störung der „Venenpumpen"	Kompressionsbehandlung (venentonisierende Pharmaka) [a], Allgemeinmaßnahmen
Bidirektionale Blutströmung, Pendelfluss ↓	Hämodynamische Fehlbelastung	Kompressionsbehandlung (venentonisierende Pharmaka) [a], Allgemeinmaßnahmen
Venöser Hochdruck beim Gehen ↓	Zusätzliche Druckbelastung	Kompressionsbehandlung (venentonisierende Pharmaka) [a], Allgemeinmaßnahmen
Varikose/Perforansinsuffizienz ↓	Zusätzliche Volumenbelastung	Kompressionsbehandlung, (venentonisierende Pharmaka) [a], ggf. varizenausschaltende Maßnahmen, Allgemeinmaßnahmen
Endothelschädigung, Kapillarwandschädigung, Ödembildung ↓	Störung der Endstrombahn, Mikrozirkulation	Kompressionsbehandlung (venentonisierende Pharmaka) [a], ggf. varizenausschaltende Maßnahmen, Allgemeinmaßnahmen und membranstabilisierende und antiödematöse Pharmaka – kurzfristig Diuretika
Trophische Hautschäden		Kompressionsbehandlung, (venentonisierende Pharmaka) [a], ggf. varizenausschaltende Maßnahmen, Allgemeinmaßnahmen und membranstabilisierende und antiödematöse Pharmaka – kurzfristig Diuretika

[a] Indikation im Sinne einer primären oder sekundären Prävention oder im Sinne einer erfolgsgeprüften (evidence based) Medizin

steine und die Komponenten der extrazellulären Matrix werden durch Totalsynthese aus niedermolekularen, durch die Zirkulation angebotenen Grundbausteinen (Aminosäuren, Glukose, Fettsäuren u.a.) synthetisiert, im Rahmen des katabolen Stoffwechsels kontinuierlich abgebaut und durch synchrone Neusynthese ersetzt.

2.2 Epidemiologie und sozialmedizinische Bedeutung der peripheren Venenerkrankungen

2.2.1 Epidemiologie der peripheren Venenerkrankungen

Soweit im Folgenden allgemein von **Venenerkrankungen** gesprochen wird, ist damit neben dem fortgeschrittenen Krampfaderleiden vor allem die chronische Veneninsuffizienz (CVI) in all ihren Stadien – unabhängig von der Ursache, einer Insuffizienz der epifaszialen Venen oder eines postthrombotischen Syndroms – gemeint (16, 21).

Obwohl Venenerkrankungen vom Patienten sehr ernst genommen werden, üblicherweise einen chronisch progredienten Verlauf zeigen, aber auch zu akut tödlichen Komplikationen führen können, werden sie von den Kostenträgern und Vertrauensärzten („Medizinischer Dienst") oft nur als harmloses Leiden in der Praxis des niedergelassenen Arztes akzeptiert.

Vor diesem Hintergrund nimmt es nicht Wunder, dass auch die Begutachtung der Venenleiden bis hin zur Rehabilitation viele Probleme aufwirft – nicht zuletzt deshalb, weil die generelle Geringschätzung der Venenleiden durch Ärzte auf den zwangsläufig nicht fachkompetenten Sozialrichter abfärben muss (16, 21, 28).

Die Erkrankungen des venösen Systems haben zahlenmäßig eine erhebliche Bedeutung. Sie gehören nach den Statistiken der Weltgesundheitsorganisation zu den häufigsten Krankheiten. Unter anderem haben zivilisatorische Einflüsse zu einer deutlichen Zunahme geführt. Die Angaben über das Vorkommen von peripheren Venenveränderungen in der Bevölkerung über 15 Jahre liegen zwischen 11 und 86%, z.T. abhängig vom ausgewählten Kollektiv und von Beurteilungskriterien; möglicherweise spielen auch rassische beziehungsweise ethnische Faktoren eine Rolle (15, 16, 21).

In den letzten 20 bis 25 Jahren setzten umfangreiche epidemiologische Untersuchungen zu diesem Problemkreis ein (**Basler Studie, Tübinger Studie, Münchener Studien u. a.**), die zwar anlagebedingt zum Teil uneinheitliche Ergebnisse erbrachten (15), aber übereinstimmend die erhebliche sozialmedizinische Bedeutung der Venenerkrankungen aufzeigen (5, 15, 16, 21, 36).

Im Folgenden werden umfangreichere Untersuchungen aus Deutschland dargestellt, wobei auch ein Augenmerk auf Beziehungen zwischen Berufstätigkeit und Beinvenenerkrankungen gerichtet werden soll (5, 16, 21, 22).

Prävalenzdaten allgemein. Die „Münchener Venenstudie", eine prospektiv angelegte Erhebung im Jahre 1979 mit ärztlicher Untersuchung von 500 Männern und 500 Frauen im Alter von 16 bis 94 Jahren, die nach Zufallskriterien ausgesucht worden waren, erbrachte zusammengefasst folgende Prävalenzdaten:

Die Häufigkeit an Beinvenenveränderungen betrug 51%, bei den Männern 44% und bei den Frauen 56%. Davon waren 25% (Männer 19%, Frauen 32%) als leichtgradig, 10% (Männer 11%, Frauen 9%) als bedeutsam und 15% (Männer 14%, Frauen 15%) als krankhaft einzustufen. „Leichtgradig" heißt dabei geringe Venenveränderungen, „bedeutsam" ist ein deutlich ausgeprägtes Varizenleiden und „krankhaft" eine **deutliche chronische Veneninsuffizienz (CVI)**. Dies bedeutet, dass etwa 6,8 Millionen Personen in Deutschland eine deutliche CVI haben.

Personen mit Beinvenenveränderungen litten signifikant häufiger an **Komplikationen** wie Phlebitiden und Lungenembolien, wobei sich eine deutliche Zunahme mit fortschreitendem Schweregrad der Venenveränderungen zeigte. In der Personengruppe mit krankhaften Venenveränderungen hatte nahezu jeder zweite eine oberflächliche Venenentzündung, jeder dritte eine schwerwiegende chronische Veneninsuffizienz, jeder vierte Beingeschwüre und jeder zehnte Lungenembolien erlitten (Abb. 6).

Beinbeschwerden wurden von Personen mit relevanten und krankhaften Venenveränderungen (Männer 74%, Frauen 72%) hochsignifikant häufiger angegeben als von Gesunden (Männer 47%, Frauen 56%) und Personen mit leichtgradigen Veränderun-

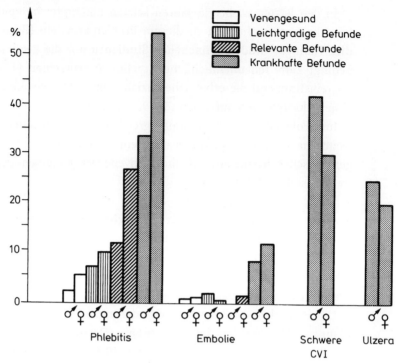

Abb. 6. Komplikationen bei Varikose innerhalb der einzelnen Schweregrade der peripheren Venenveränderungen. CVI = chronische Veneninsuffizienz [nach Marshall (16)]

gen. Nahezu die Hälfte der Beschwerden war allerdings nicht venöser Genese, was bei der Beurteilung von Patienten mit Venenerkrankungen immer kritisch bedacht werden muss. Der Anteil an venös bedingten Beinbeschwerden nahm mit zunehmendem Alter zu.

Weitere Münchener Venenstudien. In einer weiteren Studie wurde die Häufigkeit peripherer Venenveränderungen bei 200 Männern mit vorwiegend schwerer **körperlicher Berufsarbeit** untersucht. Bei ihnen fanden sich deutlich geringere Werte: Ein bedeutsames Krampfaderleiden einschließlich der krankhaften Veränderungen fand sich bei 9% der Untersuchten gegenüber 25% in der entsprechenden Gesamtbevölkerung [vergl. auch Basler Studie (36)].

Die Berufstätigen mit Beinvenenerkrankungen waren im Mittel 4,1 Jahre älter als die Venengesunden. In Körperlänge und Gewicht bestanden keine signifikanten Unterschiede. Auch bezüglich der vorwiegenden Körperhaltung bei der Berufsausübung, stehend, sitzend, wechselnd, bestand kein Unterschied.

Von den wegen **venös bedingter Beinbeschwerden** in die Gefäßsprechstunde überwiesenen **berufstätigen** Patienten waren über 70% Frauen. Diese Frauen waren überzufällig häufig in einem Beruf mit ganz vorwiegend stehender Tätigkeit beschäftigt (37% gegenüber 20% bei Venengesunden). Fast alle Frauen mit venös bedingten Beinbeschwerden mit stehender oder sitzender Berufsausübung sahen subjektiv einen Zusammenhang zwischen Berufstätigkeit und ihren Beinbeschwerden. Bei den Männern ergab sich keinerlei Anhalt für Beziehungen zwischen Art der Berufsausübung und venös bedingten Beinbeschwerden, d. h., Männer mit Venenerkrankungen leiden weit weniger unter einer orthostatischen Belastung am Arbeitsplatz als Frauen.

Frauen suchen etwa viermal so häufig den Arzt zur Behandlung von Venenbeschwerden auf wie Männer.

Die Tübinger Venenstudie. Etwa zur gleichen Zeit mit den eigenen Untersuchungen im Münchner Raum wurde eine vergleichbare Studie in Baden-Württemberg durchgeführt („Tübinger Studie") mit bemerkenswert ähnlichen Ergebnissen (1). Die Prävalenzdaten der **„Münchener und Tübinger Studie"** sind daher in Tabelle 2 zusammengefasst. In der „Tübinger Studie" ergab sich zusätzlich eine deutliche Überrepräsentation der unteren Sozialschichten bei den Venenerkrankungen. Außerdem waren 5% der Untersuchten durch das Venenleiden **im Beruf** stark beeinträchtigt, 3% bei den bis 49-jährigen und 8% bei den 50- bis 64-jährigen. Diese Beeinträchtigung umfasste Arbeitsunfähigkeit von mehr als 6 Wochen, Arbeitsplatzwechsel, Umschulung und Aufgabe der Arbeit. Besonders unter den älteren Frauen der Landbevölkerung war dieser Anteil groß. 10% der Patienten mit Venenveränderungen gaben zusätzlich eine starke Einschränkung der Freizeitgestaltung an.

Nach anderweitigen Erhebungen wird ein Drittel der Patienten mit krankhafter Varikose in einer Beobachtungszeit von 2 Jahren arbeits-

Tabelle 2. Prävalenz an peripheren Venenveränderungen

	%	Männer	Frauen
Gesamtbevölkerung (über 15 Jahre; Literatur: 11–86%)	70	63	75
– leichtgradig	42	38	46
– relevant	13	12	13
– krankhaft (bzw. deutliche chronische Veneninsuffizienz)	15	13	17

(Tübinger Studie 1981 + Münchener Venenstudie 1982)

unfähig krank. Daneben zeigt die deutlich geringere Häufigkeit von Venenerkrankungen bei Berufstätigen im Vergleich zur Gesamtbevölkerung in einer der eigenen Untersuchungen (siehe o.), dass Venenerkrankungen zu einem vorzeitigen Ausscheiden aus dem Berufsleben oder zumindest aus bestimmten Berufstätigkeiten, also zu einer Auslese im Sinne eines „healthy worker effect" führen können (16, 36).

Weitere Daten zur Epidemiologie der Venenerkrankungen finden sich bei Marshall und Breu (1999). Derzeit läuft eine umfangreiche Erhebung, die ganz aktuelle Daten liefern wird [„Bonner Venenstudie" (27)]; nach vorläufigen Berichten haben die schwerwiegenden Venenschäden – besonders das Ulcus cruris – gegenüber den früheren Untersuchungen in ihrer Prävalenz abgenommen (Erfolg einer konsequenteren Therapie?).

Prävalenz- und Inzidenzdaten zur tiefen Venenthrombose und zum postthrombotischen Syndrom. Repräsentative epidemiologische Daten über die tiefe Venenthrombose (tiefe Thrombophlebitis) bzw. das postthrombotische Syndrom sind wegen der diagnostischen Probleme nur mit Einschränkungen zu erhalten. Man rechnet auf eine symptomatische – diagnostizierte – tiefe Venenthrombose mit etwa 10 asymptomatischen – üblicherweise nicht diagnostizierten; so berichten auch Scurr et al. über 10% asymptomatische Unterschenkelvenenthrombosen bei über 50-jährigen bei Langstreckenflügen (32).

Es gibt in Deutschland rund 1,3 Millionen Patienten mit postthrombotischem Syndrom; pro Jahr versterben über 30000 Patienten an einer Lungenembolie mit bislang keinesfalls abnehmender

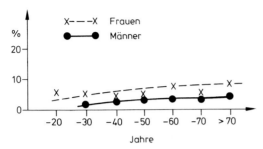

Abb. 7. Prävalenz der tiefen Venenerkrankungen in Abhängigkeit vom Alter bei Männern und Frauen [nach Marshall (16)]

Gesamttendenz (5, 16, 21). In einem allgemeininternistischen Sektionsgut liegt die *Prävalenz* der tiefen Venenthrombose zwischen 40 und 60%, die an Lungenembolien zwischen 15 und 20% (11). In der „Münchener Venenstudie" betrugen die Werte für tiefe Venenerkrankungen bei den Männern über 50 Jahre rund 4%, bei den Frauen 8%, wobei die Unsicherheit der klinischen Diagnosestellung zu beachten ist (Abb. 7).

Die *Inzidenz* der tiefen Venenthrombose beträgt ca. 1‰ in der Gesamtbevölkerung pro Jahr.

Schließlich ist das Bein siebenmal häufiger betroffen als der Arm, und die Beckenvenenthrombose ist links rund sechsmal häufiger als rechts [„Venensporn" in der linken V. iliaca communis infolge Überkreuzung durch die rechte A. iliaca communis (16, 21)]. Besonders Frauen im Wochenbett sind durch die Beckenvenenthrombose betroffen.

2.2.2 Risikofaktoren für periphere Venenerkrankungen

Die Kenntnis der Risikofaktoren ist zur Beurteilung der individuellen Gefährdung wesentlich und bietet wichtige Ansatzpunkte zur Prävention und Rehabilitation.

Periphere Venenerkrankungen allgemein. Die Risikofaktoren, die sich aus der „Münchener Venenstudie" ergaben, sind in Tabelle 3 zusammengefasst (16, 21, 22).

Tabelle 3. Risikofaktoren für periphere Venenerkrankungen

Alter – erbliche Disposition –
Hernienneigung (Männer) – Senk-Spreizfüße (Frauen)
(Übergewicht (Frauen)) – (Zahl der Geburten)
stehende Berufsausübung (Männer)

( ) = Verschlimmernder Faktor („aggravating factor")

Tabelle 4.

(a) Wesentliche Ursachen für tiefe Venenthrombosen (n = 100)

Unklar	16%
Operation einschließl. Sectio caesarea	22% (vorwiegend bei Frauen)
Schwangerschaft einschließl. Wochenbett	12%
Ovulationshemmer (hoch dosiert)	10%
Traumata	12% (ganz vorwiegend bei Männern)
Lange Reisen	8%
Belastungsinduzierte Thrombose („par effort")	8% (oft am Arm)
Bettlägerigkeit	6%
Malignome	6%
Venenkatheter	4%
Nach Verödung	2%

Männer : Frauen = 1 : 2,3
Bein : Arm 7 : 1
Beckenvenenthrombose links rund 6-fach häufiger als rechts

(b) Prädisponierende Faktoren des thromboembolischen Geschehens

Übergewicht	•	R
Höheres Lebensalter	••	
Herz-Kreislauferkrankungen	•••	I
Nikotin und horm. Kontrazeptiva	••••	
Varikose	•••••	S
Schwangerschaft/postpartale Varikose	••••••	
Immobilisation und Trauma	•••••••	I
Hämatologische Erkrankungen (Polyglobulie, Faktor XIII-Mangel)	••••••••	
Fortgeschrittene maligne Erkrankungen	•••••••••	K
Präoperativ bestehende Immobilisation	••••••••••	
Früheres thromboembolisches Geschehen, angeborene Thrombophylie, z. B. Antithrombin-Mangel	••••••••••• ▼	O

Tiefe Venenthrombose bzw. postthrombotisches Syndrom. Die Risikofaktoren entsprechen teilweise denen der peripheren Venenerkrankungen allgemein: vor allem das Alter und eine einschlägig positive Familienanamnese sind zu nennen. Die Inzidenz an Beinvenenthrombosen ist bei über 46-jährigen bei den Männern 5-fach, bei den Frauen 2-fach gegenüber den bis 46-jährigen erhöht. Weitere spezielle Risikofaktoren, -indikatoren oder Risikokonstellationen für Erkrankungen des tiefen Venensystems sind in Tabelle 4 aufgeführt (16, 21).

2.2.3 Sozioökonomische Bedeutung der Phlebopathien

Knapp 2% aller ambulant behandelten Patienten suchen den Arzt wegen venöser Beschwerden auf; bei den über 70jährigen sind es 7% (ähnliche Größenordnungen bestehen für Haut- und degenerative Gelenkveränderungen). Für die Inanspruchnahme ärztlicher Dienstleistungen wegen Venenerkrankungen im ambulanten Bereich hat allein die gesetzliche Krankenversicherung im Jahre 1980 in Westdeutschland rund 138 Mio. € (270 Mio DM), im Jahre 1990 240 Mio. aufgewendet. Die Arzneimittelkosten für Venenerkrankungen insgesamt betrugen 1980 fast 189 Mio. € (370 Mio. DM.), im Jahre 1990 211 Mio. €.

Aufgrund der Diagnose „Venenerkrankung" fielen 1980 über 1 Mio. Krankenhaustage an, also etwa gleich viele wie für Angina pectoris. Durch die stationäre Behandlung von Venopathien erwuchsen 1980 den gesetzlichen Krankenversicherungen rund 110 Mio. € (216 Mio. DM), im Jahre 1990 257 Mio. € Kosten.

1980 belief sich die Anzahl der Kuren für Venenkranke auf 2158, die entsprechende Belastung für die Rentenversicherungsträger auf etwa 8,3 Mio. DM (das liegt über den entsprechenden Zahlen für Magenulzera). In Frankreich sollen die „Venenkuren" ein Vielfaches betragen.

Allein für die abhängig Beschäftigten entstand 1980 ein Arbeitsausfall durch Venenerkrankungen von mehr als 12700 Arbeitsunfähigkeitsjahren – vergleichbar den Krankschreibungen durch

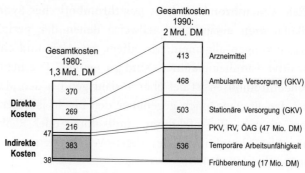

Abb. 8. Gesamtkosten der Venenerkrankungen. (a) Struktur und Entwicklung im Zeitraum 1980/1990. (b) Differenzierung der Kosten für die Versorgung von Venenerkrankungen 1980/1990 nach Dinkel (3)

Ischias. Der damit verbundene Produktionsausfall wurde auf 196 Mio. € (383 Mio. DM), im Jahre 1990 auf 274 Mio. € beziffert.

Auch in Hinblick auf andauernde Berufs- und Erwerbsunfähigkeit sind Venopathien von Bedeutung: 1980 waren sie Ursache für 2522 Frühberentungen – etwa entsprechend dem Bronchialasthma oder den symptomatischen Herzkrankheiten. Nach eigenen Erhebungen wurden von Frührentnern mit einem behandlungsbedürftigen Venenleiden 35% wegen der Venopathie berentet.

Die Gesamtaufwendungen für Venenerkrankungen wurden für 1980 mit 0,7 Mrd. € (1,3 Mrd. DM), für 1990 mit 1 Mrd. € berechnet (Abb. 8; siehe 2, 3). Bei Berücksichtigung der tiefen Venenthrombose ergäben sich Beträge über 1,3 Mrd. €, für 1990 von ca. 2 Mrd. €.

Die Gesamtkosten für die Behandlung eines postthrombotischen Syndroms werden auf rund 51 000 € pro Patient veranschlagt. Für die Schweiz wurden für die Behandlung eines Ulcus cruris venosum Ausgaben von etwa 8300 sFr ermittelt. Nach neueren Analysen aus Deutschland verursacht die Behandlung des Ulcus cruris jährlich Gesamtkosten von rd. 1,3 Mrd. €; 490 Mio. € entfallen auf Arbeitsausfall, 313 Mio. € auf Arzneimittel, 239 Mio. € auf die stationäre Behandlung und 74 Mio. € auf den Kapitaldienst für die erforderlichen Krankenhausinvestitionen.

2.2.4 Arbeitsmedizinische Aspekte

Da Venenleiden bevorzugt im Alter der Berufstätigkeit beginnen und erheblichen Einfluss auf die Berufsausübung nehmen bzw. durch diese negativ beeinflusst werden können, ist die Kenntnis der Zusammenhänge zwischen Beruf und Arbeit einerseits und Physiologie und Erkrankungen des Venensystems andererseits für den betreuenden Arzt von erheblicher Bedeutung.

Stehbelastung. Unabhängig von einer venösen Schädigung betragen die Drücke im Bereich der Fußvenen beim ruhigen Stehen 90–100 mmHg (16, 21). Der zeitliche Anteil der stehenden Tätigkeit bei Verkäuferinnen/Verkäufern liegt bei ca. 75%. 1970 mussten über 50% der Berufstätigen ihre Arbeit im Stehen verrichten (29). Die Angaben in der Literatur über Zusammenhänge zwischen Venenerkrankungen und Körperhaltung bei der Berufsausübung sind unterschiedlich. Umfangreichere Inzidenzstudien liegen nicht vor. Einige Untersuchungen geben eine deutlich erhöhte Varikoseprävalenz bei Frauen mit „reiner Steharbeit" gegenüber solchen mit sitzender Berufsausübung [27,3%:10,2%, zitiert nach Hofstätter (12)] bzw. gegenüber der durchschnittlichen Prävalenz [34,5%: 28% (8)] an. Bei den eigenen umfangreichen epidemiologischen Erhebungen ließ sich nur für Männer eine eindeutige statistische Beziehung zwischen stehender Berufsausübung und Varikoseprävalenz nachweisen (16, 23).

Davon unabhängig bewirkt Stehbelastung bei der Berufsausübung in jedem Fall eine Zunahme des Beinvolumens um rund 5% in Form eines „physiologischen Ödems" (orthostatisches Immobilisationsödem; Abb. 9) und stellt somit eine erhöhte Gewebebeanspruchung dar (4, 30). Bei langer Dauer kann dies möglicherweise eine pathogenetische Wirkung haben; jedenfalls ist es ein wichtiger Schädigungsfaktor bei vorbestehenden Venenschäden oder entsprechender Disposition.

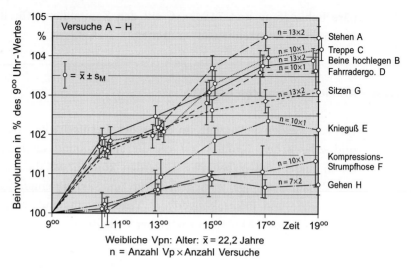

Versuchsreihe	Hauptkörperhaltung bzw. Tätigkeit	Variation
A	Stehen	–
B	Stehen	3mal 5 Min. liegen
C	Stehen	5mal 3 Min. Treppengehen
D	Stehen	5mal 5 Min. Fahrradergometerarbeit
E	Stehen	9mal 1 Min. Kalt-Wasser-Kniequß
F	Stehen	Tragen einer Kompressions-Maßstrumpfhose
G	Sitzen	–
H	Gehen	–

Abb. 9. Änderungen des Unterschenkel-Fuß-Volumens im Tagesverlauf bei unterschiedlicher körperlicher Belastung nach Rieck und Schreiber (30)

Wegen der zirkadianen Schwankungen des Beinvolumens ist die orthostatisch bedingte relative Volumenzunahme zwar nachts geringer als tagsüber (relatives Maximum gegen 13.00 Uhr), aber absolut erreicht das Beinvolumen nachts ein Maximum (gegen 5.00 Uhr), so dass eine entsprechende berufliche Belastung nachts ungünstigere Auswirkungen hat als am Tag (29). Dazu sei angefügt, dass etwa 10% der Berufstätigen in Nachtschichten arbeiten.

Wenn auch epidemiologisch keine Korrelationen zwischen sitzender Berufsausübung und Venenerkrankungen nachweisbar waren (16), führt langes, ruhiges Sitzen nach eigenen Untersuchungen zu einem deutlichen orthostatischen Immobilisationsödem (Abb. 10), das sich besonders in den ersten 3 bis 4 Stunden ausbil-

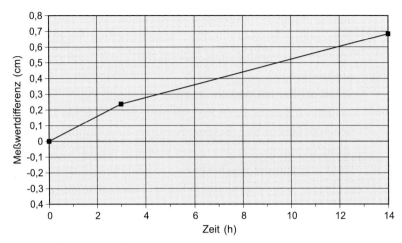

Abb. 10. Änderungen des Fesselumfanges bei 19 gesunden Personen während eines Interkontinentalfluges (B-Maß)

det und dabei in der Ausprägung der Stehbelastung vergleichbar war (4, 30).

Diese orthostatischen Ödeme beruhen vor allem auf einer venösen Hypertonie infolge Ausfalls der Muskel- und Gelenkvenenpumpen. Folgende **Berufsgruppen** können von dieser Belastung grundsätzlich betroffen sein: vor allem Verkäuferinnen und Verkäufer – besonders ausgeprägt bei der „geschlossenen Verkaufsform", Zahnärzte und Chirurgen und deren Assistenzpersonal, Stewardessen, Kellnerinnen und Kellner, Berufsfahrer, Piloten und Flugreisende bei Langstreckenflügen (Abb. 10), Sekretärinnen u. a.

Wirksame **prophylaktische Möglichkeiten** sind (siehe Abb. 9):
- Tragen von Kompressionsstrümpfen,
- wiederholte Kaltwasseranwendungen,
- ödemprotektive Venenpharmaka (4, 16, 30).

Kurzfristige gymnastische Übungen, kurze Liegepausen und gelegentliches Treppensteigen waren nicht prophylaktisch wirksam (4, 30).

Es ist demnach offenkundig, dass eine **arbeitsplatzgerechte** Prophylaxe erhebliche Schwierigkeiten bereitet. Sie bedarf noch zusätzlicher Forschungsanstrengungen und einer sorgfältigen betriebsärztlichen Aufklärung und Betreuung neben innerbetrieblichen Organisationsmaßnahmen.

Kompressionsbehandlung und Berufstätigkeit. Die Kompressionsbehandlung ist die Grundlage jeder effektiven Therapie einer chronischen Veneninsuffizienz. Jedoch führte das Tragen eines Kompressionsstrumpfes relativ hoher Kompressionsklasse (Oberschenkelstrumpf) **bei fehlendem Training** innerhalb von 9 Wochen zu einer statistisch signifikanten Reduzierung der statischen Kraft der Unterschenkelmuskulatur, besonders durch eine Atrophie des M. triceps surae (Abnahme bei den Gesamtbeugern um 19%; 7). Der Atrophiegrad war von der Muskelmasse und Kompressionsstärke abhängig.

Dieser bei Tragen eines Kompressionsstrumpfs ohne Training auftretende Kraftverlust kann durch ein dynamisches Training entsprechender Dauer überkompensiert werden – auch bei Patienten mit Venenerkrankungen (7). Als Training erwiesen sich Serien von Zehenstandsübungen morgens, mittags und abends als wirksam, die auch am Arbeitsplatz problemlos durchgeführt werden könnten.

Es ergibt sich als Konsequenz, dass jeder Berufstätige, der Kompressionsstrümpfe tragen muss, ein einfaches, regelmäßiges Training in den Pausen durchführen sollte, das nicht nur die Atrophie restlos verhindert, sondern auch das venöse Grundleiden günstig beeinflusst.

Phlebopathien durch Berufsarbeit. Durch Berufsunfälle kann es zu direkten Venenverletzungen kommen, wobei die Varizenblutung dramatisch verlaufen kann. Selbst kleine Traumen können bei gegebener Disposition zur Ausbildung eines Ulcus cruris venosum führen oder eine Blutung daraus bewirken. Stichverletzungen geben mitunter Anlass zur Ausbildung von arteriovenösen Fisteln, gehäuft bei Metzgern. Hautaffektionen können eine Thrombophlebitis induzieren oder über ein Erysipel das kompensatorisch wichtige Lymphsystem schädigen. Stumpfe Traumen können eine tiefe Venenthrombose auslösen, ebenso langes Sitzen mit stark abgewinkelten Knien, besonders bei Interkontinentalflügen („Flugreisenthrombose"; 21, 32); und eine „thrombose par effort" kann typischerweise durch schwere körperliche Berufsarbeit ausgelöst werden – häufig auch an der oberen Extremität (16, 23).

Phlebopathien im Rahmen einer Berufskrankheit. Berufskrankheiten mit wesentlicher Manifestation am Venensystem sind bislang nicht festgelegt worden. Selbstverständlich ist aber das Venensystem bei etlichen spezifischen beruflichen Einwirkungen – außer den traumatischen Gefäßschäden – mitbeteiligt. Dies gilt z. B. für Druckfall- bzw. Caisson-Krankheit (Berufskrankheitenliste 2201, berufsgenossenschaftlicher Grundsatz G 31); Salpetersäureester (BK 1309) bzw. Nitroglyzerin und Nitroglykol (G 5); allergische Vaskulitiden (Übersicht bei Marshall und Kessel; 23).

Interaktion Phlebopathie und Berufsarbeit. Stehende Berufsausübung kann ein Venenleiden verschlimmern und möglicherweise die Entwicklung von Varizen bei gegebener Disposition fördern (siehe o.). Bei schwerer venöser Abschöpfungsstörung kann eine Gehbelastung der Beine zum venösen Druckanstieg unter dem Krankheitsbild der „Claudicatio intermittens venosa" führen (16, 21).

Personen mit Venenerkrankungen sind demnach für stehende Berufsausübung und für Tätigkeiten mit hohen Pressdrücken (schweres Heben) ungeeignet. Bei fortgeschrittener chronischer Veneninsuffizienz sind alle Tätigkeiten mit Schädigungsgefahr für die Haut der Beine zu vermeiden.

Interaktion der Therapie von Venenerkrankungen mit der Berufsarbeit. Auf das Risiko einer Beinmuskelatrophie beim Tragen von Kompressionsstrümpfen und mangelnder Bewegung wurde bereits eingegangen (6). Selbstverständlich kann ein Kompressionsverband je nach Material, Druck und Ausdehnung die Beweglichkeit der Beine erheblich behindern; auch ein Kompressionsstrumpf kann beeinträchtigen.

Auf die Blutungsgefahr bei Verletzungen von Personen unter Antikoagulation muss am Arbeitsplatz ggf. speziell geachtet werden.

Chancen der ärztlichen Tätigkeit für den Arbeitsplatz. Der Arzt und insbesondere der Betriebsarzt kann aber dem chronisch venenkranken Arbeitnehmer oft nachhaltig helfen: Aufklärung über die bewährten Allgemeinmaßnahmen bei Venenerkrankungen (Ta-

Tabelle 5. Merkblatt für Patienten mit Venenerkrankungen

Mit folgenden Maßnahmen können die Folgen eines Venenleidens, vor allem die Ablagerungen von Blutwasser im Gewebe, günstig beeinflusst oder verhütet werden:

Allgemeine Richtschnur:
Sitzen und Stehen ist schlecht,
lieber laufen oder liegen
3S-3L-Regel

Im Einzelnen:
Viel gehen; nach Möglichkeit viel schwimmen.
Langes, ruhiges Sitzen oder Stehen – z.B. am Arbeitsplatz – meiden.
Fußkreisen, Zehenstandsübungen, in den Pausen gehen; keine hohen Absätze.
Mittags und abends Beine entspannt mit leicht abgewinkelten Knien ca. 20 cm erhöht lagern; Entstauungsübungen.
Täglich zweimal, besser dreimal, Beine für ca. 3 Minuten kalt (ca. 16 °C) mit schwachem Strahl abduschen bzw. angießen.
Keine starke Wärmeexposition wie Wannenbad, Sauna, Sonnenbad.
Sorgfältigste Fußpflege.
Keine Sportarten mit hohem Verletzungsrisiko oder starker Bauchpresse; Übergewicht abbauen bzw. vermeiden.
Bei abendlicher Beinschwellung (Ödem) müssen die verordneten Kompressionsstrümpfe oder ein Kompressionsverband konsequent getragen werden – wiederum besonders am Arbeitsplatz, auch im Haushalt.
Bei unklaren Beinbeschwerden oder Zunahme der Beschwerden umgehend den Arzt aufsuchen!
(nach: Marshall, M.: Praktische Phlebologie. Springer, Berlin – Heidelberg – New York – Tokyo, 1987)

---

belle 5) und Sinn und Nutzen einer Kompressionsbehandlung – auch am Arbeitsplatz; Pausenregelung mit Trainingsprogrammen; Vermeidung unnötiger Stehbelastungen; Festlegung geeigneter Arbeitsplätze und Arbeitsabläufe, z.B. mit zwischenzeitlichem Sitzen; eventuell medikamentöse Behandlung bei zeitlich begrenzten orthostatischen Belastungen (4, 6, 16, 21, 30); Aufklärung über Risiko und Prophylaxe tiefer Venenthrombosen bei langen Dienstreisen.

Wichtig ist selbstverständlich die Prophylaxe, indem entsprechend disponierte Personen über die Belastungen durch eine stehende Berufsausübung aufgeklärt werden und von entsprechenden Tätigkeiten nach Möglichkeit ferngehalten werden.

3 Klinik der Venenerkrankungen

3.1 Einteilung der Venenerkrankungen

Venenerkrankungen werden vorwiegend ätiologisch beziehungsweise nosologisch eingeteilt, wobei aber bestimmte anatomisch-topographische Gegebenheiten von grundsätzlicher Bedeutung sind. So findet sich z. B. die primäre Varikose nur an der unteren Extremität. Weiterhin muss die hauptsächliche Zuordnung der Erkrankung zum epifaszialen, subfaszialen und transfaszialen Venensystem immer bedacht werden; jedes dieser venösen Teilsysteme kann isoliert erkranken, fast immer erkranken aber mehrere Teilsysteme wegen der unmittelbaren, engen anatomischen und funktionellen Verbindungen miteinander. Natürlich sollen auch bei den Venenerkrankungen entsprechende systematische Einteilungen Verständigungsschwierigkeiten vermeiden helfen, die Informationsübermittlung zwischen den betreuenden Ärzten und gegebenenfalls auch den Versicherungen verbessern und Entscheidungshilfen für die Therapie liefern.

In Tabelle 6 wird eine *Systematik der Venenerkrankungen* vorgeschlagen, die eine entsprechende Zuordnung aller wichtigen Phlebopathien erlaubt (17).

Tabelle 7 zeigt eine Einteilung der quantitativ besonders wichtigen *primären Varikose*.

Abb. 11 zeigt die Stadieneinteilung der Insuffizienz der V. saphena magna nach Hach (10), woraus sich unmittelbare therapeutische Konsequenzen bezüglich der Ausdehnung einer Stripping-Operation (stadiengerechtes Teilstripping bis zum distalen Insuffizienzpunkt) ergeben.

Da die chronische Veneninsuffizienz (CVI) das qualitativ wichtigste phlebologische Krankheitsbild darstellt, gab es frühzeitig

Tabelle 6. Systematische Einteilung der Venenerkrankungen nach Marshall (17)

Degenerative, dilatierende Venenerkrankungen
- des oberflächlichen Systems (primäre Varizen)
- des transfaszialen Systems (Perforansinsuffizienz)
- des tiefen Systems („tiefe Varikose", Leitveneninsuffizienz)

Entzündliche, thrombosierende Venenerkrankungen
- des oberflächlichen Systems (oberflächliche Thrombophlebitis, Varikothrombose)
- des transfaszialen Systems („Perforansthrombose")
- des tiefen Systems (tiefe Venenthrombose)

Anlageanomalien
- arteriovenöse Kurzschlüsse
- Klappenagenesien u. a.

Komplikationen und Folgeschäden der Venenerkrankungen
- akut: Lungenembolie
- subakut: Stauungs- und Kollateralvarizen (sekundäre Varikose)
- chronisch: chronische Veneninsuffizienz (CVI), chronisch venöse Stauungsinsuffizienz;
- postthrombotisches Syndrom (mit CVI)

Tabelle 7. Einteilung der primären Varikose

Erscheinungsform	Betroffener Abschnitt des Venensystems
Teleangiektasien und Pinselfiguren	Oberster Hautvenenplexus
Besenreiser	Größere Hautsammelvenen
Retikuläre Varizen	Venen an der Subkutisgrenze mit Verbindungsvenen zum Saphenasystem ($\varnothing$ bis 3 mm)
Ast- und Stammvarikose	Saphenastämme und ihre Seitenäste (Perforansvenen)
„Tiefe Varikose", Leit- und Muskelveneninsuffizienz	Leit- und Muskelvenen (Perforansvenen)
Anlageanomalien, vaskuläre Malformationen (Klippel-Trenaunay-Syndrom, Gefäßektasien)	Extrafasziale Venen, distale Extremitätenvenen

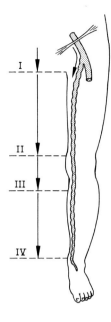

Abb. 11. Stadieneinteilung der Insuffizienz der V. saphena magna nach Hach (10)

Bemühungen um eine klinisch orientierte Einteilung. Abb. 12 gibt die bislang gut bewährte *Stadieneinteilung der CVI* nach Widmer (36) in eigener Modifikation (16) wieder mit Abgrenzung des abgeheilten Ulcus cruris (Ulkusnarbe) als Stadium III (oder IIIa) vom floriden Ulcus cruris als Stadium IV (oder IIIb).

1994 schuf eine Gruppe von 27 Ärzten eine neue Konsensus-Klassifikation der CVI, die *CEAP-Klassifikation,* wobei C für *clinical,* E für *etiology,* A für *anatomy* und P für *pathophysiology* steht (26). Die klinische Grundeinteilung (Tabelle 8) unterscheidet sich nicht grundsätzlich von der von uns modifizierten bisherigen Einteilung. Neu ist lediglich, dass die – unkomplizierte – Varikose als eigenes Stadium aufgenommen wurde, was durchaus praktische (zum Beispiel versicherungsrechtliche) Bedeutung gewinnen kann. Allerdings wurden die einzelnen CEAP-Begriffe noch weiter unterteilt:

- Clinical: C0 bis C6; C0 ist der Normalbefund, C6 ist das floride Ulcus cruris. Vorhandene Symptomatik wird zusätzlich mit S (symptomatisch), fehlende mit A (asymptomatisch) angegeben (z.B. Ödem mit Beschwerden = C3S; Besenreiser ohne Beschwerden = C1A).
- Etiology: Kongenital (EC), primär (EP) und sekundär (ES).

Stadium I	Stadium II	Stadium III
b) Corona phlebectatica paraplantaris, "Stauungsflecken"	b) Corona phlebectatica paraplantaris, "Stauungsflecken", klinisch imponierendes Ödem	a) abgeheiltes Ulcus cruris (Ulcusnarbe)
latentes Ödem	Hyper- und Depigmentierung ("Siderosklerose"), Ödem (unterschiedlicher Ausprägung); Sonderform: mit Atrophie blanche	b) florides Ulcus cruris
Juckreiz, Spannungsgefühl, schwere und müde Beine, Beinschmerz		

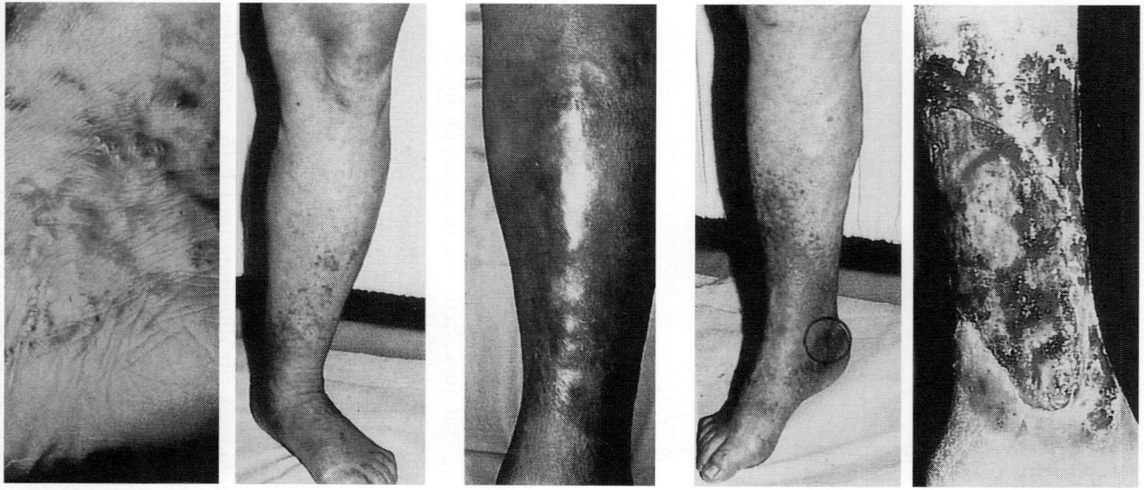

Abb. 12. Stadieneinteilung der CVI nach Marshall (16)

Tabelle 8. Stadieneinteilung der CVI

CEAP-Klassifikation klinisch:		Bisher:
0	Keine Veränderungen	
1	Teleangiektasien, Corona phlebectatica	Stadium I
2	Varikose	(z. T. Stadium I)
3	Ödem	Stadium I
4	Hautveränderungen	Stadium II
5	Abgeheiltes Ulcus cruris	Stadium III (IIIa)
6	Florides Ulcus cruris	Stadium IV (IIIb)

- Anatomy: Superfizielle Venen (AS), tiefe (deep) Venen (AD) und Perforansvenen (AP).
- Pathophysiology: Refluxe (PR), Obstruktion (PO) oder beides (PRO).

Ein Ulcus cruris postthromboticum bei vorbestehender Varikose mit Beschwerden hätte dann folgenden Kode: C6S, ES (+ EP?), AS+AD+AP, PRO.

Zusätzlich gibt es zu dieser Klassifikation noch 3 Schweregradeinteilungen (scores): Eine *klinische Schweregradeinteilung* (clinical severity score=CSS) basierend auf 2 klinischen Symptomen (Schmerz, Claudicatio venosa) und 4 klinischen Zeichen (Ödem, Pigmentierung, Lipodermatosklerose, Ulkus); eine *anatomische Schweregradeinteilung* (anatomical severity score=ASS) nach der Zahl der betroffenen Segmente; eine *Beeinträchtigungseinteilung* (disability severity score=DSS) je nach Beeinträchtigung am Arbeitsplatz [0=asymptomatisch; 3=arbeitsunfähig (berufs-, erwerbsunfähig?)]. Ein Ödem mit starken Schmerzen (C3S) könnte dann zum Beispiel einen CSS von 2+2 haben.

Die gesamte Klassifikation und die Schweregradeinteilungen finden sich in den Tabellen 9 und 10 (26). Dies alles kann für wissenschaftliche Erhebungen und aufwändige klinische Studien wertvoll sein, statistische Auswertungen erleichtern und im Einzelfall zu präziseren Ergebnissen führen. Für die Alltagsarbeit am Patienten erscheint das Ganze allerdings völlig ungeeignet, selbst wenn ein Computer-Programm eingesetzt würde; dafür bewährt sich unver-

Tabelle 9. CEAP-Klassifikation zur Einteilung der Venenerkrankungen, besonders der chronischen Veneninsuffizienz (nach Porter et al.; 26)

CEAP-Klassifikation der chronischen Veneninsuffizienz			Right	Left
Clinical	No visible sign of varicose disease	0	☐	☐
	Telangiectasias or reticular veins	1	☐	☐
	Varicose veins	2	☐	☐
	Edema	3	☐	☐
	Skin changes	4	☐	☐
	Skin changes + healed ulcer	5	☐	☐
	Skin changes + active ulcer	6	☐	☐
	Asymptomatic	A	☐	☐
	Symptomatic	S	☐	☐
Etiology	Congenital	0	☐	☐
	Primary	1	☐	☐
	Secondary	2	☐	☐
Anatomic				
• Superficial veins	Telangiectasias or reticular veins	1	☐	☐
	Long saphenous vein above knee	2	☐	☐
	Long saphenous vein below knee	3	☐	☐
	Short saphenous vein	4	☐	☐
	Nonsaphenous	5	☐	☐
• Deep veins	Inferior vena cava	6	☐	☐
	Common iliac vein	7	☐	☐
	Internal iliac vein	8	☐	☐
	External iliac vein	9	☐	☐
	Pelvic, gonadal, broad ligament, other veins	10	☐	☐
	Common femoral vein	11	☐	☐
	Deep femoral vein	12	☐	☐
	Superficial femoral vein	13	☐	☐
	Popliteal vein	14	☐	☐
	Crural anterior tibial, posterior tibial, peroneal veins	15	☐	☐
	Muscular, gastrocnemical, soleal veins	16	☐	☐
• Perforating veins	Thigh	17	☐	☐
	Calf	18	☐	☐
Pathophysiology	Reflux	R	☐	☐
	Obstruction	O	☐	☐
	Both	RO	☐	☐
	Total		☐	☐

Tabelle 10. Zusammenstellung der Hauptpunkte (Symptome) zur Festlegung der jeweiligen 3 Schweregrad-Beurteilungen (severity scores) und zur Gewichtung der Beeinträchtigung (disability score) nach Porter et al. (26)

			Right	Left
Clinical score				
Pain	None	0	☐	☐
	Moderate, no analgesics	1	☐	☐
	Severe, analgesics required	2	☐	☐
Venous claudication	None	0	☐	☐
	Mild, moderate	1	☐	☐
	Severe	2	☐	☐
Edema	None	0	☐	☐
	Mild, moderate	1	☐	☐
	Severe	2	☐	☐
Pigmentation	None	0	☐	☐
	Localized	1	☐	☐
	Extensive	2	☐	☐
Lipodermatosclerosis	None	0	☐	☐
	Localized	1	☐	☐
	Extensive	2	☐	☐
Ulcer size	None	0	☐	☐
	<2 cm diameter	1	☐	☐
	>2 cm diameter	2	☐	☐
Ulcer duration	None	0	☐	☐
	<3 months	1	☐	☐
	>3 months	2	☐	☐
Ulcer recurrence	None	0	☐	☐
	Once	1	☐	☐
	More than once	2	☐	☐
Ulcer number	None	0	☐	☐
	Single	1	☐	☐
	Multiple	2	☐	☐
	Total clinical score		☐	☐
Anatomic score (number of segments 1 to 18)				
Disability score	Asymptomatic	0	☐	☐
	Symptomatic, works without support	1	☐	☐
	Works 8 h/day only with support	2	☐	☐
	Unable to work	3	☐	☐
	Total disability score		☐	☐
	Total		☐	☐

ändert die modifizierte CVI-Einteilung nach Abb. 12. Dies gilt nach unseren Erfahrungen auch für einfacher konzipierte klinische Studien (wobei dabei durchaus die erweiterte klinische Klassifikation herangezogen werden kann und sollte).

3.2 Venöse Krankheitsbilder

Varikose. Wegen ihrer außerordentlichen Häufigkeit soll zuerst auf die Varikose eingegangen werden. Ätiologisch kann in primäre und sekundäre, grob topographisch in oberflächliche und „tiefe" (Leitveneninsuffizienz) und transfasziale (Perforansinsuffizienz) Varikose unterteilt werden.

Durch die Erweiterung der Venen kommt es zunächst zur pathologischen Erhöhung der Volumenkapazität, später kann es zu ausgedehnter Schlussunfähigkeit der Klappen (Klappeninsuffizienz) mit Volumen- und Drucküberlastung und schließlich zu den typischen Komplikationen in Form der chronischen Veneninsuffizienz kommen (vgl. Tabelle 6). In Abb. 13 ist dargestellt, dass es hämodynamische (Fehlbelastung), metabolische und genetische Faktoren sind, die durch Transformation der Gefäßwandzellen schließlich zu den wichtigsten – arteriellen und venösen – Gefäßerkrankungen führen.

Bei der *primären Varikose* handelt es sich um eine konstitutionell bedingte, degenerativ-dilatative Venenerkrankung (siehe auch 1.3). Histologisch findet sich eine umschriebene Atrophie der Venenwandmuskulatur mit Kollagenvermehrung unter Einbeziehung der Klappen. Mit zunehmender Fibrosierung kommt es zum Verlust der elastischen Wandeigenschaften mit Dehnung in Umfang und Länge, dadurch zu Ausweitung und Schlängelung der Venen (das Wort „Krampfader" leitet sich von althochdeutsch „Krummader", nicht von dem Wort „Krampf" her). Die primäre Varikose beginnt im 2., betont im 3. Lebensjahrzehnt. Entzündliche Veränderungen gehören nicht zur unkomplizierten Varikose.

Eine gleichmäßige Kalibererweiterung ohne Schlängelung wird als Phlebektasie bezeichnet. Im Übrigen wird entsprechend dem Befall der verschiedenen venösen Abflusssysteme unterteilt (Tabelle 7).

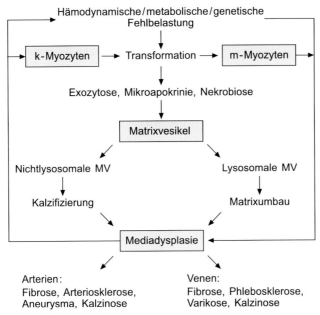

Abb. 13. Schema der Folgen hämodynamischer, metabolischer und/oder genetischer Fehlbelastungen auf die Gefäßwand nach Staubesand und Seydewitz (34)

Teleangiektasien und Pinselfiguren sind Erweiterungen des oberflächlichsten Hautvenenplexus. Sie sind ausstreichbar.

Besenreiservarizen sind Erweiterungen der größeren Hautsammelvenen. Sie sind typisch unregelmäßig, etwas geschlängelt und nicht ausstreichbar. In der Umgebung der dünnwandigen, kollagenarmen Besenreiservarizen (Erweiterungen der Venulen) finden sich dysplastische kollagene Fibrillen mit minderwertigen mechanischen Eigenschaften.

Pinselfiguren und Besenreiservarizen sind ohne hämodynamische Bedeutung. Es ist aber aufgrund epidemiologischer und moderner diagnostischer Untersuchungen wahrscheinlich, dass sie die Vorstufe bedeutsamer und krankhafter Venenveränderungen sind und damit Ansatzpunkt zu prophylaktischen Maßnahmen sein sollten. Eigene Untersuchungen ergaben, dass Patientinnen mit deutlicherer Besenreiservarikose signifikant größere Diameter der proximalen Leitvenen als Venengesunde haben (20).

Besonders von Frauen werden manchmal Schmerzen im Bereich größerer Besenreiservarizen angegeben; oder aber es wird berichtet, dem Auftreten von Besenreiservarizen seien Schmerzen vorausgegangen.

Retikuläre Varizen betreffen die netzartig angeordneten Venen an der Kutis-Subkutis-Grenze mit den kommunizierenden Astvenen des Saphenasystems. Man findet sie häufig im Bereich der Kniekehle. Auch die isolierte retikuläre Varikose hat hämodynamisch keine Bedeutung. (Als oberer Grenzdurchmesser zur Abgrenzung gegenüber Astvarizen werden 3 mm angegeben.)

Die *Ast- und Stammvarikose* betrifft die Saphenastämme oder ihre Seitenäste, die V. saphena accessoria medialis und lateralis am Oberschenkel, Arcus anterior und posterior der V. saphena magna am Unterschenkel (Bogenvene) u. a. Der mitunter nur umschriebene Befall spricht gegen eine vorrangig orthostatische Auslösung – zumindest im Bereich der Saphenaäste.

Klinisch am bedeutsamsten ist die Stammvarikose der V. saphena magna. Zu deren Schweregradbeurteilung wird häufig die Einteilung nach Hach herangezogen (10); diese Einteilung kann in idealer Weise doppler-sonographisch vorgenommen werden (Abb. 11):

Stadium I: Geringe, auf den Mündungsbereich beschränkte Klappeninsuffizienz der V. saphena magna,

Stadium II: Insuffizienz der V. saphena magna bis oberhalb des Kniegelenks (Dodd-Perforans),

Stadium III: Insuffizienz der V. saphena magna bis unterhalb des Kniegelenks (Boyd-Perforans),

Stadium IV: Insuffizienz der V. saphena magna bis zum Innenknöchelbereich.

Bei den fortgeschrittenen Stadien finden sich häufig auch Dilatationen des tiefen Venensystems.

Das Stadium I, die Mündungs- bzw. Krosseninsuffizienz, kann mit dem Hustentest erkannt werden: Beim stehenden Patienten fühlt man beim Husten einen kräftigen Anprall der venösen Blutsäule im proximalen insuffizienten Saphena-magna-Abschnitt.

Diese Krosseninsuffizienz ist wahrscheinlich für die Progredienz der varikösen Degeneration der V. saphena magna von der Leiste bis in die Knöchelregion bedeutsam. Allerdings gibt es auch häufig Teilstreckeninsuffizienzen, ausgehend von insuffizienten Perforansvenen (z. B. Dodd) oder von Nebenästen des inguinalen Venensterns (Magna-Teilstreckeninsuffizienz vom Perforans- oder Nebenasttyp).

Die hämodynamischen Auswirkungen und die klinische Symptomatik hängen vom Ausmaß der Klappeninsuffizienz (die V. saphena magna hat im Durchschnitt 7 Klappen) und vor allem vom Ausmaß einer zusätzlichen Perforansveneninsuffizienz ab. Im Stadium I sind üblicherweise keine Beschwerden vorhanden. Auch im Stadium II sind die venöse Hämodynamik und die Druckverhältnisse meist nicht relevant verändert. Ab Stadium III sind Normabweichungen bei der Phlebodynamometrie nachweisbar, und es können sich – besonders im Stadium IV – Veränderungen im Sinne der chronischen Veneninsuffizienz ausbilden. Schwerwiegende Symptome der gestörten venösen Gewebedrainage treten üblicherweise erst auf, wenn auch das tiefe Venensystem und der Lymphabfluss dekompensiert sind.

In einer stark varikös veränderten V. saphena magna kann sich bei aufrechter Körperhaltung bis zu 1 l Blut ansammeln, das ständig hin- und herpendelt. Im Stadium III und IV mit Perforansinsuffizienz kann man duplexsonographisch fast immer eine ausgeprägte Dilatation der V. poplitea und V. femoralis feststellen, die wohl degenerativ bedingt ist und durch die vermehrte Volumenbelastung infolge der Rezirkulation des Blutes verstärkt wird (venöse „Privatkreisläufe").

Die Einteilung der Stammvarikose nach Hach erlaubt eine selektive Saphenateilresektion, wodurch wichtige Venensegmente für einen später eventuell notwendigen Venenbypass erhalten werden.

Die Stammvarikose der V. saphena parva an der Rückseite des Unterschenkels ist seltener. Die entsprechende Mündungsinsuffizienz ist ebenfalls weitgehend zuverlässig mit der Ultraschall-Doppler-Methode – heute ergänzt durch die Duplexsonographie – nachweisbar; wobei zu beachten ist, dass die Mündungsstelle der V. saphena parva größere anatomische Variationen zeigen kann, von der tiefen Mündung am Unterschenkel bis zur hohen Mündung in die V. femoralis oder einem Abstrom über eine V. femoropoplitea (V. femoralis posterior) (21).

Die Seitenäste der V. saphena magna und parva können ohne entsprechenden Befall der Hauptstämme erheblich varikös verändert sein (Astvarikose) – üblicherweise ausgehend von insuffizienten Perforansvenen oder einer Mündungsinsuffizienz.

Im Folgenden wird auf die *Perforansinsuffizienz* eingegangen. Zur Vereinheitlichung der Nomenklatur sollten die Faszie durchbohrende Venen einheitlich Venae perforantes genannt werden; die übrigen rein extra- oder subfaszialen Verbindungsvenen Venae communicantes.

Eine variköse Erweiterung der Vv. perforantes mit Klappeninsuffizienz entsteht häufig durch die erhöhte Druck-Volumen-Belastung infolge einer Verlegung der tiefen Strombahn beim postthrombotischen Syndrom mit sekundärer Perforansinsuffizienz. Eine Perforansveneninsuffizienz kann aber auch allein im Rahmen einer ausgedehnten Stammvarikose oder einer Leitveneninsuffizienz auftreten. Das Ausmaß der Komplikationen einer primären Varikose wird besonders durch die hämodynamischen Auswirkungen der Perforansinsuffizienz und der Leitveneninsuffizienz bestimmt. Bei einer operativen Sanierung der Stammvarikose ist daher wahrscheinlich die gleichzeitige Ausschaltung der hämodynamisch bedeutsamen insuffizienten Perforansvenen von entscheidender Bedeutung.

Die genaue Lokalisierung insuffizienter Perforansvenen ist nicht immer leicht. Es muss daher die sorgfältige klinische Untersuchung durch die Doppler- und Duplexsonographie (und evtl. Thermographie) ergänzt werden. Bei ausgeprägten Perforansinsuffizienzen kann man entsprechende subkutane Weichteillücken („Faszienlücken") tasten und mitunter die kugelige Vorwölbung des insuffizienten oberflächlichen Abgangsbereichs (blow-out-Phänomen) sehen (Abb. 14, 15).

Der Bereich klinisch bedeutsamer Perforansinsuffizienzen ist oft typisch druckschmerzhaft! Falls eine Unterbindung insuffizienter Perforansvenen vorgesehen ist, sollten für den Chirurgen die behandlungsbedürftigen Perforansvenen auf der Haut genau markiert werden.

Klinisch besonders wichtig sind die Perforansvenen um die hintere Bogenvene – ein dorsaler Ast der V. saphena magna medial am Unterschenkel im Verlauf der Linton-Linie –, die Cockett-Grup-

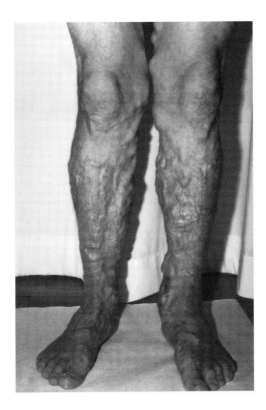

Abb. 14. Stammvarikosis
mit Perforansinsuffizienzen

pen. Diese münden in die Vv. tibiales posteriores. In ihrem Entsorgungsbereich entstehen ganz bevorzugt Ulzera.

Der Fluss in den insuffizienten Perforansvenen ist bidirektional; es entsteht ein Pendelfluss mit Ausbildung eines „Privatkreislaufs" (Abb. 15). Dabei bleibt bei der primären Stamm-Ast-Varikose die Hauptstromrichtung – in der Diastole der Beinmuskulatur – nach innen gerichtet, während beim tiefen Venenschaden in Form des postthrombotischen Syndroms die Hauptstromrichtung – in der Systole – von der Tiefe zu den oberflächlichen Venen gerichtet ist.

Unter *Cañonvenen oder -varizen* versteht man dünnwandige Venen, die etwa im Hautniveau liegen und in die umgebende, stark sklerosierte Unterhaut wie ein Cañon eingemeißelt erscheinen. Bei fortgeschrittener chronischer Veneninsuffizienz werden sie nahezu obligat angetroffen. Daneben finden sie sich auch häufig bei der Phlebosklerose (siehe unten).

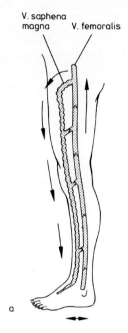
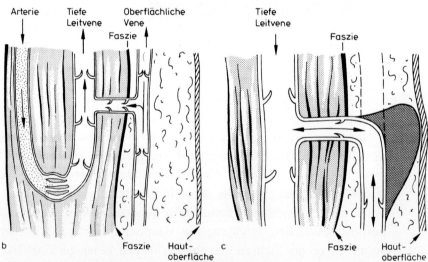

Abb. 15. (a) „Kreiszirkulation" bei ausgedehnter Stammvarikose der V. saphena magna im Stehen. Bei Perforansinsuffizienz kommt es am Unterschenkel beim Gehen zusätzlich zu einer bidirektionalen „Pendelströmung". (b) Normale Strömung in einer Perforansvene bei intaktem Klappenapparat. (c) Insuffizienz einer Krosse (ausgezogen) oder Perforansvene mit Ausbildung eines Blow-out-Phänomens (Pendelzirkulation in der Perforansvene mit Ausbildung eines „Privatkreislaufs"; nach M. Marshall; 16)

Operativ sind sie praktisch nicht zu entfernen, da zuviel umgebendes Gewebe verletzt würde. Wegen der trophisch geschädigten Umgebung ist auch eine Sklerosierung problematisch und bedarf besonderer Erfahrung.

Die Beteiligung der tiefen Venen bei einer *Leitveneninsuffizienz* („*tiefe Varikose*") konnte erst durch die Phlebographie erfasst werden und ist heute durch die Duplexsonographie einer zuverlässigen Diagnostik zugänglich (Abb. 15). Die tiefen Leit- und Muskelvenen können sich zwar infolge der festen Einpackung und Verspannung in Faszien nicht schlängeln, aber erheblich erweitern; die Muskelvenen sind physiologischerweise oft sehr weit (Muskelsinus). Wegen der fehlenden Schlängelung ist die Bezeichnung „tiefe Varikose" nicht ganz korrekt.

Auch die Perforansvenen können oft bei der Leitveneninsuffizienz mit einbezogen sein (primäre Perforansvarikose) und so zur Dekompensation der Muskelpumpe infolge Klappeninsuffizienz führen. Besonders zu Beginn können sehr lästige „Berstungsschmerzen" in den Waden auftreten, die beim Gehen verschwinden. Offenbar gibt es auch analog zum Arteriensystem eine Frühform in Form einer „dilatierenden tiefen Phlebopathie", wie wir durch duplexsonographische Untersuchungen zeigen konnten (18, 20, 21).

Auch innere Organvenen können sich varikös erweitern und dann mitunter zu erheblichen differenzialdiagnostischen Problemen führen. Dies gilt z. B. für einen Lungenrundherd, hinter dem sich eine varikös erweiterte Pulmonalvene verbergen kann.

Phlebektasien sind tubulär erweiterte Stamm- und Astvenen, meist distal betont, durchaus auch an den Armen. Möglicherweise handelt es sich in vielen Fällen um eine Vorstufe der primären epifaszialen Varikose. Sie findet sich häufiger bei Männern und Ausdauersportlern.

Bei *Anlageanomalien* (Gefäßmalformationen) unterscheidet man u. a.:

Klippel-Trenaunay-Syndrom: Naevus flammeus mit Weichteil- und Knochenhyperplasie (angiektatischer Riesenwuchs) und variköser Entartung der extrafaszialen Venen; evtl. arteriovenöse Fisteln.

Sturge-Weber-Syndrom: Hämangiombildung an Gesicht, Meningen und Chorioidea (Neuroangiomatosis encephalofacialis).

Phlebarteriektasien: Beginn meist distal an den Extremitäten mit zentripetalem Fortschreiten, besonders bei Traumen oder dem Versuch einer operativen Korrektur (!).

Entzündliche, thrombosierende Venenerkrankungen. Unter *entzündlichen Venenerkrankungen* sind speziell die Venenerkrankungen zu verstehen, bei denen die entzündliche Wandreaktion ganz im Vordergrund der klinischen Symptomatik steht. Demgegenüber tritt die sekundäre Thrombosierung in ihrer Bedeutung zurück, während bei der tiefen Venenthrombose die Verhältnisse umgekehrt sind (siehe unten). Sammelbegriff für diese Venenerkrankungen ist *venöse thromboembolische Erkrankungen (vTE)*.

Bei der *oberflächlichen Thrombophlebitis* handelt es sich um eine Entzündung der oberflächlichen Venen nach Wandschädigung, z. B. durch intravenöse Injektionen (gewollt bei der Varizenverödung), durch mechanischen Reiz (z. B. durch einen Venenkatheter), toxisch (nach Insektenstichen; im Abflussgebiet von Infektionen), seltener auch immunologisch-allergisch wie den Phlebitiden bei immunologischen Erkrankungen (Thrombangiitis obliterans), Malignomen, chronischen Pankreasaffektionen, selten eitrig durch übergreifende bakterielle Infektionen oder septisch. Die Symptome treten zu Beginn meist peripher auf und breiten sich nach zentral aus.

Die Inzidenz liegt nach Schätzungen bei über 1% in der Gesamtbevölkerung. Da die entstehenden Thromben fest an der Wand haften, kommt es äußerst selten zur Lungenembolie. Lediglich bei Befall der proximalen V. saphena magna, speziell der Krosse, kann sich der Prozess rasch auf das tiefe Venensystem ausdehnen und zur – ggf. auch großen – Lungenembolie führen („sapheno-femorale Thrombose"); diese Konstellation ist sehr gut mit der Duplexsonographie abzuklären.

Die Diagnose ergibt sich aus den Entzündungszeichen im Bereich der betroffenen Vene. Fieber und Schmerzen können das Allgemeinbefinden stärker beeinträchtigen. Abheilung erfolgt innerhalb von Tagen bis Wochen unter Hinterlassung strangartig obliterierter Venen und häufig bräunlicher Pigmentierungen.

Zur Therapie dient ein fester Kompressionsverband vom Fuß bis proximal des entzündeten Bereiches; damit Sofortmobilisierung! Antiphlogistika (z. B. Acetylsalicylsäure) sind in den ersten Tagen sinnvoll. Bettruhe ist wegen der Gefahr des Fortschreitens der Phlebitis nach proximal und in die Tiefe strikt kontraindiziert! Eine Antikoagulation kann indiziert sein, speziell bei Befall der proximalen V. saphena magna nahe dem Krossenbereich (siehe oben). Dabei kann auch die Krossektomie mit proximalem Stripping – als Akutoperation – durchgeführt werden. Auch bei Einbeziehung der Parvamündung oder einer Perforansvene in den entzündlich-thrombosierenden Prozess ist immer eine Antikoagulation zu erwägen.

Distales Anbringen eines Nitropflasters (mit 5 mg Glyzerintrinitrat) konnte das Auftreten von Phlebitiden bei intravenösen Infusionsbehandlungen deutlich vermindern.

Grundsätzlich muss bei einer oberflächlichen Thrombophlebitis unklarer Genese immer nach einer anderweitigen Grundkrankheit gefahndet werden, z. B. nach einem Malignom bzw. einer immunologischen Erkrankung (siehe unten)! Außerdem kann gleichzeitig eine tiefe Venenthrombose bestehen! Auch eine Varikophlebitis kann mit tiefen Venenthrombosen einhergehen (allgemeine Thrombinaktivierung). Neue Untersuchungen haben eine überraschend hohe Koinzidenz zwischen oberflächlicher Venenentzündung und tiefer Venenthrombose (30%, bis zu 40% in einzelnen Studien) ergeben!

Bei einer *Phlebitis migrans (saltans)* entstehen in unterschiedlichen Zeitabständen Entzündungen an vorher reizlosen Venen mit wechselnder Lokalisation; meist sind kurze Segmente kleinerer, oberflächlicher Venen betroffen. Ursächlich werden allergisch-hyperergische Faktoren bei Infektionskrankheiten (z. B. auch Tuberkulose) und Malignomen (Abdominal-, Bronchialmalignome u. a.) angenommen, weiterhin ist die Phlebitis migrans häufig Frühsymptom bei der Endangiitis obliterans. Die Lokalisation erfolgt bevorzugt am Fußrücken und Unterschenkel, ist aber auch am Oberschenkel, Arm und Rumpf (Mondorsche Krankheit) möglich; möglicherweise können auch die tiefen Leit- und inneren Organvenen befallen werden.

Tiefe Venenthrombose (tiefe Thrombophlebitis). Die akute tiefe Venenthrombose – bis hin zu ihrer schwersten Ausprägung, der Phlegmasie, und ihrer gefährlichsten Komplikation, der großen oder rezidivierenden Lungenembolie (venöse thromboembolische Erkrankungen, vTE) – gehört zusammen mit dem akuten Arterienverschluss zu den wichtigsten und dramatischsten angiologischen Notfällen.

Bis zu 2% der Gesamtbevölkerung sollen einmal eine tiefe Thrombose durchgemacht haben (siehe auch Abb. 7). Die Inzidenz beträgt rund 1‰ der Bevölkerung pro Jahr und soll im Zunehmen sein. Von Patienten mit venösen „Beinbeschwerden" haben 6,5% ein postthrombotisches Syndrom; über die Hälfte dieser Patienten wissen nichts davon. Die Bein- und Beckenvenen sind ca. 10mal häufiger betroffen als die Arm- und Schultergürtelvenen (siehe 2.2.1).

Wand-, Strömungs- und Gerinnungsfaktoren wirken bei der Thrombogenese zusammen (Virchow-Trias), wobei die Schwerpunkte bei der arteriellen und venösen Thrombose sehr unterschiedlich sind, was die klinischen Besonderheiten jeweils entscheidend bestimmt (Tabelle 11 und Abb. 16).

Tabelle 11. Besonderheiten arterieller und venöser Thrombosen

Arterien	Venen
Morphologie: Plättchenthrombus mit wenig Fibrin	Erythrozytenreicher Fibrinthrombus
Pathogenese: Endotheldefekt wahrscheinlich erforderlich oder andere „thrombogene" Oberfläche	Kein ausgedehnter Endotheldefekt erforderlich
Erhöhte Plättchenadhäsivität und -aggregabilität	Hyperkoagulabilität (latente Aktivierung der Gerinnung: Gerinnungsfaktoren und -aktivatoren ↑ Gerinnungsinhibitoren ↓)
Hohe Strömungsgeschwindigkeit bzw. Scherkräfte	Verlangsamter Blutfluss bis Stase

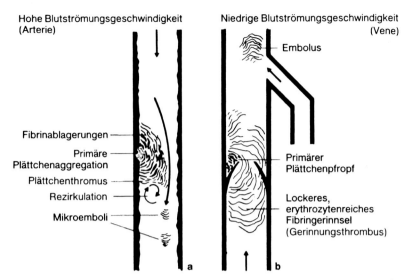

Abb. 16. Schematische Darstellung einer arteriellen (a) und einer venösen (b) Thrombose

- Wandfaktoren: Verletzung, Entzündung, degenerative Veränderungen, Tumor.
- Strömungsfaktoren: Besonders wichtig ist die Strömungsverlangsamung von der Prästase bis zur Stase bei Immobilisation, Varikose, Kreislaufstörungen.
- Gerinnungsfaktoren: In Form einer Hyperkoagulabilität durch Aktivierung des „extrinsic"-Gerinnungssystems (Gewebsthrombokinase, Faktor VII u.a.) durch Operationen, Traumen – auch durch schwere körperliche Belastungen („par effort"), nach Geburten; primär gesteigerte Gerinnungsneigung („intrinsic"-System), im Rahmen bestimmter Erkrankungen oder durch Medikamente (Östrogene), z.B. durch eine Verminderung von Antithrombin ausgelöst. Bei rezidivierenden Venenthrombosen und Lungenembolien sollte u.a. immer eine APC-Resistenzstörung, ggf. die Faktor-V-Leiden-Mutation, die Prothrombin-Mutante G 20210 A, eine Vermehrung von Faktor VIII und ein Mangel an Antithrombin, Plasminogen, Protein C oder Protein S ausgeschlossen werden (21).

Eine reparative Fibrinolyse kommt im Falle einer Thromboseentwicklung nicht mehr wirksam zum Tragen.

Eine phlebitische Wandreaktion mit typischen Schmerzsymptomen ist zumeist Folge der Thrombose, kann aber ihrerseits Anlass zu neuerlichen Thrombosierungen geben.

Interessanterweise haben Frauen der Blutgruppe 0 nur ein halb so großes Thromboserisiko wie Frauen der übrigen Blutgruppen.

Differenzialdiagnostisch abzugrenzen sind vor allem die verschiedenen Ödemformen (z. B. Lymphödem), Venenkompressionen von außen, die oberflächliche Thrombophlebitis, der akute Arterienverschluss (Ratschow-Probe, Knöchelarteriendruckmessung), der Muskelriss oder ein ausgeprägtes subfasziales Ödem infolge multipler Muskelfaserschädigungen nach starker, ungewohnter körperlicher Belastung unter dem klinischen Bild eines schweren „Muskelkaters" (CPK-Erhöhung), das Erysipel (ASL-Titer) und Baker-Zysten (Sonographie). Die klinische Abgrenzung gegenüber dem akuten Arterienverschluss ist in Tabelle 12 zusammengefasst.

Bei *Bein- und Beckenvenenthrombosen*, die im Beckenbereich bevorzugt links auftreten (Beckenvenensporn), findet sich häufig ein

Tabelle 12. Differenzialdiagnose des arteriellen und venösen Verschlusses

	Arterieller Verschluss	Venöser Verschluss
Beginn	Meist plötzlich	Verzögert
Farbe	Blass	Leicht zyanotisch (Blaustich)
Hauttemperatur	Kühl	Etwas überwärmt
Oberflächliche Venen	Kollabiert	Prall gefüllt (z. B. „Pratt"-Warnvenen)
Umfang	Normal	Vergrößert
Puls	Fehlend	Normal (außer bei starkem Ödem oder zusätzlicher AVK)
Ratschow-Probe	Positiv (Zunahme der Beschwerden)	Negativ (cave: Emboliegefahr bei intensiven Manipulationen)
Beinhochlagerung	Zunahme der Beschwerden	Beschwerdenbesserung

Spontanschmerz in der Leistenbeuge und ein einschießender Beinschmerz beim Husten und Pressen. Daneben finden sich oft die typischen schmerzhaften Druckpunkte („Thrombosefrühzeichen") von der Fußsohle (Payr) ggf. bis zur Leistenbeuge (Rielander) und der Wadenkompressionsschmerz, wenn z.B. eine Blutdruckmanschette auf 100 mmHg (13,3 kPa) aufgepumpt wird (Abb. 17). Diese Thrombosezeichen sind aber unspezifisch, keineswegs typischerweise „Frühzeichen" (noch am ehesten bei der ambulant auftretenden tiefen Venenthrombose), und sie dürfen keinesfalls überbewertet werden. Das üblicherweise einseitige Ödem entwickelt sich erst allmählich; zu Beginn bestehen oft nur verstrichene Konturen im Knöchelbereich. An der betroffenen Extremität fallen gestaute, pralle periphere Venen auf, z.B. die Pratt-Warnvenen.

Für die Diagnose wichtig ist der Nachweis oberflächlicher Kollateralvenen (Leisten-, Schamgegend – oft in der Schambehaarung

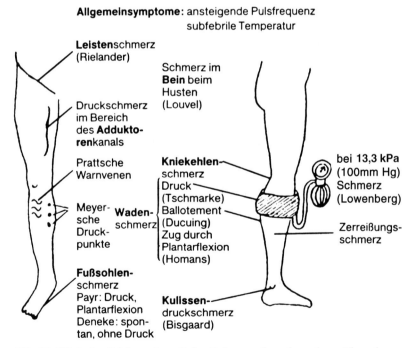

Abb. 17. Klinische Zeichen einer tiefen Beinvenenthrombose (sog. Thrombosefrühzeichen; aus Marshall; 16)

versteckt (!), Schulterbereich). Die Ödembildung hängt von Ausmaß und Lokalisation der Thrombosierung ab. Die Haut ist typischerweise bläulich („Blaustich"), gespannt, glänzend und oft überwärmt. Der Gewebeturgor ist gesteigert, was in der Tiefe der Wade als schmerzhafte, prall elastische Resistenz imponiert; dieses subfasziale Ödem ist im Seitenvergleich oft gut palpierbar.

In fortgeschritteneren Stadien der Venenthrombose kommt es zum Temperaturanstieg auf etwa 38 °C und oft zu einem überproportionalen Pulsfrequenzanstieg („Kletterpuls"). Dies kann aber auch Zeichen kleiner Lungenembolien sein. Anhaltend ausgeprägtes Ödem und die charakteristischen Stauungsdermatosen sind immer eine Spätfolge der tiefen Venenthrombosen bzw. der chronischen Veneninsuffizienz.

Nichtapparative Funktionstests zur Frühdiagnose der tiefen Venenthrombose gibt es nicht; Tourniquet-Tests, z. B. nach Perthes, sind hierfür nicht geeignet und wegen der Manipulationen kontraindiziert.

Auf die klinischen Symptome einer Lungenembolie (Fernsymptome) muss immer geachtet werden (Abb. 18). Eine sorgfältige Auskultation der Lunge ist selbstverständlicher Teil der Untersuchung; dazu kommt die Thoraxröntgenaufnahme und die Aufzeichnung eines EKGs, ergänzend die Durchführung einer Echokardiographie (Beurteilung des hämodynamischen Schweregrads) und zur definitiven Diagnosesicherung ein Spiral-CT (siehe u.).

Die *Phlebothrombose des bettlägerigen Patienten* findet man postoperativ, im Wochenbett, bei Herz-Kreislauf-Erkrankungen (Infarkt, Herzinsuffizienz, Apoplexie), nach Infektionskrankheiten (z. B. Pneumonie). Der Beginn ist meist symptomarm, so dass bei etwa 14% dieser Thrombosen die tödliche Lungenembolie das „Erstsymptom" darstellt (siehe Abb. 18). Daher muss sorgfältig auf die Frühzeichen geachtet werden: Schwere in den Beinen; rheumaartige, ziehende Schmerzen ins Kreuz ausstrahlend; Frösteln im Bein, das den Rücken hinauflaufen kann; evtl. Schmerzen im Bein beim Hustenstoß. Allgemeine Unruhe, Angst, depressive Verstimmung; evtl. Symptome der Lungenembolie (z. B. auch Kopfschmerz) kommen hinzu.

Bei Bettruhe führt der thrombotische Verschluss nicht sofort zum Ödem. Es finden sich zunächst lediglich verstrichene Konturen im

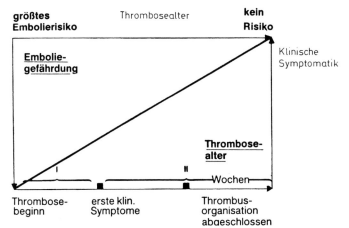

Abb. 18. Beziehung zwischen Embolierisiko und dem Alter einer tiefen Venenthrombose
I Stadium der größten Emboliegefährdung
II Stadium geringer Emboliegefährdung infolge Reaktion zw. Gefäßwand und Thrombus
Interaktion zwischen Thrombus und Venenwand:
1.–4. Tag: noch keine Interaktion
4.–8. Tag: Einwachsen von Fibroblasten in den Thrombus
8.–12. Tag: beginnende Kollagenbildung und Einwachsen von Kapillaren

Knöchelbereich und eine diskrete prätibiale Schwellung mit glänzender Haut darüber. Der Gewebeturgor ist gesteigert, was als schmerzhafte, prallelastische Resistenz in der Tiefe der Wade imponiert; die typischen Druckpunkte (Abb. 17) sind oft stark schmerzhaft, was dann durchaus Aussagekraft hat. Entscheidend ist, immer an die Möglichkeit einer tiefen Venenthrombose zu denken.

Die *Phlebothrombose des ambulanten, nicht bettlägerigen Patienten* beginnt oft relativ plötzlich, z.B. über Nacht. Häufiger nach erheblichen, ungewohnten Anstrengungen – z.B. einer Bergtour – am Vortag („thrombose par effort") kommt es zu anhaltenden Krämpfen in der Wade oder im Oberschenkel. Das betroffene Bein erscheint schwer und fühlt sich prall an. Oder die Beschwerden beginnen als Zerreißungsschmerz in der Muskulatur. Wahrscheinlich steckt hinter einer „Thrombose ungeklärter Ursache" oft eine Belastungsthrombose („thrombose par effort"). Die „thrombose par effort" kann typischerweise auch die obere Extremität betreffen.

Auch hier ist das Ödem zunächst noch gering. Die Haut kann leicht zyanotisch sein („Blaustich", besonders am stehenden Patienten zu erkennen), später meist zusätzlich überwärmt. Typisch ist wiederum die prallelastische Resistenz in der Tiefe der Extremität; Payr- und Homans-Zeichen sind meist stark positiv (Abb. 17). Es muss aber immer die gesamte Differenzialdiagnose zur tiefen Venenthrombose bedacht werden. Selbstverständlich muss auch an die Möglichkeit einer Lungenembolie gedacht werden; bei Diagnosestellung sollen rund 40% der Patienten bereits eine – üblicherweise asymptomatische – Lungenembolie erlitten haben!

Die *Beckenvenenthrombose* tritt in weniger als 5% der Fälle isoliert auf. Meist findet sich gleichzeitig eine Thrombose in den Femoralvenen und evtl. in der V. cava inferior; sehr oft handelt es sich um eine aufsteigende Beinvenenthrombose.

Dabei muss immer an folgende Ursachen gedacht werden: Tumoren im kleinen Becken, Traumen im Beckenbereich, Rechtsherzinsuffizienz, Sepsis, Zustand nach Abort oder Geburt, nach Kavakatheter und Unterbindung der bzw. Schirmeinsetzung in die V. cava inferior.

Bei isolierten Beckenvenenthrombosen kann es zu ausgeprägten Kollateralvarizen im Bereich der Leistenbeuge und des kleinen Beckens kommen (inguinales Caput medusae; „Spontan-Palma") mit guter funktioneller Restitution. Die Emboliegefahr ist bei der Beckenvenenthrombose besonders groß; symptomatische Embolien treten in 10–25% der Fälle auf, zwei Drittel davon sind tödliche Lungenembolien.

Die Diagnose muss durch die Farb-Duplexsonographie (in Kombination mit der direktionalen Doppler-Sonographie), bei unsicherem Befund durch die Phlebographie gesichert werden.

Die schwierig zu diagnostizierende Thrombose der V. iliaca interna (Farb-Duplexsonographie, ggf. Press- oder Katheterphlebographie) kann mitunter Ursache rezidivierender Lungenembolien oder von „Lungenembolien unklarer Herkunft" sein!

Die akute *Thrombose der V. axillaris und der V. subclavia* (mit Paget-von-Schroetter-Syndrom) tritt nicht selten nach stärkerer Belastung des Arms auf, z. B. durch Tennisspielen, Schaufeln oder Gewichtheben, auch bei entsprechender Berufsarbeit („thrombose par effort"); daher ist üblicherweise der Arm der dominanten Körperseite betroffen. Meist dürfte es zu einer Schädigung der Vene in einem Schultergürtelengpass, z. B. zwischen Klavikula und 1. Rippe, kommen (s. u.).

Beim Paget-von-Schroetter-Syndrom kann es neben den Symptomen der Subklavia-/Axillarvenenthrombose mit Armschwellung, Schmerzen und Zyanose und Ausbildung eines Kollateralvenennetzes im Schulter-Thorax-Bereich auch zu Störungen der Trophik von Haut und Muskulatur und zu Temperaturregulationsstörungen des Arms kommen. Bei der Thrombose der V. axillaris und subclavia gibt es kaum jemals Lungenembolien; bei Induktion durch einen Venenkatheter scheint dies aber nicht zuzutreffen.

Die Diagnostik erfolgt mit der direktionalen Doppler-Sonographie in Kombination mit der Farb-Duplexsonographie. Die Prüfung auf einen Schultergürtelengpass ist dabei immer Teil der Untersuchung (18, 21).

Bei *Phlegmasien* handelt es sich um *Sonderformen der tiefen peripheren Phlebothrombose* mit stasebedingter Ischämie im Bereich der Mikrozirkulation. Man unterscheidet verschiedene Formen, wobei eine strenge Abgrenzung oft nicht möglich und auch umstritten ist.

- Phlegmasia alba dolens („Milchbein"): ein hochgradiges, blasses, schmerzhaftes Ödem eines Beins bei Oberschenkel- und/oder Beckenvenenthrombose.
- Phlegmasia rubra dolens: eine plötzliche schmerzhafte Schwellung einer Extremität mit Rotfärbung der Haut bei ausgedehnten Venenthrombosen und Periarteriitis, manchmal Übergang in die Phlegmasia coerulea dolens.
- Phlegmasia coerulea dolens: ein perakutes, hochdramatisches Krankheitsbild mit meist sehr schmerzhaftem (oft nur auf Morphium ansprechendem), anfangs weichem, später „holzigem" Ödem mit rotzyanotischer Verfärbung („phlébite bleue") infolge Thrombose des gesamten venösen Querschnittes einer Gliedmaße. Das Ödem dehnt sich rasch aus. Oberflächliche Venen sind gestaut oder thrombophlebitisch verändert. Man findet ferner eine Überempfindlichkeit der typischen Venendruckpunkte. Die peripheren Arterienpulse sind abgeschwächt oder fehlen. Die

Hauttemperatur ist leicht erniedrigt oder wegen Phlebitiden erhöht. Weitere Kennzeichen sind motorische Schwäche der Extremität, besonders der Zehen, selten völlige Paralyse, meist geringe Hypästhesien, zum Teil auch Parästhesien in der Peripherie. Die Krankheit zeigt oft rasche Progredienz mit Entwicklung eines hypovolämischen Schocks und eines ischämischen Syndroms mit akraler Gangrän („venöse Gangrän") infolge der Störung der Mikrozirkulation. Nach eigener Beobachtung kann die Phlegmasia coerulea dolens auch die obere Extremität betreffen.

Der Phlegmasia coerulea dolens geht oft eine Thrombophlebitis, eventuell eine Phlebitis migrans oder eine Phlegmasia alba dolens um einige Tage bis Monate voraus. Selten finden sich nur Kletterpuls und subfebrile Temperaturen initial, dazu entzündlich verändertes Blutbild und BSG-Beschleunigung. Ursächlich ist immer an Malignome zu denken!

Spezielle Untersuchungen sind die Doppler- und Duplexsonographie, die akrale Oszillographie und vor Therapiemaßnahmen die Phlebographie (cave: Gefahr der Ausbildung akraler Nekrosen!).

Differenzialdiagnostisch abzugrenzen sind ausgedehnte akute tiefe Venenthrombose einer Extremität (prall-elastisches Ödem, Zyanose), sekundäre Venenthrombose bei Arterienverschluss (Ischämie führend), akuter Arterienverschluss bei bestehender Phlebothrombose oder postthrombotischem Syndrom (Ischämie führend), Purpura fulminans (bevorzugt bei Kindern; symmetrischer Befall), symmetrische Extremitätengangrän, Kumarinnekrosen.

Die Therapie ist chirurgisch (Desobliteration). In Sonderfällen kann der Lyse der Vorzug gegeben werden; dabei wurden in Einzelfällen eigene gute Erfahrungen gemacht.

Weitere *seltene venös-thrombotische Krankheitsbilder* oder Verlaufsformen, wie Verschlusssyndrome der Hirnvenen und -sinus, der V. cava superior und inferior (ganz bevorzugt in Zusammenhang mit Malignomen wie Hypernephrom und Pankreaskarzinom, eventuell bei retroperitonealer Fibrose), die Pfortader- und Milzvenenthrombose, die Nierenvenenthrombose und das Budd-Chiari-Syndrom (Verschluss der Vv. hepaticae mit raschem Verlauf oder

Teilverschluss der V. cava inferior mit chronischem Verlauf) und Venenthrombosen infolge eines Verweilkatheters oder nach Injektionen und Infusionen seien der Vollständigkeit halber aufgeführt, ebenso die septische (tiefe) Phlebothrombose (septische Thrombophlebitis) mit Infektion des Thrombusmaterials mit Sepsiserregern. Atypische Lokalisationen von tiefen Venenthrombosen sind immer verdächtig auf das Vorliegen einer thrombophilen Diathese.

Chronische Veneninsuffizienz. Als chronische Veneninsuffizienz (chronisch-venöse Insuffizienz, CVI, chronisch venöse lymphatische Insuffizienz) bezeichnet man rein deskriptiv die Folgen der venösen Rückstauung an der Haut infolge gestörter venöser Abschöpfung und Druckanstiegs (venöse Hypertonie). Sie manifestiert sich besonders als Knöchelödem und an der Innenseite der Unterschenkel vor allem in Form der Dermatoliposklerose („Siderosklerose"). Eine CVI findet sich nicht nur beim postthrombotischen Syndrom, sondern auch im Falle ausgeprägter primärer Varikose und der selteneren Ursachen einer venösen Abflussstörung wie Klappenagenesie oder Angiodysplasien.

Bezüglich eines postthrombotischen Syndroms (PTS) korreliert die PTS-Inzidenz mit der Ausdehnung der ursprünglichen Thrombose: Bei isolierter Thrombose einzelner Unterschenkelvenen kommt es nur ausnahmsweise zu einem PTS, bei gleichzeitigem Befall der Unterschenkel-, Poplitea- plus Oberschenkel- und Beckenetage in über 30% der Fälle.

Begleitfolgen des postthrombotischen Syndroms können sein:
- Phlebolith („Venenstein"): Verkalkter, evtl. auch verknöcherter Thrombus. Es handelt sich um rundliche Herde mit glatter Oberfläche, die manchmal perlschnurartig dem Gefäßverlauf folgen. Häufiger Röntgenzufallsbefund bei Beckenaufnahmen ohne Krankheitswert per se.
- Postthrombotische Sklerose: nach der Rekanalisation der thrombosierten Venen kann es zur Wandsklerose dieser Venen und auch von Kollateralvenen infolge der Druck- und Volumenüberlastung kommen.
- MALAN-Syndrom (PRATESI-Syndrom): dabei soll es sich um akrale arteriovenöse Kurzschlüsse besonders beim postthrombo-

tischen Syndrom handeln („akrale oder arteriovenöse Hyperstomie"). Die Existenz dieses Syndroms ist umstritten; ggf. ist es sehr selten und ohne spezielle klinische Bedeutung. Der Nachweis gelingt nach eigener Erfahrung gut mit der direktionalen Doppler-Sonographie (19).

Die Einteilung der chronischen Veneninsuffizienz erfolgt in vier Schweregrade bzw. -stadien (siehe auch 3.1, speziell zur differenzierten CEAP-Einteilung; Abb. 12):
- Der Schweregrad I ist durch eine Corona phlebectatica paraplantaris und/oder retikuläre Varizen distal des Innenknöchels und durch ein geringgradiges Ödem gekennzeichnet;
- der Schweregrad II durch Ödem, Induration des Epifaszialraumes und Hyperpigmentierungen der Haut; initial besteht oft eine Hypodermitis = Entzündung des Fettgewebes der Subkutis (Hypodermis), mit sekundärer Ausbildung einer „Liposklerose". Hämosiderose mit Melaninpigmentverschiebungen in der Epidermis werden als Purpura jaune d'ocre bezeichnet.
- Der Schweregrad IIIa beinhaltet nach unserem Vorschlag das narbig abgeheilte Ulcus cruris,
- der Grad IIIb das floride Ulkus.

Die Abgrenzung des Schweregrads IIIa und IIIb wurde nicht immer vorgenommen, obwohl sie klinisch sinnvoll ist und auch eine prognostische Aussage beinhaltet; teilweise werden die Erscheinungen auch als Stadium III und IV bezeichnet (16, 21).

Für das Stauungsödem reicht ursächlich schon die mangelnde venöse Abschöpfung (Drainagestörung), oft ohne gravierende Druckerhöhung. Für die Ausbildung des Ödems sind daher Dauer und Ausmaß der orthostatischen Belastung und Dauer und Häufigkeit der zwischengeschalteten Erholungsphasen ohne orthostatische Belastung wesentlich.

Das Lymphsystem scheint bei der Dekompensation der venösen Abschöpfung im Rahmen der CVI eine wichtige Rolle zu spielen. Wahrscheinlich beruht die Stauungsdermatose mit Sklerosierung der Haut (Sklerödem, Siderosklerose), die bei anderen internistischen Ödemformen nicht auftritt, auf lymphatischen Zirkulationsstörungen. Infolge der „venösen Hypertonie" kommt es zur Verschiebung des STARLING-Gleichgewichts in Richtung Außenfiltration mit vermehrtem Anfall von Eiweißmolekülen, wodurch die „lymphpflichtige Last" gesteigert wird. Dies kann schließlich zur Dekompensation des subfaszialen und später auch des epifaszialen Lymphtransports führen (chronische venös-lymphatische Insuffizienz).

Nach neueren Forschungen finden sich im Stadium I der CVI etwas erweiterte kutane Lymphgefäße, wohl infolge erhöhter Transportleistung. In den fortgeschrittenen Stadien II und besonders III (IV) kann es zu gesteigerter Permeabilität der kutanen Lymphkapillaren und zu sekundärer Aplasie kommen. Ähnlich wie beim Lymphödem kann auch bei der CVI ein „kutanes lymphatisches Refluxphänomen" auftreten, d.h., ein lymphpflichtiger Marker kehrt nach Abtransport vom Injektionsort in das kutane Lymphsystem zurück. Fortgeschrittene Stadien der CVI gehen mit einer „lymphatischen Mikroangiopathie" einher.

Die schwerwiegendsten Folgen einer CVI bzw. eines postthrombotischen Syndroms sind Stauungsödem, Stauungsdermatose, und Ulcus cruris. Die fortgeschrittene CVI betrifft nicht nur das Hautorgan, sondern alle Gewebestrukturen des distalen Unterschenkels. Um dies hervorzuheben, sollten die schweren Formen als **Dermatolipofaszio(arthro)sklerose** bezeichnet werden.

Zum Vollbild der Dermatolipofasziosklerose gehören chronische Entzündungsvorgänge mit vermehrtem Anfall hochreaktiver Sauerstoffradikale, was Ansatzpunkte für eine ätiologisch orientierte Therapie bieten kann (24).

Bei der Differenzialdiagnose der chronischen Veneninsuffizienz im Stadium I und II müssen ganz vorwiegend die verschiedenen Ödemformen (siehe Übersicht unten), dermatologische Erkrankungen (z.B. die Acrodermatitis chronica atrophicans), Vaskulitiden und Phlebitiden in Betracht gezogen werden; daneben Narbenzustände nach Verbrennungen, Verbrühungen, Verätzungen und größeren Traumen. Ausgedehnte, konfluierende Erweiterungen kleiner Venolen können zu einer zyanotischen Verfärbung der Füße führen, die gegenüber der akralen Zyanose bei schweren organischen und funktionellen Arteriopathien (arterielle Verschlusskrankheit, Akrozyanose, Raynaud-Syndrom) abzugrenzen ist. Auch die phy-

siologische Bräunung der distalen Unterschenkel bei Landfrauen, die mit langen Röcken ohne Strümpfe viel im Freien arbeiten, kann vereinzelt differenzialdiagnostische Probleme aufwerfen.
Differenzialdiagnose des Beinödems:
- Ödem bei chronischer Veneninsuffizienz bzw. Phlebödem: Während beim kardialen Ödem in letzter Konsequenz vor allem eine Natrium-Ionen- und Wasserretention vorliegt („Wasserproblem"), kommt es beim Phlebödem infolge der peripheren venösen Hypertonie zur vermehrten Außenfiltration im Bereich der Mikrozirkulation mit zunächst kompensatorisch gesteigertem Lymphabfluss und schließlich lymphatischer Dekompensation („Druckproblem").
- Ödem bei Herzinsuffizienz: typischerweise doppelseitig; die Therapie ist die Therapie der Herzinsuffizienz (ACE-Hemmer, Diuretika, β-Blocker, evtl. Digitalis).
- Ödem bei Hypo-/Dysproteinämie (Nephrose, Lebererkrankung, Marasmus, Hungerödem).
- Verschiedene Ödemursachen: Myxödem, Myxoedema praetibilis symmetrica, Morbus Cushing, Hyperaldosteronismus, Hyperkaliämie, Medikamente (Kortison, Fludrokortison, Calciumkanalblocker und ACE-Hemmer u.a.), Nephritis, Allergie (Quincke-Ödem), nach Apoplexie mit Extremitätenlähmung.
- Stauungsödeme: Venenkompression von außen durch Tumoren, Beckenvenensporn bzw. „Kreuzungssyndrom" oder venöses Bifurkationssyndrom, „Reisebeine" (orthostatisches Immobilisationsödem).
- Traumatische Beinödeme, „Hyperzirkulationsödem" nach operativer Gefäßrekonstruktion (infolge Permeabilitätsstörungen in der Mikrozirkulation), Selbststau (z. B. nächtliche Strangulation mit Gummiband).
- Ödem bei Arthropathien, Osteomyelitis, Sudeck-Dystrophie, Frostbeulen.
- Lymphödeme, primär/sekundär.
- Ormond-Syndrom (idiopathische retroperitoneale Fibrose mit Blockade des Lymphabstroms).
- Lipödeme, Lipomatosen, Pannikulose.
- Zyklische Ödeme, idiopathische Ödeme.

- Partieller Riesenwuchs, Riesenwuchs bei Hämangiomen (Klippel-Trenaunay-Syndrom).

Schließlich kann sich die CVI als lokalisationsdeterminierender Faktor bei vielen Dermatosen auswirken, z. B. bei Psoriasis vulgaris und Lichen ruber, und die geschädigte, sklerosierte Haut und Unterhaut zusammen mit der lymphatischen Mikroangiopathie kann Wegbereiter für entzündliche Komplikationen nach Bagatelltraumen sein, z. B. für ein Erysipel, das seinerseits die Schädigung des Lymphsystems nachhaltig verschlimmern kann.

Als Begleitfolgen der chronischen Veneninsuffizienz sind zu nennen:

Subkutane venöse Stauungsossifikation: Knochenneubildung in der Subkutis bei Patienten mit CVI. Betroffen sind überwiegend Frauen nach der Menopause. Das Krankheitsbild ist äußerst selten.

Ulcus cruris venosum [Stadium IIIb (od. IV) der CVI; Abb. 12]: Die schwerwiegendste Folge einer venösen Rückfluss- bzw. Drainagestörung ist das Ulcus cruris. Die Ursache des venösen Ulkus ist nicht in jeder Hinsicht geklärt; es scheint sich jedenfalls um ein komplexes, multifaktorielles Geschehen zu handeln, wobei neben der chronischen venösen Stauung mit Ödem und Störung der Mikrozirkulation offenbar wiederum die Schädigung des Lymphgefäßsystems wesentlich beteiligt ist (siehe oben). Jedenfalls kommt es bei anderweitigen Ödemursachen üblicherweise nicht zur Ausbildung von Ulcera cruris. Die Hautdurchblutung im Bereich eines Ulcus venosum ist eher hoch, der perkutane O_2-Partialdruck aber meist niedrig (Transportstörung?). Auch die bereits erwähnten Entzündungsvorgänge sind von wesentlicher Bedeutung (24).

Das Ulcus venosum tritt nie am Arm auf. Es zeigt im Einzelnen durchaus Besonderheiten in der Genese, die teilweise auch bei der Therapie Berücksichtigung finden müssen: das Ulcus in loco typico im Abflussgebiet der Cockett-Perforansvenen oder das Blowout-Ulkus (Abb. 12) bzw. „hot ulcer", das Gamaschenulkus, die Ulzeration bei einschmelzender Phlebitis oder nach Varizenruptur, das gemischte arteriell-venöse Ulkus. Eine Differenzierung dieser verschiedenen Ulkusformen ist allerdings allein aus dem klinischen Bild nicht immer zuverlässig möglich.

Rund je die Hälfte der Ulcera cruris venosa treten im Zusammenhang mit einem postthrombotischen Syndrom bzw. bei primärer Varikose, speziell mit ausgeprägter Perforansinsuffizienz, auf (diese Relationen werden in der Literatur sehr unterschiedlich angegeben; nach eigenen Erfahrungen überwiegt das Ulcus postthromboticum).

4 Diagnostik der Venenerkrankungen

Wenn auch jeder Arzt in der Praxis unter dem Imperativ des Handelns, d.h., der Notwendigkeit zu therapieren, steht, gilt auch für die Venenerkrankungen, dass vor der – erfolgversprechenden – Therapie immer die richtige Diagnose stehen muss. Dies hervorzuheben, mag vielen in Anbetracht eines ausgeprägten Krampfaderleidens unangebracht erscheinen. Wenn man aber bedenkt, dass die – sehr häufige – Mitbeteiligung des tiefen Venensystems die Klinik, die Prognose und die Therapie des Krampfaderleidens und besonders der chronischen Veneninsuffizienz ausschlaggebend bestimmt, erscheint dies alles in einem anderen Licht. Wer zudem tagtäglich mit den differenzialdiagnostischen Problemen des schmerzenden, des dicken Beines oder der Frage nach einer tiefen Venenthrombose konfrontiert ist, kann die enormen Fortschritte gerade der nichtinvasiven, vorwiegend sonographischen Diagnostik speziell der Venenleiden erst in ihrer gesamten Bedeutung würdigen und schätzen (21).

Daher sollen die aktuellen Möglichkeiten der phlebologischen Diagnostik im Folgenden kurz dargestellt werden (weiterführende Literatur siehe: 16, 18, 20, 21).

4.1 Untersuchungsmethoden für die Praxis

Anamnese (siehe auch „Fragebogen bei Beinbeschwerden", Tabelle 13). In der **Familienanamnese** ist nach Varikose, Thrombosen und Lungenembolien zu fahnden, da dafür erbliche Dispositionen bestehen können [APC-Resistenz (Faktor V-Leiden-Mutation), Prothrombinmutante, Mangel an Antithrombin und weiteren antithrombotisch wirkenden Proteinen wie Plasminogen, Protein C und S]. Auch die Thrombangiitis obliterans, die mit Phlebitiden einhergehen kann, tritt offenbar familiär gehäuft auf.

In der **Eigenanamnese** ist speziell zu achten auf: frühere Thrombosen oder Embolien; stehende Berufsausübung; Einnahme von Östrogenen (sowohl synthetische als auch konjugierte Östrogene erhöhen die Gerinnbarkeit des Blutes und damit das Thromboembolierisiko), von Diuretika und von Medikamenten, die zu immunologischen Vaskulitiden mit Beteiligung der Venen führen können; Zigarettenrauchen im Hinblick auf die Thrombangiitis obliterans und ein erhöhtes Thromboserisiko in Kombination mit oralen Antikonzeptiva. Eine Thrombosegefährdung besteht besonders postoperativ (Thrombosehäufigkeit bis über 50%), bei Schwangerschaften (Thromboseinzidenz gegen Schwangerschaftsende ca. 0,5%) und vor allem im Wochenbett, bei Polytraumen und Verbrennungen; ferner auch bei Herzinsuffizienz, Myokardinfarkten, Apoplexie, arterieller Verschlusskrankheit, bei Niereninsuffizienz bzw. nephrotischem Syndrom, bei Malignomen, Polyglobulien, Thrombozytosen und „Hyperviskositätssyndromen" und allgemein bei Bettlägerigkeit und Exsikkose; dabei meist mehr schleichender Thrombosebeginn, oft ohne typische Symptomatik (!; siehe 3.2).

Wiederholt haben wir in den letzten Jahren Beinvenenthrombosen nach Interkontinentalflügen oder langen Busreisen gesehen: „Flugreisenthrombose", „Fernreisethrombose", „Urlaubsthrombose", wahrscheinlich vorwiegend ausgehend von einer lange anhaltenden Knickung der V. poplitea („Sitzthrombose"; 21, 32). Auch durch starke, ungewohnte körperliche Belastungen (z. B. Bergtouren) können offenbar akut Thrombosen ausgelöst werden („thrombose par effort"); dies auch im Bereich des Schultergürtels z. B. durch Tennisspielen, Schaufeln oder Gewichtheben – auch bei der Berufsarbeit (meist offenbar Schädigung der Vene zwischen Klavikula und erster Rippe oder in anderen Engpässen im Bereich des Schultergürtels) (s. 3.2).

Bei Frauen steigert die Kombination von hormonellen Antikonzeptiva und Zigarettenrauchen das Thromboserisiko deutlich.

Subjektive Symptome. Außer der kosmetischen Beeinträchtigung bestehen bei der unkomplizierten Varikose keine oder nur diskrete

Tabelle 13.

Fragebogen bei Beinbeschwerden

Zutreffendes eintragen: ja = + nein = ∅ ggf. mit Seitenangabe	ja	nein	Diagnostischer Hinweis
1 Kältegefühl			periphere arterielle Verschlusskrankheiten
2 Blässe			
3 Krampfartige Schmerzen beim Gehen nach bestimmter Strecke, die beim Stehenbleiben rasch aufhören (Sek. bis wenige Min.):			
in Wade Oberschenkel Gesäß plötzl. aufgetreten allmählich entstanden			
4 Ruheschmerzen, bes. im Liegen mit Besserung beim Aufstehen			
5 Schmerzhafte Geschwüre			(auch an die übrigen topografischen Manifestationen denken)
6 Besteht Zuckerkrankheit			
7 Zunahme der Beschwerden beim Stehen u. Besserg. beim Liegen und Gehen			periphere Venenerkrankungen
8 Krampfartige Wadenschmerzen in Ruhe			
9 Streifenförmige Entzündung (m. Rötung u. Schmerz)			Phlebitis
10 Bläuliche Verfärbung eines Beins mit Schwellungs-, Berstungsgefühl			} Venenthrombose
11 Schmerz im Fuß beim Auftreten			
12 Schmerz im Bein beim Husten			
13 Plötzliches Hervortreten von Venen			
14 Schmerzloses Geschwür			
15 Schweregefühl			Lymphödem
16 Schmerzlose Beinschwellung mit Einbeziehung des Fußrückens			
17 Schmerz in Gelenken zu Beginn und nach längerer Belastung			} arthrogen
18 (Morgen-) Steifigkeit			
19 Gelenkschmerz mit Schwellung und evtl. Rötung			
20 Belastungsabhängiger, anhaltender Schmerz im Vorfuß			
21 Streifenförmig ausstrahlender Schmerz von oben nach unten			} vertebragen
mit Gefühlsstörungen mit Schwäche			
22 Streifenförmig ausbreitender Schmerz beim Gehen, der danach langsam abklingt (nach vielen Min.)			
23 Wechselnde Schmerzen in der Tiefe des Beins			neurologisch
24 Schmerzen in umschriebenen Bezirken			
mit Gefühlsstörungen mit Bewegungsschwäche			
25 Schmerzen und/oder Gefühlsstörungen socken- oder strumpfförmig angeordnet			
26 Schmerzen und/oder Schwäche in der Muskulatur, nicht oder wenig von Belastung abhängig			myogen
27 Krämpfe in Ruhe, z.B. nachts			
28 Sonstige Beschwerden, z.B. unangenehmes Wärmegefühl, Unruhe, Krämpfe			unterschiedliche Ursachen

Beschwerden, die dann im Liegen oder bei Bewegung verschwinden (siehe auch Kapitel 3).

Bei starker Varikose, vor allem in der nach unseren Erfahrungen sehr häufigen Kombination mit proximaler Leitveneninsuffizienz und insuffizienten Perforansvenen, bzw. bei den frühen Stadien der chronischen Veneninsuffizienz stehen Schwere- und Spannungsgefühl, Juckreiz und ein lästiger Druck über insuffizienten Perforansvenen meist proximal der Innenknöchel im Vordergrund; auch nächtliche Wadenkrämpfe können auftreten, doch ist dabei eine sorgfältige differenzialdiagnostische Abklärung vorzunehmen (21). Diese Beschwerden können sich besonders bei Wärme und während der Menstruation und der Schwangerschaft verschlimmern. Heftige Berstungsschmerzen in den Unterschenkeln können bei „tiefen Varizen" (Leitveneninsuffizienz, Dilatation der Wadenmuskelvenen) auftreten. Die entzündlichen Venenerkrankungen weisen sich vor allem durch Spontan- und Druckschmerz im befallenen Bereich aus. Dagegen können die Beschwerden bei einer beginnenden tiefen Venenthrombose sehr gering und uncharakteristisch sein und so zu Fehldeutungen Anlass geben. Bei entsprechend gefährdeten Patienten, besonders postoperativ, im Wochenbett und bei Bettlägerigkeit infolge schwerer Grunderkrankungen, ist auf unklare rheumaartige Kreuzschmerzen, Fieber, Beschwerden in den Beinen evtl. mit Schwellung, mitunter Kopfschmerzen, Thoraxschmerzen, Hustenreiz und Bluthusten zu achten. 50% aller tiefen Venenthrombosen verlaufen aber zunächst symptomlos (asymptomatische Verlaufsform); und bei einem Großteil der tödlichen Lungenembolien werden keine klinischen Prodromi beobachtet, da das „Stadium der größten Emboliegefährdung" etwa mit dem Auftreten der ersten klinischen Symptome endet (Abb. 18; Marshall 1987).

Plötzlich einsetzende Phlebalgien können bei arteriovenösen Fisteln, z. B. auch bei Kindern, auftreten.

Körperliche Untersuchung (siehe a. Dokumentationsblatt „Angiologische Untersuchung"; Abb. 19). Außer bei der akuten tiefen Venenthrombose muss die körperliche Untersuchung im Stehen und Liegen durchgeführt werden. Zur Abtastung der Wade soll das

Diagnostik der Venenerkrankungen 65

Angiologische Untersuchung

Betrifft:

Fragestellung:

RR   re ___ / ___   li ___ / ___

Arteriell:	Puls: re	li	Geräusch: re	li	Venös:		Oberschenkel re	li	Unterschenkel re	li	Fuß re	li
A. carotis:					Stamm-Varikose							
A. temp. superfic.:					Ast-Varikose							
A. subclavia:					retikul. Varikose							
A. brachialis:					Besenreiser							
A. radialis:					Pinselfiguren							
A. ulnaris:					Perforansinsuffizienz (Verd. auf)							
Aorta abdom.					Beinödem							
A. iliaca:					Kollateralvarizen							
A. femoralis:					Siderose							
A. poplitea:					Sklerose							
A. tib. post.:					Ulcus							
A. dors. ped.:					Thrombophlebitis							

Herz:

Funktionstests

Ratschow-Probe:
Abblassen (in Sek.) — reaktive Rötung (in Sek.)
Fußvenenfüllung (in Sek.) — Nachröte (in Sek.)

Trendelenburg-Test:

Perthes-Test:

Bemerkungen:

Für Befundmarkierungen:

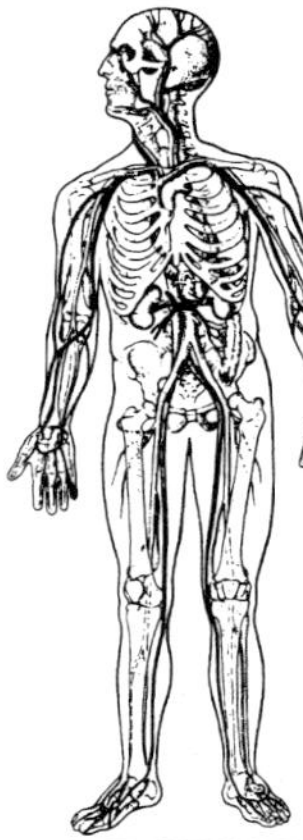

Differenzialdiagnose des arteriellen und venösen Verschlusses

	arteriell	venös
Beginn	meist plötzlich	verzögert
Farbe	blass	leicht zyanotisch („Blaustich")
Hauttemperatur	kühl	etwas überwärmt
oberfl. Venen	kollabiert	prall gefüllt („Pratt-Warnvenen")
Umfang	normal	vergrößert
Puls	fehlend	normal tastbar (außer bei starkem Ödem)
Ratschow-Probe	positiv (Zunahme bei Belastung)	negativ (cave intensive Manipulationen am Bein)

Abb. 19. Dokumentationsblatt „Angiologische Untersuchung"

Bein in Hüfte und Knie etwas abgewinkelt und entspannt auf der Liege aufgesetzt werden.

Die oberflächliche Varikose ist der direkten Inspektion zugänglich, wenn sie auch bei Adipositas unterschätzt werden kann, speziell am Oberschenkel. Insuffiziente Perforansvenen lassen sich oft aufgrund tastbarer Weichteillücken, weicher halbkugeliger Vorwölbungen („Blow-out-Phänomen") bis hin zu den venösen Beingeschwüren an den typischen Prädilektionsstellen vermuten. Sehr häufig findet sich ein charakteristischer Druckschmerz über einer funktionell bedeutsamen Perforansinsuffizienz. Auch die seltenen venösen Aneurysmen sind bei oberflächlicher Lokalisation durch die Inspektion zu erfassen.

Besonders zu achten ist auf die Komplikationen: Entzündliche Venenerkrankungen (Thrombo-, Varikophlebitis) zeichnen sich durch Schmerz, umschriebene Schwellung, Rötung und Erwärmung in dem betroffenen Bereich aus. Im weiteren Verlauf kann es zu Verhärtung durch Thrombosierung und zur Ausbildung eines Narbenstranges kommen. Plötzliches Auftreten und sprunghaftes Übergreifen auf andere Körperpartien ist typisch für die Phlebitis migrans (saltans). Selten finden sich Phlebitiden am Stamm (Mondor-Krankheit: Phlebitis der Vv. thoracoepigastricae) oder den Fingern.

Das venöse Ulkus als schwerwiegendste Form der CVI ist typischerweise im Bereich des medialen Knöchels bis Unterschenkels lokalisiert. Doch können einschmelzende Phlebitiden auch an anderen Stellen zu periphlebitischen Ulzerationen führen. Bei Parvainsuffizienz kann sich ein Ulkus lateral im Fesselbereich entwickeln.

Als Hinweis auf eine tiefe Bein- und Beckenvenenthrombose finden sich häufig typische Schmerzdruckpunkte oder ein einschießender Beinschmerz beim Husten und Pressen, worauf sorgfältig zu achten ist, z. B. das Payrsche Zeichen oder das Siggsche Zeichen (starker Schmerz in der Kniekehle bei Überstreckung des Kniegelenks; Abb. 17; 16, 21). Den „Blaustich" bei tiefer Venenthrombose erkennt man am besten am stehenden Patienten. Die wichtigsten Komplikationen eines dekompensierten venösen Rückstroms sind Ödem und Stauungsdermatosen (chronische Veneninsuffizienz Stadium I und II).

Üblicherweise ist das Ödem nach Venenthrombose einseitig (außer bei der Cava-Thrombose oder bei seltenen beidseitigen Thrombosen); zu Beginn bestehen oft nur verstrichene Konturen im Knöchelbereich. Es fallen an der betroffenen Gliedmaße gestaute, pralle periphere Venen auf; für die Diagnose wichtig sind oberflächliche Kollateralvenen (Leistengegend, Schulterbereich). Die Haut der betroffenen Extremität ist üblicherweise überwärmt und von livider Farbe („Blaustich"). Die Ödemausbildung hängt von Ausmaß und Lokalisation der Thrombosierung ab; sie nimmt im Laufe des Tages zu und wird durch Stehen oder langes Sitzen begünstigt (geringe bis mäßige Beinödeme nach sehr langem Sitzen, z. B. bei Flugreisen, können durchaus physiologisch sein).

Im Gegensatz zu anderen internistischen Ödemformen kommt es beim Phlebödem an den Beinen nach Monaten bis Jahren zu entzündlichen Reaktionen der Hypodermis („Hypodermitis") und zu den charakteristischen Stauungsdermatosen, wobei die Sklerosierung der Haut mit Atrophie im Vordergrund steht; dazu kommen Pigmentverschiebungen (Siderosklerose, später auch Melanineinlagerungen) und als Komplikation ekzematöse Veränderungen und schließlich das Ulcus cruris (Stadium IIIb oder IV der CVI; 16, 21).

Einfache funktionelle Tests. Sie sollen über Störungen des venösen Rückstroms durch Klappeninsuffizienz oder Thrombosen Aufschluss geben. Durch die Ultraschall-Doppler- und Duplex-Untersuchung haben sie an Bedeutung eingebüßt. Es handelt sich vor allem um die Tourniquettests, von welchen der Trendelenburg-Test und der Perthes-Test noch immer bedeutsam sind.

Mit dem *Trendelenburg-Test* lassen sich Klappeninsuffizienzen der V. saphena magna und der V. saphena parva einfach nachweisen.

Durchführung: Nach Entleerung der Varizen durch Beinhochlagerung und Ausstreichen wird je ein Stauschlauch (Tourniquet) etwa in Oberschenkelmitte und unterhalb des Kniegelenkes angelegt; zur schnelleren Information kann der Venenstamm auch mit dem Daumen komprimiert werden. Bei Insuffizienz der V. saphena magna füllen sich die Varizen im Stehen rasch von proximal, wenn die obere Staubinde gelöst wird. Bei Insuffizienz der V. saphena parva kommt es zur retrograden Füllung bei Lösung der distalen Stauung.

Beurteilung: Rasche retrograde Füllung bedeutet also Klappeninsuffizienz im Bereich der geprüften Vene, d.h. Trendelenburg *positiv*. Bei schlagartiger Füllung innerhalb von 1 bis 2 Sekunden nach Lösen der Stauung (Trendelenburg +++) sollte eine chirurgische Behandlung dieser Varikose erfolgen. Bei Hochlagerung nicht ausstreichbare Varizen sprechen für arteriovenöse Fisteln. Wenn sich am stehenden Patienten bei angelegter Staubinde innerhalb von 30 Sekunden die Stammvene nicht oder nur sehr langsam füllt, sind die peripher der Kompressionsstellen liegenden Vv. perforantes intakt.

Der *Perthes-Test* dient zur Klärung, ob die tiefen Venen durchgängig und die Vv. perforantes suffizient sind.

Durchführung: Am stehenden Patienten wird unterhalb des Knies ein Stauschlauch angelegt. Damit geht der Patient rasch umher und macht eventuell noch Kniebeugen. Bei Durchgängigkeit der tiefen Venen und intakten Vv. perforantes entleeren sich die vorher prall gestauten oberflächlichen Varizen durch die Muskelpumpe.

Beurteilung: Bei gestörtem Abfluss über das tiefe Venensystem (Thrombosen) und Insuffizienz der Vv. perforantes bleiben die Varizen gestaut, und es kommt beim Gehen zu Schmerzen und Spannungsgefühl im Unterschenkel. (Eine Claudicatio intermittens durch eine AVK muss vorher ausgeschlossen werden.)

Weitere Tourniquettests: Pratt-, Mahorner-Ochsner- und Linton-Test arbeiten mit elastischen Binden bzw. mehreren Tourniquets und sollen insuffiziente Perforansvenen lokalisieren bzw. den tiefen Abfluss prüfen. Sie sind heute entbehrlich.

Apparative Diagnostik in der Praxis. Für die Praxis geeignete apparative Methoden sind die Ultraschall-Doppler-Untersuchung (USD-Untersuchung), plethysmographische Verfahren, die Phlebodynamometrie, thermographische Verfahren sowie weitere bildgebende Verfahren.

Wegen ihrer vielfältigen Vorteile sei die *USD-Untersuchung* an den Anfang gestellt. Eine weiterführende Darstellung der USD-Methode – vor allem auch für die ergänzend immer erforderliche Untersuchung des Arteriensystems – findet sich bei Marshall und Marshall und Breu (16, 21). In Anbetracht der erheblichen qualitativen und quantitativen Bedeutung der Venenerkrankungen bedeutet die Verfügbarkeit dieser raschen, subtilen, ungefährlichen und zuverlässigen Methode zur Diagnostik und Beurteilung von Venenerkrankungen eine besondere Verpflichtung für jeden betroffenen Arzt, sich intensiver damit zu befassen.

Die USD-Untersuchung ist je nach Fragestellung eine wenig bis mäßig zeitaufwändige Methode, die in den Grundzügen relativ leicht erlernt werden kann und gut reproduzierbare Ergebnisse mit hohem Aussagewert liefert. Sie gilt heute von den nichtinvasiven, apparativen angiologischen Methoden als vielseitigste und kostengünstigste und ist daher für Klinik und Praxis in besonderer Weise geeignet (zum Prinzip siehe Abb. 20).

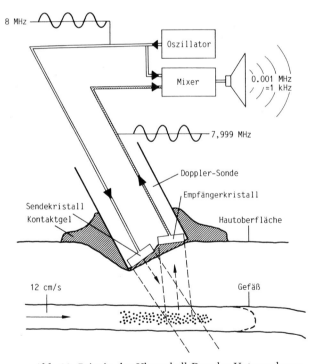

Abb. 20. Prinzip der Ultraschall-Doppler-Untersuchung

Mit der Doppler-Sonographie können auf dem venösen Sektor folgende Erkrankungen bzw. Befunde erkannt und differenzialdiagnostisch abgegrenzt werden (Tabelle 14):
- tiefe Venenthrombose im Poplitea-, Oberschenkel-, Becken-, unteren Hohlvenenbereich, getrennt nach Etagen;
- tiefe Unterschenkelvenenthrombose bei entsprechender Ausdehnung oder Einbeziehung der Vv. tibiales posteriores; auch die Vv. tibiales anteriores et fibulares können vom Erfahrenen beschallt werden;
- Axillar-, Subklaviavenenthrombose;
- postthrombotische Syndrome;

Tabelle 14. Typische Befunde bei der Ultraschall-Doppler-Untersuchung des Venensystems in der Leistenbeuge nach Marshall (19)

Manöver	Normale Verhältnisse	Akute tiefe Thrombose (Beckenvenen)	Klappeninsuffizienz
Atemabhängigkeit des Doppler-Signals	+	Fehlt	Bei postthrombotischem Syndrom verminderte Atemabhängigkeit
Valsalva bzw. prox. Kompression	Sistieren der venösen Blutströmung	Strömung herzabwärts anhaltend	Rückstrom
Valsalva mit Stauung distal der Einmündung der V. saphena magna	Sistieren der venösen Blutströmung		Rückstrom nur bei Insuffizienz der tiefen Venen
„A-Signale" bei Kompression	+	Fehlend * bzw. abgeschwächt	(Retrograder Fluss über insuffiziente Perforansvenen)
„S-Signale" in Kollateralvenen	0	+ (nach wenigen Stunden [in V. saphena magna umgehend])	(Bei schlecht kompensiertem postthrombotischen Syndrom Fortbestehen von Kollateralvarizen)

* Cave: keine intensiven Manipulationen am erkrankten Bein! (Entsprechende Befunde sind z.T. auch an V. axillaris/subclavia, Vv. tibiales posteriores und an V. saphena magna und parva zu erheben.)

- hämodynamisch bedeutsame Stenosen im Bereich der Beckenvenen (V. iliaca externa und communis) und der V. cava;
- deutlich erhöhter systemischer Venendruck, z. B. bei Rechtsherzinsuffizienz und Trikuspidalvitien;
- regionale Steigerung von Stromzeitvolumen und Venendruck bei arteriovenösen Kurzschlüssen (traumatische oder angeborene arteriovenöse Fisteln, gefäßreiche Tumoren, Cimino-Fisteln u. a.);
- „proximale Beinveneninsuffizienz" mit Beurteilung des Schweregrades bzw. der Ausdehnung, getrennt nach oberflächlichem (V. saphena magna und V. saphena parva) und tiefem System;
- umschriebene periphere Klappeninsuffizienzen der tiefen und oberflächlichen Beinvenen, auch bei proximaler Klappensuffizienz;
- Insuffizienz einzelner Perforansvenen;
- Verschlüsse oberflächlicher Venen im Rahmen einer Thrombophlebitis (Abgrenzung einer Lymphangitis);
- arterielle Durchblutungsstörungen, z. B. beim Ulcus cruris und bei der Indikationsstellung zur Kompressionsbehandlung.

Da die USD-Untersuchung der Venen nichtinvasiv und vom Aufwand – gemessen an der diagnostischen Aussage – gut vertretbar ist, kann sie zur Venendiagnostik in der allgemeinärztlichen und internistischen Praxis uneingeschränkt empfohlen werden. Die fehlende Gefährdung des Patienten ergibt als weiteren Vorteil, dass diese Untersuchung zur Überwachung thrombosegefährdeter Patienten, auch in der Schwangerschaft, ggf. auch wiederholt, eingesetzt werden kann.

Tabelle 14 fasst die Manöver und die typischen Befunde bei der USD-Untersuchung des Venensystems in der Leistenbeuge zusammen. Die Sensitivität (richtige Diagnosen: Gesamtzahl der Erkrankungen) einer korrekten USD-Untersuchung auf tiefe Venenthrombose im ileo-femoro-poplitealen Bereich beträgt nach einer Zusammenstellung verschiedener großer Studien in der Literatur und eigenen Erfahrungen 84% (76–94%), die Spezifität (richtig erkannte Normalbefunde: Gesamtzahl der Normalbefunde) 87 % (78–91%; 19, 21). Die USD-Untersuchung zeichnet sich demnach für diese Fragestellung durch eine hohe Zuverlässigkeit aus. Sensitivität und

Spezifität der klinischen, nichtapparativen Diagnostik liegen bei tiefer Venenthrombose um 50%.

In Tabelle 15 sind die wichtigsten Fehlerquellen der USD-Untersuchung bei Becken- und Beinvenenthrombose zusammengestellt.

Abschließende Bewertung der USD-Methode: Die besonderen Vorteile der USD-Untersuchung liegen in der Vielseitigkeit bei optimaler Kosten-Nutzen-Relation und darin, dass ihre Aussagen ganz von der Physiologie und Pathophysiologie bzw. der Beeinflussung der Hämodynamik des Venensystems bestimmt werden. Da-

Tabelle 15. Fehlerquellen und Probleme bei der USD-Untersuchung des Venensystems (speziell bei der Thrombosediagnostik) nach Marshall (19)

Seitens des Patienten:
1. Kompression einer Vene von außen (Tumor im kleinen Becken; Baker-Zyste in der Kniekehle)
2. Nicht verschließende, nicht hochgradig stenosierende Thrombose
3. Thrombosen außerhalb der Hauptleiter (trotzdem entsprechende Klinik und die Gefahr von – meist kleinen – Lungenembolien)
4. Mehrfach angelegte V. femoralis und/oder V. poplitea
5. Ausgeprägte Kollateralvenen
6. Hyperzirkulation an einer Extremität: Entzündung, Tumor
7. Beurteilungsprobleme bei Rezidivthrombose bei postthrombotischem Syndrom
8. Falscher – thorakaler – Atemtyp mit fehlendem endinspiratorischen Stopp im Beinvenensystem oder dispositionell hohe venöse Strömungsgeschwindigkeit (hoher Venentonus?)

Seitens des Untersuchers:
9. Abrutschen der Sonde vom Gefäß, z.B. bei bestimmten Manövern (besonders bei Untersuchung der V. femoralis, saphena magna und subclavia)
10. Falsche Sondenposition (V. saphena magna statt V. femoralis; V. saphena parva statt V. poplitea; hintere Bogenvene statt Vv. tibiales posteriores)
11. Falsche Sondenwahl (z.B. 3 MHz-Sonde für V. saphena magna bei schlanken Personen)
12. Verformung der Vene durch Sondenkompression mit Verschiebung der Klappentaschen (Insuffizienz) oder Kompression von Kollateralvenen; Kompression der V. poplitea durch Überstrecken des Knies
13. Mangelnde Zeit oder Erfahrung des Untersuchers

Zum Teil treffen diese Fehlermöglichkeiten auch für die Phlebographie zu (1.–4., 7., 13.) oder sie enthalten auf jeden Fall eine wichtige diagnostische Information (1., 6.).

durch wird das Verständnis für die normale und gestörte venöse Hämodynamik wesentlich gefördert. Daneben bietet die USD-Untersuchung optimale Möglichkeiten zur differenzialdiagnostischen Abgrenzung arterieller Erkrankungen – auch beim gemischten Ulcus cruris – und in der Abgrenzung von Lymphödemen (16, 19, 21).

Die USD-Untersuchung sollte daher am Anfang aller apparativen Methoden in der angiologischen Diagnostik stehen (dies auch im Sinne einer verantwortungsbewussten Strahlenhygiene). Sie sollte meist durch die Duplexsonographie in wesentlichen Punkten ergänzt und erweitert werden (Tabelle 16; siehe auch 18, 19, 21).

Venenfunktionsprüfungen durch Bestimmung von Volumen- und Druckänderungen erfolgen mittels Plethysmographie und Phlebodynamometrie.

Plethysmographische Verfahren dienen zur quantitativen Erfassung rascher Änderungen der Blutfülle einer Extremität bzw. eines Segments durch Registrierung entsprechender Volumenschwankungen. Anfänglich wurden diese Volumenänderungen durch die Verdrängung von Wasser in einem umgebenden Gefäß z. B. über ein Steigrohr gemessen. Heute gibt es die verschiedensten Formen und Modifikationen der Plethysmographie, z. T. speziell zur Messung verschiedener Venenfunktionen konzipiert, wie Wasser-, Luft-, Quecksilber- und neuerdings elektro-mechanische Dehnungsmessstreifen- (strain gauge), Impedanz- und Lichtplethysmographie. Trotz erheblichen apparativen Aufwands sind die plethysmographischen Verfahren nicht sehr zuverlässig und genau und entsprechend schlecht reproduzierbar. Daher sind auch intraindividuelle Longitudinalbeobachtungen nur mit Einschränkungen möglich.

Die *Venenverschlussplethysmographie (VVP)*, besser *Venenstauplethysmographie* bestimmt – meist mit Dehnungsmessstreifen (strain gauge oder elektro-mechanisch) –
- die Volumenzunahme eines Extremitätenabschnitts während venöser Stauung über 3 min bei erhaltenem arteriellen Einstrom, z. B. mittels einer auf 60 mmHg (= 8 kPa) aufgepumpten Staumanschette am Oberschenkel (bei dickeren Beinen ist ein Staudruck von 80 mmHg = 10,7 kPa erforderlich),
- den venösen Abstrom nach Lösen der Stauung.

Sie kann zur Abklärung von Schwellzuständen der Beine, zum Nachweis der Insuffizienz von Vv. perforantes, zur Objektivierung therapeutischer Erfolge und für wissenschaftliche Fragestellungen herangezogen werden. Diese Untersuchungen sind zwar nicht eingreifend und können ambulant durchgeführt werden, angesichts des hohen Aufwands sind sie jedoch nur für die spezialisierte

Tabelle 16. Phlebologische Indikationen zur Duplex-Sonographie

Primär phlebologische Indikationen
- Thrombosediagnostik und mit Einschränkung Thrombusaltersbestimmung, auch
- Nachweis stenosierender und „flottierender" Thromben
- Nachweis und exakte Lokalisierung insuffizienter Perforansvenen einschließlich
- Mündungsinsuffizienz der Stammvenen
- Differenzierung der tiefen Leitveneninsuffizienz: dilatativ oder postthrombisch
- Überprüfung therapeutischer Maßnahmen:
  - Sklerotherapie (Nachweis von Rekanalisationen u. a.)
  - Varizenchirurgie
  - Thrombolyse und Thrombektomie u. a.

Differenzialdiagnostische Abklärungen
- Arterienerkrankungen
- Zystische Gefäßwanddegenerationen
- Baker-Zysten mit und ohne Kompression der Leitvene
- Leistenhernien
- Postthrombotisches Syndrom/Lymphödem/Lipödem
- Sonstige Weichteil-, arthrogene und ossäre Erkrankungen

Weitere Indikationen im Rahmen der klinischen Forschung
- funktionelle Untersuchungen:
  - Medikamentöse Venentonisierung mit Steigerung der Strömungsgeschwindigkeit
  - Venöse Hämodynamik in der Schwangerschaft (utero-vaskuläres Syndrom) u. a.
- Morphologische Untersuchungen:
  - Verlauf der therapeutischen Verödungsreaktion
  - Thrombosemorphologie
  - Sonographische „Morphologien" bei postthrombotischem Syndrom, Lymphödem, Lipödem
  - Normale und pathologische Venendurchmesser und sonographische „Wandstrukturen" u. a.

Praxis empfehlenswert. Eine wertvolle Indikation ist die Verlaufsbeobachtung der chronischen Veneninsuffizienz, speziell beim postthrombotischen Syndrom.

Die *Wasserplethysmographie* dient zur nichtinvasiven Funktionsprüfung der Beinvenenpumpen bzw. von Perforansvenen durch Bestimmung des distalen Beinvolumens vor und nach Belastung mit Kniebeugen, ggf. vor und nach Abdrücken insuffizienter Saphenamündungen oder von Perforansvenen; gemessen wird das jeweils verdrängte Wasservolumen. Ein entsprechendes Fußvolumeter nach Thulesius (16) ist einfach zu bedienen; die Messergebnisse sind aber bei kombinierten Venenschäden und bei Ödemleiden unzuverlässig und schlecht reproduzierbar.

Bei der *Luftplethysmographie* werden Volumenänderungen einer Extremität durch die Volumenverschiebungen in flexiblen luftgefüllten Manschetten aufgezeichnet.

Bei der *Impedanzplethysmographie* werden die Volumenänderungen in Extremitätenabschnitten über Änderungen der elektrischen Leitfähigkeit bzw. der Impedanz (elektrischer Widerstand eines Wechselstromkreises) registriert. Unterschenkelvenenthrombosen können auch mit dieser Methode nicht zuverlässig erfasst werden.

Lichtplethysmographische Verfahren registrieren mit elektronischer Verstärkung die Lichtreflexion im Bereich des ganz oberflächlichen Hautgefäßplexus. Die Blutfüllung wird mittels bestimmter Bewegungsprogramme durch eine Verstärkung der venösen Abschöpfung moduliert („Muskelpumpentest"), wodurch sich die Intensität der Lichtreflexion der Haut ändert (16). In der arteriellen Diagnostik sind entsprechende Verfahren schon länger im Gebrauch.

Für die venöse Diagnostik stehen verschiedene Geräte zur Verfügung, z. B.:
- der Photoplethysmograph (PPG), ein Zweikanalgerät – inzwischen mit digital-elektronischer Auswertung,
- das Licht-Reflexions-Rheographiegerät (LRR).

Das Funktionsprinzip ist bei beiden Geräten das gleiche. Beide haben einen ähnlich gebauten Impulsaufnehmer („Messkopf") mit

zwei elektronischen Einheiten, die jeweils nur unterschiedlich groß und in unterschiedlicher Zahl und Anordnung montiert sind:
- Eine Licht emittierende Diode (LED); es wird jeweils Kaltlicht aus dem infrarotnahen Bereich verwendet. Das LRR-Gerät hat drei symmetrisch angeordnete, eng beieinanderliegende Strahlungsquellen, wodurch eine möglichst homogene Hautdurchleuchtung und damit eher eine artefaktfreie Signalaufnahme erreicht werden soll;
- einen Phototransistor, der das reflektierte Licht in elektrische Impulse umwandelt.

Neben der belastungsinduzierten Entleerung des Hautgefäßplexus wird vor allem dessen Wiederauffüllung (Wiederauffüllzeit) beobachtet. Man erhält relative Veränderungen der Lichtreflexion, die in ihrem Verlauf dem Spiegelbild einer phlebodynamometrischen Kurve sehr ähnlich sehen (siehe u.) und bei Störungen der venösen Abschöpfung entsprechende, aber nicht quantifizierbare Abweichungen aufweisen (Abb. 21). Ob aus dieser Untersuchung an einem ganz kleinen Hautareal zuverlässige Rückschlüsse auf die venöse Abschöpfung eines Beinabschnittes gezogen werden können, erscheint fraglich. Auch können durch geringe Änderungen des Bewegungsprogramms oder Versetzen des Impulsaufnehmers am Unterschenkel, aber auch durch unterschiedliche Raumtemperaturen, ganz erhebliche Variationen der LRR-Kurven induziert werden. Störungen dieser Untersuchungen können sich auch bei kombinierten Venenschäden, bei chronischer Veneninsuffizienz mit Hautinduration, bei dichten Besenreisergeflechten, allgemein bei Ödemen, Hämatomen und Dermatitiden ergeben.

Sinnvoll erscheint der Einsatz der nichtinvasiven Lichtreflexionsmethodik bei der Funktionsprüfung insuffizienter Krossen und Perforansvenen, wenn es bei deren Kompression mittels Pelotte zu einer deutlichen Normalisierung der Photoplethysmographie-Kurve kommt (Abb. 21).

In Tabelle 17 sind Vor- und Nachteile der USD- und Photoplethysmographie-Methode gegenübergestellt – speziell auch unter den Gesichtspunkten der Praxis. Es zeigt sich die beeindruckende Überlegenheit der USD-Methode, so dass vom primären und alleinigen Einsatz der Photoplethysmographie in der Praxis abgeraten

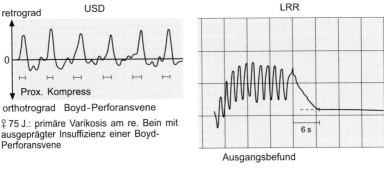

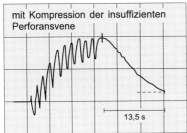

Abb. 21. Nachweis einer insuffizienten Boyd-Perforansvene: Links: Direktionale Doppler-Sonographie: Rückstrom bei proximaler Kompression. Rechts und unten: Lichtreflexionsrheographie ohne und mit Pelottenkompression: deutliche Verbesserung der Wiederauffüllzeit unter Kompression der insuffizienten Perforansvene

werden muss. Die Kombination aus direktionaler Doppler-Sonographie und Photoplethysmographie kann durchaus als die apparative phlebologische Basisdiagnostik empfohlen werden.

Die *periphere Venendruckmessung* mit Phlebomanometern (*Phlebodynamometrie*) ist exakt metrisch, bedeutet aber für die Praxis einen hohen Aufwand, und sie ist für die Frühdiagnose einer tiefen Bein- bzw. Beckenvenenthrombose nicht geeignet.

Der Fußvenendruck beträgt im Liegen 6–10 mmHg (0,8–1,3 kPa), im Stehen 75–90 mmHg (10–12 kPa); beim Gehen bzw. nach Kniebeugen und Zehenständen kommt es zu einem Abfall um 40–60 mmHg (5,3–8 kPa; Abb. 22), der bei hämodynamisch bedeutsamer Varikose und besonders beim postthrombotischen Syndrom geringer ausfällt. Die periphere Venendruckmessung in Form der Phlebodynamometrie nach jeweils 10 Zehenständen (Sprunggelenks-, Wadenvenenpumpe) und 10 Kniebeugen jeweils innerhalb von 15 s kann eine wichtige Untersuchung vor invasiven Therapie-

Tabelle 17. Vergleich der Ultraschall-Dopplermethode (USD) und Lichtplethysmographie (LLR) zur nichtinvasiven Untersuchung des Venensystems (Versuch einer Punktewertung der einzelnen methodischen Charakteristika)

		USD	LRR
Prinzip		Direkte Untersuchung der venösen Hämodynamik (1)	Indirekte Rückschlüsse über Abschöpfung des kutanen Venenplexus umschrieben medial am Unterschenkel (0)
Allgemein	Diagnostische Zuverlässigkeit (Sensitivität/Spezifität)	++ (2)	?(0)
	Zeitaufwand	Gering (2)	Gering (2)
	Vielseitigkeit, venös und	+++ (3)	∅ (0)
	differenzialdiagnostisch	+++ (3)	∅ (0)
	Investitions- und laufende Kosten	Relativ gering (2)	Relativ gering (2)
Klinisch	Quantitative hämodynamische Messungen	Unter bestimmten Umständen (sonst semi) (1)	∅ (0)
	Funktionstests	++ (2)	+ (1)!
	Exakte Lokalisierung	++ (2)	∅ (0)
	Untersuchung im Liegen und Stehen – ohne Manipulation	Ja (2)	Nein (0)
	– bei Gelenkversteifung am Bein	Ja (1) Ja (2)	Nein (0) Nein (0)
	Untersuchung auf frische Thrombose	Ja (3)	Nein (0)
	Untersuchung der oberen Extremität	Ja (3)	Nein bzw. mit starker Einschränkung (1)
Praktische Anwendung	Ausbildungsanforderungen	Relativ hoch (0?) ∅ (0?)	Gering (1?)
	Durchführung durch Assistenzpersonal	(ausnahmsweise)	Möglich (1?)
	Abrechnungsziffern	Mehrere (2)	Eine (1)
Fazit		Sehr empfehlenswert	Nicht empfehlenswert zugunsten der USD-Untersuchung; ggf. als Ergänzung
		(Punkte 32)	(Punkte 9)

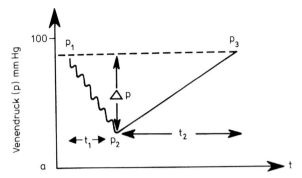

Abb. 22. Schematisierte Druckkurve der Phlebodynametrie: Verhalten des peripheren Venendrucks beim Gesunden unter Belastung (P_1 nach P_2) und nach Belastung (P_2 nach P_3); ΔP = Entlastung durch Zehenstände oder Kniebeugen. t_1 = Druckabfallzeit, t_2 = Wiederauffüllzeit; P_3 = Druck nach Testende

maßnahmen (Stripping-Operation, Sklerosierung) sein – besonders in Kombination mit Pelottenkompressionstests, um die funktionelle Bedeutung insuffizienter Stamm- und/oder Perforansvenen bzw. deren Ausschaltung abschätzen zu können.

Es wird der Druckabfall nach den Belastungen und die Wiederanstiegszeit (Wiederauffüllzeit t_2) bzw. deren Verhalten mit und ohne Kompression der Stammvenenmündung (V. saphena magna und parva) bzw. des Abgangs insuffizienter Perforansvenen (bes. Dodd- und Cockett- Gruppe und Boyd-Perforans) bestimmt (16, 21). Insgesamt liefert die Phlebodynametrie also quantitative, gut reproduzierbare Aussagen über die Venenfunktion der unteren Extremitäten. Durch Punktion der V. femoralis können auch die venösen Druckverhältnisse im Beckenbereich beurteilt und damit z.B. die Indikation zur Umleitoperation nach Palma geprüft werden. In der spezialisierten Venenfunktionsdiagnostik hat die Phlebodynametrie als wenig invasives, metrisches und gut reproduzierbares Verfahren einen hohen Stellenwert. Vorteile und Möglichkeiten einer entsprechenden Diagnostik sind in Tabelle 18 zusammengestellt. Unseres Erachtens erlaubt besonders die Kombination aus Ultraschall-Doppler-Untersuchung und Phlebodynametrie eine ausgezeichnete, risikoarme Venenfunktionsdiagnostik, auch bei gutachterlichen Fragestellungen, wobei die Phlebody-

Tabelle 18. Bedeutung der apparativen Venenfunktionsdiagnostik

Objektive Funktionsbeurteilung und Lokalisation operationsbedürftiger Vv. perforantes
Prognose über Behandlungserfolg
(Abwägung des Behandlungsrisikos und der Therapiewahl)
Kontrolle des Therapieerfolges
Gutachten
Differenzialdiagnostische Bedeutung bei unklaren phlebologischen Befunden und Ödemen
Anwendung während der Schwangerschaft möglich

namometrie in der Routinediagnostik durch die Lichtplethysmographie ersetzt werden kann.

Die *Thermographie* misst bei Venenthrombosen den – ggf. topographisch unterschiedlich verteilten – Anstieg der Hauttemperatur in der erkrankten Extremität. Sie kann so typische Muster für die verschiedenen Lokalisationen der tiefen Venenthrombosen erbringen. Während die Sensitivität sehr hoch ist, ist die Spezifität dieses Verfahrens sehr gering (Ausschlussdiagnostik); daher muss die Thermographie immer mit einer anderen aussagekräftigen Methode, am besten mit der Doppler- und/oder Duplexsonographie, kombiniert werden.

Es gibt verschiedene Registriermethoden (Kontakt-, Tele-Thermographie); geeignete Geräte sind relativ teuer. Für die Praxis eignet sich besonders die Platten-Thermographie – auch zur Beurteilung akraler Zirkulationsstörungen (Raynaud-Syndrome).

Zur venösen Thrombosediagnostik ist die Thermographie zugunsten der Farb-Duplexsonographie inzwischen überflüssig.

Mit den *Ultraschall-Echtzeit-Geräten* (real time B-scan) können die V. cava inferior, wichtige Abdominalvenen, Halsvenen und die proximalen tiefen Beinvenen dargestellt werden. Die V. cava inferior zeigt dabei atemabhängige Volumenschwankungen und eine charakteristische Doppelschwingung der Wand bei jeder Herzaktion, fortgeleitet von der Kontraktion des rechten Herzvorhofes und der rechten Kammer. Mit hochauflösenden Schallköpfen (5–10 MHz) können die peripheren Venen einschließlich der Perforansvenen ausgezeichnet dargestellt werden (18, 21).

Tabelle 19. Ansatzpunkte zur sonographischen und duplex-sonographischen „Altersbestimmung" einer (venösen) Thrombose

Sonographischer Befund	Beurteilung	Klinische Konsequenz
Oft echofrei/-arm, **deutlich vermindert kompressibel**; keine spontanen und induzierten Flusssignale; Vene dilatiert (Wandverdickung, -ödem)	Üblicherweise frische Thrombose	Wahrscheinlich lysierbar
Meist vermehrt Binnenechos, **nicht kompressibel**; keine Flusssignale; Wandkonturunregelmäßigkeiten, Wandverdickung	In Organisation befindliche Thrombose	Nur etwa 50% der Fälle (teil)lysierbar (ggf. sehr kritische Indikationsstellung)
Zahlreiche dichte Binnenechos (echofreie/-arme zentrale Bezirke möglich – ohne Flusssignale); Gefäßwand nicht abgrenzbar	Ältere = organisierte Thrombose	Nicht lysierbar

Die *Duplexsonographie* ist die Kombination aus schnellem sonographischen B-Bild eines Gefäßes mit der – quantitativen – Doppler-Analyse der Blutströmung, wobei sich die Vorteile beider Methoden optimal ergänzen. Eine wertvolle Erweiterung hat dieses Verfahren durch die farbkodierte Darstellung der Blutströmung im bewegten B-Bild erfahren (Farb-Duplexsonographie; 18, 21).

In Tabelle 16 sind die Einsatzmöglichkeiten der Duplexsonographie für phlebologische Fragestellungen zusammengestellt. Tabelle 19 zeigt Ansatzpunkte zur sonographischen Altersbestimmung einer venösen Thrombose, wobei die Duplexsonographie auch immer den Nachweis des fehlenden Flusses ermöglicht. Wenn auch die hohen Anschaffungskosten und Weiterbildungsanforderungen einer weiten Verbreitung der Duplexsonographie in der Praxis oft entgegenstehen, zeigen diese Zusammenstellungen doch den hohen Stellenwert dieses Verfahrens für die phlebologische Diagnostik. Für die angiologische und phlebologische (und lymphologische) Spezialpraxis ist die (hochauflösende) Farb-Duplexsonographie mit ihren modernen Weiterentwicklungen heute unverzichtbar (21).

4.2 Weitergehende, vorwiegend klinische Untersuchungsmethoden

Die mehr klinischen Methoden seien kurz erwähnt, da sich die Indikationsstellung durchaus oft aus der Praxis heraus ergibt, oder die jeweilige Untersuchung ggf. auch ambulant durchgeführt werden kann.

Radiofibrinogentest (Fibrinogen-uptake-Test). Er dient dem frühen und empfindlichen Nachweis von Beinvenenthrombosen (besonders im Unterschenkel) bzw. von Fibrinablagerungen; diese binden intravenös verabreichtes ^{125}J-Humanfibrinogen, dessen Radioaktivität mittels eines Detektors – in Relation zur Aktivität über dem Herzen – über 8 bis 12 Punkten entlang den Beinen ggf. über mehrere Tage gemessen wird. Die Treffsicherheit dieses Tests, der z. B. für wissenschaftliche Untersuchungen über die Thromboseprophylaxe eingesetzt wurde, wird mit etwa 90% angegeben. Eine Unterscheidung in oberflächliche und tiefe Thrombosen und die Erkennung älterer Thrombosen ist nicht möglich. Auch sagt dieser Test kaum etwas über die klinische Relevanz einer Thrombose aus, da derartige initiale Thrombenbildungen einer Spontanlyse anheim fallen können. Unmittelbar nach operativen Eingriffen ist diese Untersuchung nicht sinnvoll. Dieses Verfahren hat durch die Farb-Duplexsonographie seine frühere Bedeutung verloren. Auch ist es heute kaum mehr zu verantworten, für wissenschaftliche Untersuchungen am Menschen radioaktiv markierte Substanzen einzusetzen.

Phlebographie. In der Hand des erfahrenen Untersuchers ist sie eine entscheidend wichtige Methode mit sehr hoher Treffsicherheit zum Nachweis tiefer Venenthrombosen (und insuffizienter Perforansvenen). Sie ist bei Verdacht auf eine tiefe Venenthrombose wegen der hohen Komplikationsgefahr und vor jeder eingreifenden Therapie, wie Operation oder Thrombolyse, indiziert, soweit keine Kontraindikation besteht und die nichtinvasiven Verfahren wie Doppler- und Duplexsonographie keinen für Therapieentscheidungen ausreichend sicheren Befund erbracht haben.

Allerdings ergibt die Phlebographie bei isolierten Unterschenkelvenenthrombosen, die relativ häufig sind und durchaus auch zu embolischen und bei erheblicher Ausdehnung zu postthrombotischen Komplikationen führen können, oft keinen eindeutigen Befund. Auch die Thrombose eines Schenkels einer doppelt angelegten V. poplitea oder V. femoralis kann leicht übersehen werden, und eine Kompression von außen kann nicht immer zweifelsfrei von einer Thrombose abgegrenzt werden. Muskelvenenthrombosen entgehen üblicherweise der phlebographischen Erfassung. In der funktionellen Beurteilung einer Venopathie ist die Phlebographie der Ultraschall-Doppler-Untersuchung weit unterlegen, ebenso im Nachweis insuffizienter Perforansvenen.

Prinzip der Untersuchung: Injektion eines wasserlöslichen Kontrastmittels in das erkrankte Venensystem und röntgenologische Beobachtung und Dokumentation des Abflusses (9, 21, 25).

Gegebenenfalls kann auch eine Varikographie – als Übersichts- oder gezielte Varikographie – durchgeführt werden.

Allgemeines zur Indikationsstellung: Die Indikation zur Phlebographie ist niemals die Kompensation einer schlechten klinischen Untersuchung und die mangelnde Beherrschung nichtinvasiver Verfahren, wie die Doppler- und Duplexsonographie. Die Phlebographie muss vielmehr Zusatzinformationen liefern. Die Indikationsstellung zur Phlebographie setzt demnach meist voraus, dass aus dem Befund – üblicherweise risikobehaftete – therapeutische Konsequenzen abgeleitet werden sollen. Sie sollte beispielsweise niemals routinemäßig vor einer Stripping-Operation durchgeführt werden. Für die Indikationstellung zur Verödungsbehandlung ist sie nicht angezeigt.

Farb-Duplexsonographie und Phlebographie gelten heute in der Zuverlässigkeit der Thrombosediagnostik als gleichwertig, so dass an erster Stelle immer die risikolose Farb-Duplexsonographie stehen sollte, und die Phlebographie zur Abklärung diagnostischer Problemkonstellationen herangezogen werden sollte.

Digitale Subtraktionsangiographie (DSA). Diese Methode umfasst eine computermäßige Digitalisierung des Bildverstärker-Fernsehbildes und Subtraktion des Leerbildes (Maske) vom Füllungsbild. Die

DSA eignet sich nicht für eine aszendierende Beinphlebographie, da zu viele Kontrastmittelinjektionen erforderlich wären. Sie ist jedoch ergänzend zur Darstellung der Beckenvenen und der V. cava inferior indiziert, da diese bei der konventionellen Phlebographie infolge zu starker Verdünnung des Kontrastmittels sehr oft nicht ausreichend beurteilbar sind. Das heißt, die DSA wird zur gezielten Darstellung bestimmter Venensegmente herangezogen (digitale Subtraktionsphlebographie).

Radionuklid-Phlebographie („Isotopenphlebographie"). Die Indikation ergibt sich vor allem, wenn bei Verdacht auf Lungenembolie (siehe u.) ein Lungenszintigramm durchgeführt werden soll. Man injiziert dann das Radionuklid – meist mit ^{99m}Technetium markierte Albuminmikrosphären – nicht in eine Arm-, sondern in eine Fußrückenvene und verfolgt mittels Gamma-Kamera den Nuklidabstrom über dem thromboseverdächtigen Gebiet. Es können lediglich die größeren tiefen oder oberflächlichen Venen proximal des Kniegelenks beurteilt werden. Aus Gefäßabbrüchen und Kollateralkreisläufen wird auf einen thrombotischen Verschluss geschlossen. Falsch positive Befunde, insbesondere durch Strömungsphänomene, sind häufig.

Wegen des schlechten Auflösungsvermögens kann die Isotopenphlebographie nie eine Konkurrenz zur konventionellen Röntgenphlebographie sein. Sie kann jedoch bei bekannter Kontrastmittelunverträglichkeit in Betracht gezogen werden bzw. ergänzend bei geplanter Lungenszintigraphie (z. B. auch bei kleineren epidemiologischen Studien).

Kernspintomographie (Magnetresonanz-Tomographie, MRT). Derzeit steht eine ungünstige Relation zwischen beschränkter Untersuchungskapazität und hohen Kosten einer breiteren Anwendung dieser wertvollen Methode noch entgegen. Grundsätzlich können aber mit der Kernspintomographie z. B. Tumorinfiltrationen der V. cava inferior und der Nierenvenen nachgewiesen werden.

Inzwischen können mit dieser Methode ohne Kontrastmittel Blutströmung beobachtet und Flussgeschwindigkeiten und Strom-Zeitvolumina bestimmt werden (21).

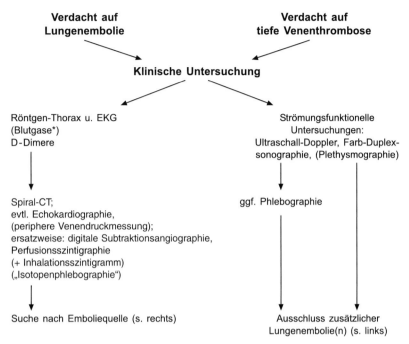

Abb. 23. Vorgehen bei Verdacht auf Lungenembolie und/oder tiefe Venenthrombose (*Cave: keine arterielle Punktion, wenn eine thrombolytische Behandlung indiziert sein könnte!)

4.3 Nachweis der Lungenembolie

Das diagnostische Vorgehen bei Verdacht auf eine Lungenembolie fasst Abb. 23 zusammen.

Perfusions- und Inhalationsszintigraphie. Die bislang wichtigste Nachweismethode der Lungenembolie war die Perfusionsszintigraphie mit ^{99m}Tc-markiertem Humanalbumin, am besten in Kombination mit der Inhalationsszintigraphie mit radioaktiven Edelgasen. Keilförmige Perfusionsdefekte bei erhaltener Ventilation sprechen für eine akute Lungenembolie, die durch Verlaufskontrollen bestätigt wird. Bei älteren Patienten bzw. Personen mit vorbestehenden Lungenerkrankungen gibt es häufig falsch positive Befunde. Die Perfusionsszintigraphie kann auch als „Isotopenphlebographie" durchgeführt werden (siehe o.).

Digitale Subtraktionsangiographie. In letzter Zeit hatte sich die DSA als gering invasives Verfahren zur Diagnostik der Lungenembolie bewährt. Es können frischere und ältere Lungenembolien ausreichender Größe zuverlässig nachgewiesen werden.

Echokardiographie. Bei einer hämodynamisch bedeutsamen Lungenembolie kommt es zur Drucksteigerung im kleinen Kreislauf und damit zu einer enddiastolischen Erweiterung des rechten Ventrikels und Abnahme des linksventrikulären Durchmessers. Das Verhältnis der enddiastolischen Weite von rechtem zu linkem Ventrikel entspricht dem angiographisch festgestellten Schweregrad einer – akuten – Lungenembolie.

In 40% der Fälle von Lungenembolie kommt es auch zu einer paradoxen Bewegung des Herzseptums.

Bei hämodynamisch bedeutsamen Lungenembolien führt die Rechts-Herzbelastung frühzeitig auch zu einem Druckanstieg im vorgeschalteten Venensystem, der mit geeigneten Verfahren der *Venendruckmessung* zu erfassen ist.

Spiral-Computer-Tomographie (Spiral-CT). Nach der aktuellen Literatur entwickelt sich das Spiral-CT zur Methode der ersten Wahl zum Nachweis einer Lungenembolie.

4.4 Humorale Untersuchungen

Grundsätzlich wichtig ist ein Blutbild, um Polyglobulien und Thrombozytosen erkennen zu können.

Folgende Parameter können bei Patienten mit rezidivierenden Venenthrombosen und Lungenembolien im Sinne einer thrombophilen Diathese von Bedeutung sein:
- APC-Resistenz (APC = aktiviertes Protein C), im positiven Falle zur weiteren Differenzierung Untersuchung auf Faktor-V-Leiden-Mutation,
- Antithrombin-Mangel,
- Prothrombin-Mutante G 21210A,
- Protein-C-Mangel,

- Protein-S-Mangel,
- erhöhter Faktor VIII-Spiegel,
- Antiphospholipid-Antikörper (z. B. Lupus-Antikoagulans),
- Plasminogenmangel (verminderte fibrinolytische Aktivität),
- Heparin-Kofaktor-II-Mangel u. a.

Den Nachweis einer Hyperkoagulabilität können Untersuchungen auf bestimmte Gerinnungsfaktoren, Fibrinogen, Homocystein, Thrombinbildungs- bzw. Ethanolgelationstest, die fibrinolytische Aktivität, Euglobulinlysezeit, Thrombozytenaggregation, Thrombelastographie u. a. ergänzen (ausführliche Darstellung in Marshall und Breu; 21). Für diese Tests bedarf es eines Speziallabors.

Es soll kurz auf die APC-Resistenz- und die Antithrombin-Bestimmung eingegangen werden: APC-Resistenz bedeutet Resistenz gegen aktiviertes Protein C, ein Gerinnungs-Inhibitor. Die wichtigste Ursache ist eine Punktmutation des den Faktor V kodierenden Gens (Faktor-V-Leiden-Mutation), die molekulargenetisch nachgewiesen wird (siehe auch 21).

Antithrombin (AT) hemmt die Gerinnungskaskade; es ist der wichtigste Inhibitor der intravasalen Gerinnung. Die Bestimmung kann mit einem Farbtest (chromogene Substratmethode) bei Thrombinüberschuss durchgeführt werden (kritisch sind Werte unter 70% der Norm).

Protein C, eine Serinprotease, inhibiert die prokoagulatorische Aktivität der Gerinnungsfaktoren Va und VIIIa. Es wird immunenzymatisch gemessen.

Protein S dient als Kofaktor für aktiviertes Protein C und kann dessen Artspezifität völlig aufheben. Auf dieser Eigenschaft beruht eine Bestimmungsmethode für Protein S.

Ein Mangel an Heparin-Kofaktor II (HC II) kann unabhängig von einem AT-Mangel zu rezidivierenden Venenthrombosen führen und tritt familiär gehäuft auf (autosomal-dominante Vererbung). Bestimmung immunelektrophoretisch mit spezifischen Antikörpern.

Thrombozytenfunktionstests sind bei venösen Erkrankungen weniger bedeutend als bei arteriellen, obwohl bei den venösen Thrombosen die Plättchenadhärenz ein wichtiger Startfaktor sein soll (16).

Tabelle 20. Basisprogramm Tumorsuche bei Thrombosen und Thrombophlebitiden

Blutsenkung, Blutbild
Fe, Elektrophorese, beim Mann prostataspezifisches Antigen
Urinstatus, Blut im Stuhl
Röntgen-Thorax
Sonographie Abdomen
gynäkologische Untersuchung, urologische Untersuchung
(weiterführend ggf. Endoskopie)
(Tumormarker)

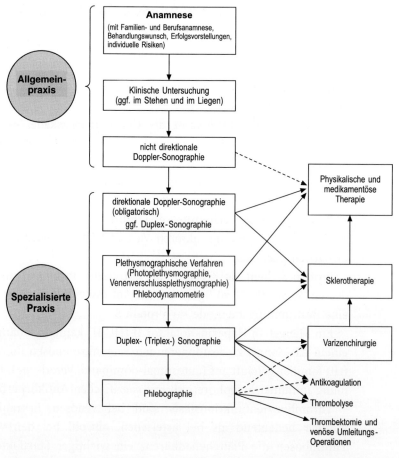

Abb. 24. Diagnostisch-therapeutischer Entscheidungsweg bei Venenerkrankungen

Die APC-Resistenz- und die Antithrombin-Bestimmung erlauben die präoperative Identifizierung thrombosegefährdeter Patienten und die Abklärung einer hereditären Thrombophilie bzw. der spontan rezidivierenden Venenthrombose. Während der Schwangerschaft und unter Östrogenmedikation sinkt der Antithrombin-Spiegel, gleiches gilt für Tumorpatienten und bei renalem Eiweißverlust u. a. (erworbener AT-Mangel). Ein Basisprogramm zum Nachweis einer thrombophilen Diathese wäre die Bestimmung der APC-Resistenz (ggf. der Faktor-V-Leiden-Mutation, hetero- oder homozygot), der Prothrombin-Mutante und des Antithrombin- und evtl. Protein-C- und -S-Spiegels (21).

Bei Venenthrombosen unklarer Genese sollte immer bedacht werden, dass eine maligne Grunderkrankung ursächlich sein kann. In diesen Fällen sollte das in Tab. 20 aufgeführte „Suchprogramm" veranlasst werden.

Bedeutung der modernen phlebologischen Diagnostik in der Praxis. Die Diagnostik der Venenerkrankungen ist inzwischen hoch differenziert geworden und dennoch im Wesentlichen praxisorientiert geblieben. Die Basis zur erfolgreichen Therapie, nämlich die korrekte Diagnose, darf daher heute keine Hürde bei der Betreuung des venenkranken Patienten mehr darstellen. Vielmehr sollten die modernen diagnostischen Möglichkeiten dazu beitragen, Venenerkrankungen frühzeitig im ambulanten Bereich zu erkennen und richtig zu beurteilen und sie in der meist lebenslangen Betreuung risikofrei und korrekt in ihrer pathophysiologischen Entwicklung schonend zu beobachten.

Abb. 24 zeigt einen diagnostisch-therapeutischen Entscheidungsweg, der diese Überlegungen berücksichtigt.

5 Klinische Chancen

Vorbemerkung:
Die Langzeitbetreuung von Patienten mit Venenerkrankungen betrifft in besonderer Weise den Aufgabenbereich des Hausarztes, vorteilhafter Weise in Zusammenarbeit mit einem Angiologen oder Phlebologen (Tab. 21).

Wegen der großen Bedeutung für die Praxis sollen im Folgenden ausführlicher dargestellt werden:
- die Kompressionsbehandlung,
- die Verödungstherapie, mit Angaben zu den operativen Maßnahmen allgemein (varizenausschaltende Maßnahmen).

Tabelle 21. Behandlungsmöglichkeiten bei Varikose und chronischer Veneninsuffizienz (CVI)

	Kleinkalibrige Varizen	Stammvarikose	CVI I. Gr. (Ödeme)	CVI II.–IV. Gr.
Kompression	(+)	+	+++	+++
Verödung	+++	++	Ø	*
Chirurgie	±	+++	Ø	*
Venenpharmaka (Ödemprotektiva)	Ø	Ø	++	+
Diuretika	Ø	Ø	++	+
Allgemeinmaßnahmen	+++	+++	+++	+++

+++ = klare bis dringliche Indikation; * = spezielle Indikation;
++ = Indikation gegeben; (+) = keine eindeutige Indikation;
+ = Indikation möglich; Ø = keine Indikation bis Kontraindikation;
± = Indikation in Einzelfällen.
Beinbeschwerden verlangen eine differenzierte diagnostische Abklärung!

Tabelle 22. Indikationen für Ödemprotektiva

Zuerst klären, ob varizenausschaltende Maßnahmen angezeigt sind!
- Stadium I der CVI
- Stadium II und IIIa (abgeheiltes Ulcus cruris):
  - adjuvant bei ungenügender Effektivität der Kompressionstherapie
  - adjuvant mit Kompressionsstrumpf der Klasse 1, wenn Klasse 2 nicht toleriert wird
  - alternativ, wenn eine adäquate Kompressionstherapie nicht durchführbar ist
- Stadium IIIb (florides Ulcus cruris)
  - adjuvant zum Kompressionsverband, um Ulkusheilung zu beschleunigen (vorläufige Indikation)

Die wichtigste Indikation wäre die Verhinderung der Progression der CVI!

Abb. 24 zeigt in diesem Zusammenhang einen Vorschlag zum diagnostisch-therapeutischen Entscheidungsweg in der Allgemein- und spezialisierten Praxis.

Die medikamentöse Therapie der chronischen Veneninsuffizienz wird gesondert abgehandelt (siehe auch Tab. 22).

5.1 Konservative Therapie

5.1.1 Leitsymptom Stauungsbeschwerden

Von der chronischen Veneninsuffizienz (CVI) I. Grades bis hin zum Ulcus cruris (CVI IIIb oder IV. Grades) nimmt der venenkranke Mensch unter Umständen eine Vielzahl von Unannehmlichkeiten in Kauf, so lange er keine Schmerzen hat. Im Gegensatz dazu sucht der Patient mit Stauungsbeschwerden meist relativ frühzeitig den Arzt auf und wird solange wieder vorstellig, bis ihm geholfen wird. Dabei scheut er sich ggf. auch nicht, alle Bekannten um Rat zu fragen und mehrmals den Arzt zu wechseln.

Stauungsbeschwerden werden z. B. geschildert als:
- „Gegen Mittag meine ich immer, die Beine werden dick; aber man sieht kaum etwas."
- „Gegen Abend muss ich die Beine hochlegen, sonst platzen sie."

- „Das kann ich nicht beschreiben, vielleicht so als wären die Beine in einem Schraubstock."
- „Ich reiß mir dann die Schuhe und Strümpfe runter, weil mir alles zu eng wird."
- „Mittags muss ich die Schuhe wechseln, sonst kann ich nicht weiterarbeiten."
- „Wenn ich im Sommer mehr als eine Stunde im Auto sitze, dann fängt es an, in den Waden zu toben."
- „Wenn ich den Verband runtertue, dann zwickt und kribbelt das Bein schrecklich."

Man darf sich von den Angaben des Patienten nicht in die Irre führen lassen, dass er keine Strümpfe oder sonst etwas „Beengendes" vertrage. Diese Aussage beruht erfahrungsgemäß fast immer auf Vorurteilen, ohne dass ein ernsthafter Behandlungsversuch mit einer korrekten Kompressionstherapie unternommen worden wäre.

Stauungsbeschwerden werden ausgelöst durch eine Zunahme der interstitiellen Flüssigkeit infolge gestörter Gefäßwandpermeabilität mit Überforderung der Lymphtransportkapazität (siehe Tab. 1). Ursächlich kommen dafür zahlreiche Faktoren in Frage. Phlebologische Stauungsbeschwerden treten typischerweise bei orthostatischer Belastung auf und bessern sich bei Hochlagerung der Beine. Dieses Kriterium erlaubt die Abgrenzung gegen Schwellneigungen anderer Ursache, wobei natürlich Mischätiologien vorliegen können.

Die Behandlung erfolgt in drei Schritten (Tab. 21):
1. Nach einer eingehenden Untersuchung zur Diagnosestellung (Abb. 24) sollte versucht werden, die Ursache der Stauung zu beheben, also z. B. eine hämodyamisch bedeutsame Varikose auszuschalten (siehe unten).
2. Der nächste Schritt ist die Kompressionsbehandlung und zwar
    - als Alternative zur operativen oder sklerosierenden Ausschaltung von Varizen, da mit einer guten Kompressionsbehandlung ein funktionell gleichwertiges Ergebnis erzielt werden kann,
    - als alleinige, primäre Behandlung einer Leitveneninsuffizienz oder der CVI I. bis II. Grades (bei der CVI III. Grades ergänzt durch Lokalbehandlung),

- als umfassende Maßnahme zur Behebung von Stauungssymptomen unterschiedlicher Herkunft, auch in Ergänzung bzw. in Verbindung mit anderen Maßnahmen.
3. Als dritte Möglichkeit stehen die Venenpharmaka (Ödemprotektiva) zur Verfügung (21). Sie vermindern vor allem den Austritt von Flüssigkeit in das interstitielle Gewebe oder schwemmen Ödemflüssigkeit aus und haben so einen ganz anderen Ansatzpunkt als die bisher erwähnten Behandlungsmöglichkeiten. Sie können deshalb alleine bei leichten Erkrankungsformen oder zusätzlich zu den bisher erwähnten Maßnahmen eingesetzt werden (Tab. 22; siehe Kapitel 6).

Die medikamentöse Therapie der chronischen Veneninsuffizienz ist in Kapitel 6 beschrieben.

5.1.2 Die Kompressionsbehandlung

Die konservative Therapie der peripheren Venenerkrankungen soll vor allem die „Strömungsfaktoren" günstig beeinflussen und damit die venös bedingten Beschwerden und Komplikationen (chronische Veneninsuffizienz bis zum Ulcus cruris venosum) verhüten. Venöse Erkrankungen neigen zur Progredienz; sie bedürfen daher einer konsequenten Dauerbehandlung.

Neben den allgemeinen physikalischen und neben den medikamentösen Maßnahmen (siehe Kapitel 6) ist die optimale, individuell angepasste Kompressionsbehandlung der Grundpfeiler der Therapie der chronischen Veneninsuffizienz.

Während zur Initialbehandlung und grundsätzlich bei Komplikationen der Kompressions*verband* aus kurzziehenden, kräftigen Binden oder als Zinkleimverband mit von distal nach proximal abfallendem Druck (Fischer-Verband) indiziert ist, ist zur Langzeitbehandlung, um Behandlungserfolg und Beschwerdefreiheit erhalten, der sachgerecht verordnete Kompressions*strumpf* vorteilhaft.

Die Kompressionsbehandlung soll den Gewebedruck erhöhen und die venöse Strombahn insgesamt mit herzwärts abfallendem Druck möglichst gleichmäßig einengen und dadurch die Strömungsbedingungen verbessern und Stauungen beseitigen. Die arterielle Zufuhr darf dadurch nicht gedrosselt werden! Durch die Strombahneinengung werden venöse Dilatation und Stase verhindert, der venöse Rückstrom geht ganz vorwiegend über die tiefen Strombahnen mit einer Zunahme der Strömungsgeschwindigkeit.

Die Kompressions*dauer*behandlung erfolgt üblicherweise mit korrekt angepassten Konfektionskompressionsstrümpfen („Gummistrümpfe") oder mit medizinischen Kompressionsstrümpfen nach Maßanfertigung.

Die Kompressionsbehandlung wirkt durch adaptierte Druckwirkung auf Gewebe und Venen – im Sinne einer zweiten Faszie (Abb. 25) – und bewirkt so eine Gewebeentstauung und Ödemprophylaxe und eine wirksame Therapie und sekundäre Prophylaxe für verschiedene Venenerkrankungen (Tab. 23).

Kompressionsverband. Wichtig ist kräftiges, wenig dehnbares, nicht zu weiches Verbandsmaterial (Zinkleimverband, z.B. Varix, Varolast; dauerelastische Kurzzugbinde, z.B. Rhena-Varidress, Lastobind; Idealbinden; Schaumstoffbinde, z.B. Autosana, Lastocomp; oder selbstklebende Kohäsiv-Binde, z.B. Idealhaft, Acrylastic, Unihaft, Peha-Haft) und richtiges Anlegen unter ausreichend hohem, von distal nach proximal abfallendem Druck (Abb. 26 und 27).

Tabelle 23. Wirkungen eines Kompressionsverbandes (zusammen mit Bewegung)

- *Erhöhung des interstitiellen Drucks*
  Ödemresorption
- *Einengung der Venen*
  Wiederherstellung einer Ventilfunktion
  Beschleunigung des venösen Flusses
  (Thrombusfixation)
- *Widerlager für die Beinvenenpumpen*
  Steigerung des venösen Transports
  Manschetteneffekt über Ulkusdefekt
- *Zusätzliche gemischte Effekte*
  Lymphödemmobilisierung
  Verbesserung der arteriellen Perfusion
  multifaktoriell gesteigerte venöse Abschöpfung

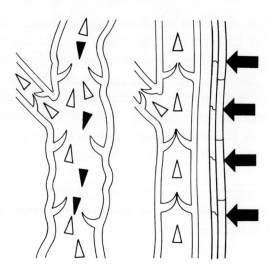

Abb. 25. Möglicher Wirkmechanismus eines Kompressionsverbandes. *Links*: in einer krankhaft erweiterten Vene können die Venenklappen ihre Ventilfunktion nicht mehr erfüllen. Das Blut pendelt je nach den Druckverhältnissen. *Rechts*: durch den Kompressionsverband werden die Venen eingeengt, einzelne Venenklappen können wieder schließen, der Rücktransport des venösen Blutes wird weitgehend normalisiert

Zur wirksamen Unterstützung der Wadenmuskelpumpe (Druck- und Saugwirkung) muss der Anlagedruck am Ansatz der Wadenmuskulatur (Taille des Unterschenkels) am höchsten sein (Abb. 26). Ein Wirkmechanismus eines Kompressionsverbandes kann auch die Wiederherstellung einer Venenklappenfunktion sein (Abb. 25).

Kurzfristig, besonders zur Initialbehandlung bei tiefen Venenthrombosen und schwerer chronischer Veneninsuffizienz oder bei unzuverlässigen Patienten, können Zinkleimverbände oder kohäsive Klebeverbände von Vorteil sein. Allerdings kann es bei Klebeverbänden zu Hautreizungen kommen; auch lässt die Druckwirkung rasch nach, wenn das Bein abschwillt, weshalb diese Verbände kurzfristig erneuert oder zumindest tagsüber z. B. mit einer Idealbinde überwickelt werden müssen.

Als *Verbandarten* unterscheidet man den festen, unnachgiebigen (Kurzzug-)Verband mit relativ niedrigem Ruhedruck und hohem Arbeitsdruck beim Stehen und Gehen (Abb. 28) und den nachgiebigen (physikalisch betrachtet fälschlicherweise als elastischen Ver-

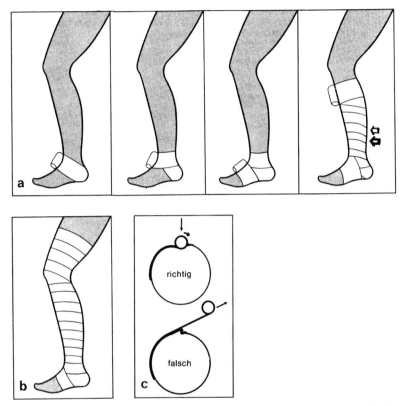

Abb. 26. (a) Anlegen eines Unterschenkelkompressionsverbandes ← Bereich der höchsten Druckwirkung. (b) Oberschenkelkompressionsverband. (c) Korrektes druckadaptiertes Anmodellieren des Verbandes statt Verschieben der Haut durch den Zug an der Binde

band bezeichneten) (Langzug-)Verband mit relativ hohem Ruhedruck und niedrigem Arbeitsdruck; letzteres widerspricht dem therapeutischen Ziel bei der chronischen Veneninsuffizienz. Ferner unterscheidet man den fixierten und den nicht fixierten Verband (Wechselverband).

Je nach Venenerkrankung werden unnachgiebige, kurz- bis mittelziehende (50 bis ca. 100% Dehnbarkeit) Verbände eingesetzt.

Die Wahl *(Differenzialindikationen)* richtet sich vor allem nach der venösen Grunderkrankung, nach ihrer Topographie, nach der erwünschten Druckwirkung in die Tiefe und daneben nach praktischen Gesichtspunkten. Bei der ausgeprägten chronischen Venenin-

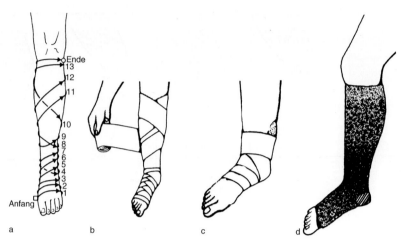

Abb. 27. a+b Kreuzverband nach Pütter. **c** Eingelegte Schaumgummipelotte bei der Kompressionsbehandlung eines Ulcus venosum oberhalb des Innenknöchels. **d** Richtige Druckwirkung eines Kompressionsstrumpfes. Die Intensität des Schwarztons entspricht dem auf die Extremität einwirkenden Druck

suffizienz mit erheblichem Ödem ist ein hoher Arbeitsdruck beim Stehen, Sitzen und Gehen erwünscht, also ein möglichst unnachgiebiger Verband erforderlich (z. B. ein Zinkleimverband mit Steifgazebinden mit häufiger Erneuerung oder ein sehr kurzziehender Kohäsivverband). Bei der tiefen Venenthrombose ist durch die zusätzliche Kompressionsbehandlung auch in Ruhe eine gewisse Druckwirkung auf die tiefen Venen erwünscht, um diese einzuengen und das Thrombusmaterial zu fixieren (Aszensions- und Embolieprophylaxe), so dass die kräftige Mittelzugbinde oder ein entsprechend überwickelter fixierter unelastischer Verband indiziert sind. Für eine Einengung der tiefen Venen sind relativ hohe Drücke erforderlich: etwa 40 mmHg am Unterschenkel und 60 mmHg und mehr am Oberschenkel. Letzteres kann als Ruhedruck mit keinem akzeptablen Verband erreicht werden; der Arbeitsdruck unter Orthostase kann durchaus entsprechende Werte erreichen (Abb. 28) und unter diesen Bedingungen die tiefen Venen am Oberschenkel wirksam einengen, wie wir mit sonographischen Messungen nachweisen konnten.

Stark dehnbare Verbände bewirken, wenn sie fest angelegt werden, vor allem in Ruhe einen hohen Druck auf die Gewebe und be-

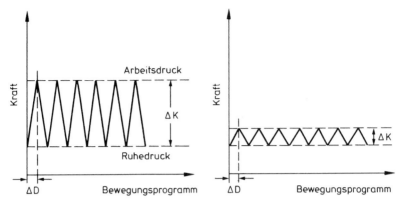

Abb. 28. Schematisierte Darstellung der Druckschwankungen bei Zehenständen oder beim Gehen unter einem Kompressionsverband am Unterschenkel. *Links:* Die Kraftdifferenz ΔK ist bei Kurzzugbinden durch den steilen Anstieg der Kurve mit großer Amplitude bei gegebener Dehnungsdifferenz ΔD gekennzeichnet. Die ausgeprägte Amplitude ist typisch für eine Kurzzugbinde mit ihrem hohen Arbeitsdruck bei niedrigem Ruhedruck. *Rechts:* Die durch die Kraftänderung ΔK und die Dehnungsänderung der Binde bei Muskeltätigkeit ΔD bestimmte relativ flache Amplitude bei Langzugbinden dokumentiert, dass sich die Wirkung dieses Bindentyps nur auf das oberflächliche Gefäßsystem beschränkt (relativ hoher Ruhedruck bei niedrigem Arbeitsdruck)

hindern damit den arteriellen Einstrom, vor allem die Hautdurchblutung. Da dies ein potentiell sehr gefährlicher Effekt ist, andererseits der Arbeitsdruck bei intervallweiser Belastung durch die Nachgiebigkeit des Verbandsmaterials grundsätzlich relativ gering ist (Abb. 28), sind die stark dehnbaren Langzug-Binden zur Behandlung von Venopathien ungeeignet.

Der Kompressionsverband ist indiziert jeweils üblicherweise als *Initialbehandlung* für:
- Primäre und sekundäre Varikose mit Beschwerden,
- chronische Veneninsuffizienz in allen Stadien einschließlich Ulcus cruris venosum,
- postthrombotisches Syndrom,
- besondere Thrombosegefährdung,
- Zusatzbehandlung bei der tiefen Venenthrombose (bei Kontraindikationen gegen Antikoagulation, Thrombolyse und Operation alleinige Therapie),
- oberflächliche Thrombophlebitis,

- orthostatische Dysregulation, besonders bei ausgeprägter Varikose,
- Nachbehandlung nach Varizenoperationen und Verödungsbehandlungen.

Ob eine Kompressionsbehandlung das Auftreten einer primären Varikose im Sinne einer primären Prophylaxe oder deren Progression verhüten kann, ist bisher nicht erwiesen. Dennoch würde man bei erblicher Disposition und ausgeprägter orthostatischer Belastung am Arbeitsplatz von einer Versorgung mit Kompressionsstrümpfen nicht abraten (siehe u.).

Eine Kompressionsbehandlung ist nur zusammen mit Bewegung der Beine wirksam!

Als *Kontraindikationen* sind zu nennen:
- Vor allem periphere arterielle Verschlusskrankheit (AVK) in fortgeschrittenen Stadien: Stadium III und IV (Ruheschmerz und Nekrose); besondere Überwachung im Stadium II (Claudicatio intermittens), klinisch und mit der Ultraschall-Doppler-Sonde (kritisch sind Knöchelarterien-Drücke unter 80 mmHg; 16, 19),
- stark nässende Stauungsdermatosen,
- akute septische Phlebitis,
- schwere Grunderkrankungen wie ausgeprägte Herzinsuffizienz oder Hypertonie,
- Allergien und Unverträglichkeiten gegen das verwendete Verbandsmaterial.

Cave: Ein Kompressionsverband, speziell mit stark dehnbarem Verbandsmaterial, kann bei arteriellen Durchblutungsstörungen zu ausgedehnten Nekrosen führen (Stadium IV)! Schwer kranke Patienten, Patienten mit Neuropathien – z.B. bei Diabetes mellitus – oder mit vorbestehenden Ruheschmerzen (Stadium III der AVK) bemerken dies oft nicht.

Grundsätzlich darf ein Kompressionsverband nicht weh tun. Ein Verband der schmerzt, muss entfernt werden.

Es sei hier speziell die *Verbandstechnik* nach Fischer beschrieben, die sowohl als fixierter Verband mit Zinkleim oder Kohäsiv-Klebebinde oder als Wechselverband mit dauerelastischen Kurzzugbinden durchgeführt werden kann (16). Individuelle Spezialitäten bei der Verbandstechnik sind häufig; entscheidend ist, dass die hier geschilderten Grundzüge eingehalten werden.

Beim Anlegen eines *Unterschenkelverbands* (Abb. 26 und 27) kann die Statik des Fußes ggf. mit einem redressierenden Pflasterzug etwas korrigiert werden. Auf die Strecksehnen über dem Fußrist und auf die distale Achillessehne wird ein Schutzpolster aus weicher Watte gelegt. Der Fuß wird im Sprunggelenk rechtwinklig leicht supiniert gehalten. Dann wird die 8 cm breite Kompressionsbinde fest über den Rist gespannt mit dem Bindenkopf nach lateral schräg auf die Ferse zu. Nach dem Umschließen der Ferse, wobei keine seitlichen Faltenaufwerfungen entstehen dürfen, wird die Binde gleichmäßig ohne Verziehung um die Knöchel nochmals zum Rist und um den Mittelfuß geführt. Läuft die Binde nicht gleichmäßig, muss die letzte Tour neu angesetzt werden; eine Zinkleimbinde muss vorher abgeschnitten werden. Der Vorfuß soll – außer bei Lymphödemen – nicht eingebunden werden, da er für die Beinvenenpumpen ohne wesentliche Bedeutung ist und so die Hautfarbe und -temperatur in diesem Bereich immer beobachtet werden können. Auch das Zehenspiel bleibt unbehindert (Abb. 26 und 27).

Vom Mittelfuß läuft die Binde unter gleichmäßigem Andruck aufwärts zur Knöchelpartie und dann mit zunehmendem Druck in Spiraltouren dem Ansatz der Wade zu. Die Binde wird immer unter angepasstem Druck über ihre gesamte Breite direkt an der Haut geführt; sie darf nicht abgehoben und dann angezogen werden, weil dabei die Haut in Falten verzogen würde (Abb. 26 c), was nach dem La-Place-Gesetz umschieben zu sehr hohen Druckwirkungen (sehr kleiner Radius der Hautfalte) und damit zur Gefahr von Hautnekrosen führen würde. Der Verband wird förmlich anmodelliert. Es dürfen keine Schnürfurchen entstehen.

Zur Wade laufen die Bindentouren dann etwas steiler, wodurch die Wade leicht angehoben wird. Die Binde erreicht den oberen Rand unterhalb des Knies, wird unter geringem Druck zirkulär geführt und geht nochmals in Spiraltouren zur Wade zurück.

Ein Zinkleimverband, wobei die Binde üblicherweise 2- bis 4-mal während des Wickelns abgeschnitten und neu angesetzt werden muss, wird tagsüber mit einer 8 cm breiten Idealbinde in gleicher Weise überwickelt, wobei auch hier der stärkste Druck am Wadenansatz ausgeübt werden muss (Abb. 26 und 27).

Ist der Verband fertig angelegt, muss der gehfähige Patient sofort 30 Minuten zügig in normalem Schuhwerk gehen. Danach darf der Vorfuß nicht zyanotisch verfärbt sein.

Ein *Oberschenkelverband* (Abb. 26) wird angelegt, wenn eine oberflächliche Thrombophlebitis, eine Verödungsbehandlung oder die tiefe Phlebothrombose den Oberschenkel betrifft; dann wird auch dieser gewickelt. Von unterhalb des Knies wird auf den Oberschenkel am günstigsten eine Kohäsiv-Binde unter gleichmäßig festem Druck abrollend bis in die Leistenbeuge angelegt. Auch Schaumstoffbinden bewähren sich am Oberschenkel. Das Kniegelenk kann vorne teilweise frei bleiben, was eine bessere Beweglichkeit ermöglicht und damit eine bessere Funktion der Kniegelenkvenenpumpe. Nur bei Miterkrankung der V. poplitea wird nach Polsterung der Kniekehle mit Watte auch das Knie in leicht gewinkelter Stellung mit Rund- und leicht ansteigenden Spiraltouren gewickelt.

Beim *Kreuzverband nach Pütter* handelt es sich um einen häufig angegebenen Wechselverband, bei dem auch der Vorfuß stark eingewickelt wird und der Kompressionsdruck durch starkes Ziehen an der Binde erzeugt wird (Abb. 27). Ein druckadaptiertes Anmodellieren des Verbandes ohne Verziehung der Haut erscheint dabei weniger möglich (siehe Abb. 26c).

Bei der Kompressionsbehandlung der chronischen Veneninsuffizienz im Stadium IIIb bzw. IV (*Ulcus cruris venosum*) werden die Beinulzera vorteilhafter Weise über dem sterilen Wundverband noch mit einer zusätzlichen Schaumgummipelotte abgedeckt, um zusätzlichen Druck auf insuffiziente Perforansvenen auszuüben (Abb. 27) („positiv exzentrische Kompression").

Allgemein ist ein Kompressionsverband ungenügend, wenn abends Ödeme nachweisbar sind. Sorgfältiges und geduldiges Anlernen des Patienten für die Wechselverbände ist erforderlich; andererseits kann der Patient dadurch ganz entscheidend und aktiv bei der Behandlung seiner chronischen Venopathie mitwirken.

Medizinische Kompressionsstrümpfe. Kompressionsstrümpfe („Gummistrümpfe") eignen sich üblicherweise nicht zur Initialbehandlung, sondern sollen ein Behandlungsresultat (Ödementstauung, abgeheiltes Ulkus, erfolgreiche Varizensklerosierung, Zustand nach Thrombose) erhalten und Rezidive oder neuerliche Komplikationen verhüten. Optimal ist der kautschuk- oder elastomer-elastische Zweizugkompressionsstrumpf mit geschlossener Ferse und mit den hämodynamischen Verhältnissen entsprechendem von distal nach proximal abfallendem Druck (Abb. 27).

Vor der *Verordnung* müssen unter Beachtung des Grundsatzes von Notwendigkeit und Wirtschaftlichkeit folgende Fragen geklärt werden:
- Besteht die Indikation für Kompressionsstrümpfe überhaupt? Besteht z.B. eine Kontraindikation bei akutem Krankheitsgeschehen wie Ekzem, Phlebitis, Ulcera cruris u.a. Vorsicht bei gleichzeitig bestehenden arteriellen Durchblutungsstörungen: hier kann eine niedrigere Kompressionsklasse erforderlich sein. Bei Ödemen ist vor Anmessung bzw. Anpassen die Abschwellung des Beines Voraussetzung! Die Anmessung muss daher auch immer morgens erfolgen.
- Ist der Patient wirklich willens, Kompressionsstrümpfe zu tragen? (Ein Kompressionsstrumpf im Schrank kostet nur Geld und verfehlt seinen Zweck.)
- Ist der Patient in der Lage, sich die Kompressionsstrümpfe anzuziehen bzw. anziehen zu lassen? Bei alten oder korpulenten oder anderweitig bewegungsbehinderten Patienten bereitet das Anziehen der Strümpfe erhebliche Schwierigkeiten, so dass in manchen Fällen fremde Hilfe in Anspruch genommen werden muss.

Bei der Verordnung hat der Arzt folgende Überlegungen anzustellen:
- Welche Kompressionsklasse ist erforderlich?
- Wie lange muss der Strumpf sein?
- Welche Befestigung ist erforderlich?
- Reicht ein Konfektionsstrumpf aus, oder bedarf es einer Anfertigung nach Maß?

Es gibt 4 Druckklassen (alle Druckwerte mit einer Toleranz von plus/minus 10%):

Klasse 1: Leichte Kompression = etwa 20 mmHg (2,7 kPa) in der Fesselgegend.
Klasse 2: Mittelkräftige Kompression = etwa 30 mmHg (4,0 kPa) in der Fesselgegend.
Klasse 3: Kräftige Kompression = etwa 40 mmHg (5,3 kPa) in der Fesselgegend.
Klasse 4: Extrakräftige Kompression = über 60 mmHg (8,0 kPa) in der Fesselgegend.

Indikationen der einzelnen Druckklassen:

Es ergeben sich etwa folgende Indikationen für die einzelnen Druckklassen, die bei der Verordnung strikt zu beachten sind, wobei aber auch individuelle Aspekte zu berücksichtigen sind:

Klasse 1: Bei Schwere- und Müdigkeitsgefühl in den Beinen, bei geringer Varikose ohne wesentliche Ödemneigung und bei beginnender Schwangerschaftsvarikose (auch wirksam zur Prophylaxe der Flugreisenthrombose; s. 32; diesbezüglich aber nicht verordnungsfähig zu Lasten der Krankenversicherung).

Klasse 2: Bei stärkeren Beschwerden, ausgeprägter Varikose mit Ödemneigung, nach Abheilung unerheblicher Ulzerationen, nach oberflächlichen Thrombophlebitiden, nach Verödungen und Varizenoperationen zur Erhaltung des Behandlungserfolges und bei stärkerer Schwangerschaftsvarikose (evtl. bei posttraumatischen Schwellungszuständen).

Klasse 3: Bei allen Folgezuständen der konstitutionellen oder postthrombotischen Veneninsuffizienz, schwerer Ödemneigung, sekundärer Varikose, Atrophie blanche, Dermatoliposklerose (Siderosklerose) und nach Abheilung schwerer, besonders schon rezidivierter Ulzera.

Klasse 4: Bei Lymphödemen, speziell bei elephantiastischen Zuständen.

In der Kompressionsklasse 1 sind, normale Beinmaße vorausgesetzt, im allgemeinen Konfektionsstrümpfe ausreichend. In der Kompressionsklasse 2 ist bisweilen, in 3 häufig und in 4 ausschließlich Maßanfertigung erforderlich. Bei ausgefallener Körpergröße sind, unabhängig von der Kompressionsklasse, in der Regel Strümpfe nach Maßanfertigung erforderlich. Bei Umfangsdifferenzen rechts/links sollten die Maße des dünneren Beines genommen werden, sofern die Differenz nur wenige Zentimeter ausmacht und kein Maßstrumpf indiziert ist.

Für Ärzte bzw. Apotheker, die selbst Maß nehmen: Für Maßstrumpfanmessung sind ein Maßbrett und die Angabe sämtlicher Umfangs- und Längenmaße unumgänglich: bei Wadenstrümpfen mindestens sechs Umfangs- und fünf Längenmaße, bei Halbschenkelstrümpfen acht Umfangs- und sieben Längenmaße, bei Schenkelstrümpfen neun Umfangs- und acht Längenmaße. Die Längen sind aus Abb. 29 zu ersehen für Knie- oder Waden- (a-D), Halbschenkel- (a-F), Schenkelstrümpfe (a-G) oder Strumpfhosen.

Kompressionsstrumpfverordnungen, bei denen nur einzelne Umfangsmaße und evtl. auch das Längenmaß angegeben werden, sind als Konfektions- und keinesfalls als Maßstrumpfverordnungen anzusehen.

Falls bei Frauen mit konischer Beinform Knie- oder Schenkelstrümpfe erforderlich sind, empfiehlt es sich, solche mit „Webansatz" zur Befestigung am Hüftgürtel oder Mieder zu verordnen. Kniestrümpfe dürfen niemals am oberen Ende einfach umgeschlagen werden. Es können auch Tragegurte und wenig dehnbare Halterungen für die Befestigung der Strümpfe (je Bein drei Stück) verordnet werden.

Bei stark adipösen Oberschenkeln, bei Schwangerschaftsvarikose, bei suprapubischen Sekundärvarizen und bei Frauen, die keinen Hüftgürtel tragen können, ist anstatt Halbschenkel- bzw. Schenkelstrümpfen die Verordnung von Kompressionsstrumpfhosen möglich, die in allen vier Kompressionsklassen lieferbar sind. Derartige Strumpfhosen können sowohl als ganze Strumpfhosen für beide Beine als auch als halbe Strumpfhosen für nur ein Bein geliefert werden. Letztere haben vor allem ihre Indikation nach durchgemachter einseitiger Becken- oder Oberschenkelvenenthrombose sowie bei einseitigem Lymphödem. Kompressionsstrumpfhosen werden erfahrungsgemäß gut akzeptiert.

Der verordnende Arzt muss sich immer davon überzeugen, dass der Patient den richtigen Strumpf ausgehändigt bekommt und damit umgehen, d. h., ihn korrekt an- und auch wieder ausziehen kann.

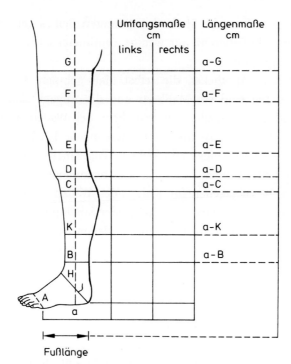

Abb. 29. Kompressionsstrumpfmaße für die Maßanfertigung. *Links*: Messstellen für Umfangs- und Längenmaße zur Verordnung von Kompressionsstrümpfen nach Maß (am Arm werden entsprechende Messstellen verwendet). *Rechts*: Messkarte für die Angabe der Umfangs- und Längenmaße zur Verordnung von Kompressionsstrümpfen

Die Kompressionswirkungen übereinander gezogener Strümpfe addieren sich. Wer infolge Gebrechlichkeit z. B. einen Strumpf der Kompressionsklasse 3 (Kkl 3) nicht mehr anziehen kann, hat den gleichen therapeutischen Nutzen, wenn er einen leicht anziehbaren Strumpf der Klasse 1 und darüber noch einen Strumpf der Klasse 1 zieht (20 mmHg + 20 mmHg = 40 mmHg).

Ein Kompressionsstrumpf hat normalerweise bei regelmäßigem Tragen eine Lebensdauer von etwa einem halben Jahr, d. h., er sollte in diesem Rhythmus neu verordnet werden.

Stützstrümpfe sind nur bei einfachen Varikosefällen ohne Ödem und prophylaktisch bei Schwangeren zu empfehlen, sonst medizinische Kompressionsstrümpfe mit entsprechend der jeweiligen Indikation ausreichend hohen Druckwerten. Stützstrümpfe sind nicht verordnungsfähig.

So genannte *Antithrombose-* oder Bett*strümpfe* sind ausschließlich für bettlägerige Patienten bestimmt und haben infolge ihrer geringen, nicht individuell angepassten Druckwirkung bei Mobilität keinen wesentlichen Effekt. Auch bei Verwendung dieser Strümpfe ist auf korrekten, faltenfreien Sitz zu achten.

Zusammenfassung: Bei der ärztlichen Verordnung von medizinischen Kompressionsstrümpfen ist anzugeben:
1. Anzahl der Strümpfe und die erforderliche Länge;
2. Kompressionsklasse laut Indikationstabelle (siehe oben);
3. nach Sachlage der Zusatz „Maßanfertigung";
4. nach Sachlage auch die Verordnung von Halterungen;
5. die Krankheitsbezeichnung;
6. Ärzte, die selbst Maß genommen haben, legen der Verordnung die Messkarte bei.

Kompressionsstrümpfe müssen etwa halbjährlich neu verordnet werden.

Selbstverständlich gibt es auch Kompressionsstrümpfe für den Arm.

Entstauung durch apparative pneumatische Wechseldruckmassage. Mit diesen pneumatischen Geräten mit speziellen Extremitätenmanschetten (z. B. Lymphapress- oder Flowtron-Gerät) ist eine Entstauung weicher und derber Ödeme bei chronischen Phlebödemen, vor allem bei Lymphödemen (meist ergänzend zur manuellen Lymphdrainage) und geringer bei Lipödemen möglich. Auch bei posttraumatischen Ödemen kann diese Behandlung nützlich sein.

Diese Geräte erzeugen einen regelbaren, intermittierenden Druck bis zu 300 mmHg (40 kPa) in den Extremitätenmanschetten (gibt es auch für den Arm). Für die angegebenen Indikationen, speziell das Lymphödem, sollte der Druck nicht über 40 mmHg eingestellt werden.

Es gibt einfache 3- bis zu aufwändige 12-Kammer-Geräte mit überlappend angeordneten Kammern, die von distal nach proximal ansteigend intermittierend gefüllt werden. Einkammergeräte sind für die angegebenen Indikationen nicht empfehlenswert.

Für die Dauerbehandlung gibt es handliche Heimgeräte; es kann damit eine tägliche Behandlung auf Dauer durchgeführt werden (30 Minuten bis zu maximal 1–2 h/Tag). Diese Heimgeräte können nach Prüfung durch den Kostenträger (als Leihgabe) verordnet werden.

5.2 Varizenausschaltende Maßnahmen

Zur Ausschaltung von Varizen dienen operative und sklerotherapeutische Verfahren.

5.2.1 Operative Therapie bei primärer Varikose

Die operative Therapie ist indiziert bei folgenden Veränderungen (siehe auch 21):
- Bedeutsame Krosseninsuffizienz
  Verfahren: Krossektomie und kurzes proximales Teilstripping der V. saphena magna.
- Krosseninsuffizienz und Magnainsuffizienz („Magnainsuffizienz vom Mündungstyp"). Verfahren: Krossektomie und Teilstripping der Vena saphena magna, entsprechend der Refluxstrecke entweder bis zum distalen Oberschenkel (Dodd-Perforansgruppe, bei der Einteilung nach Hach entsprechend Stadium II) oder bis zum proximalen Unterschenkel (Boyd-Perforans, Stadium III nach Hach) oder bis Unterschenkelmitte (proximale Cockett-Perforansgruppe, Stadium III–IV nach Hach) bei knieüberschreitendem Reflux (Abb. 11).
- Magna-Teilstreckeninsuffizienz vom Dodd- oder Hunter-Perforanstyp
  Verfahren: Üblicherweise Krossektomie – z.B. bei stark dilatierter Krosse – und Teilstripping der V. saphena magna bis zum proximalen bis mittleren Unterschenkel. Ggf. auch sorgfältige

Unterbindung der speisenden Perforansvene und selektive Entfernung des insuffizienten Magna-Segments.
- Magna-Teilstreckeninsuffizienz vom proximalen Nebenasttyp
Verfahren: Krossektomie und Magna-Teilstripping bis zum proximalen bis mittleren Unterschenkel.
- Ausgedehnte Astvarizenkonvolute ohne Sekundärveränderungen (wie Vernarbungen nach Phlebitiden oder z. B. Cañonvarizen)
Verfahren: Exhairese, respektive Stripping soweit möglich; Ausschaltung speisender Perforansvenen.

Ein Totalstripping ist nur selten indiziert, z. B. bei jungen Männern mit sehr großkalibriger, ausgedehnter Vena-saphena-magna-Varikose, die noch nicht zu sekundären Komplikationen geführt hat. Mit zunehmender Erkrankungsdauer und zunehmender Zahl von abgelaufenen Phlebitiden nimmt die Zahl der postoperativen N. saphenus-Läsionen und der postoperativen Lymphabflussstörungen sprunghaft zu. Ein Totalstripping erbringt üblicherweise gegenüber einem langen Teilstripping bis zum proximalen Unterschenkel keinen zusätzlichen hämodynamischen Nutzen.

Praktisch alle verbleibenden Varikoseformen eignen sich für eine Verödungsbehandlung in der Hand des Geübten (siehe unten).

5.2.2 Operative Varizentherapie beim postthrombotischen Syndrom

Die operative Behandlung ist hier möglich und sinnvoll, wenn die Varikose zu Beschwerden führt, also symptomatisch wird und der betroffene Gefäßabschnitt nicht (mehr) als Kollateralkreislauf für das tiefe Venensystem benötigt wird.

Um dies zu beurteilen, bedarf es einer differenzierten Funktionsdiagnostik, *nicht* der Phlebographie.

Gegebenenfalls ist auf eine sorgfältige Thromboseprophylaxe – bevorzugt mit niedermolekularem Heparin – zu achten.

5.2.3 Sklerosierungstherapie (Verödungsbehandlung)

Grundsätzlich ist es möglich, mit einer Sklerotherapie jede Art der Varikose zu behandeln. Sinnvollerweise sollte aus den vorhandenen Behandlungsmöglichkeiten das jeweils effektivste und mit dem geringsten Risiko belastete Verfahren gewählt werden.

Die von uns praktizierte Technik ist die Varizenpunktion in aufgerichteter Stellung des Patienten auf dem Kipptisch und die intravenöse Injektion des Verödungsmittels im Liegen bei leichter Kopf-Tieflagerung und anschließender Kompression des behandelten Venenabschnittes mit einem Wattepolster (Pelotte). Die Konzentration des Verödungsmittels richtet sich nach dem Durchmesser der zu verödenden Varize.

Anschließend wird ein Kompressionsverband mit einer mittelziehenden kohäsiven Binde angelegt. Dieser Verband muss mindestens bis handbreit proximal der obersten Injektionsstelle reichen und kann je nach Verträglichkeit für 2 bis 4 Tage belassen werden.

Der Patient wird gebeten, mit dem frisch angelegten Verband einen Spaziergang von 15 Minuten Dauer zurückzulegen und sich anschließend nochmals kurz in der Praxis zu melden, um sicher zu stellen, dass der Verband gut passt, nicht drückt oder in sonstiger Weise unangenehm ist (und der Spaziergang wirklich durchgeführt wurde). Hierher gehört auch die Frage, nach dem Gefühl im Fuß (Pelzigkeit oder Kälte), von dessen Zustand man sich bei allen Risikopatienten persönlich überzeugen sollte. Ein wesentlicher Grund für diesen Spaziergang ist auch die intensive Perfusion der tiefen Venen, um eine Schädigung durch abgeleitetes Verödungsmittel zu verhüten.

Bei komplikationslosem Verlauf nimmt der Patient 2 bis 4 Tage nach der letzten Verödungsbehandlung seinen Verband selbst ab und trägt während der folgenden 6 Wochen täglich seinen Kompressionsstrumpf, der ihm vor Behandlungsbeginn rezepiert wurde.

Bei der anschließenden Kontrolluntersuchung wird festgelegt,
- ob die Verödungsreaktion ausreichend war, also alle behandelten Venenabschnitte entzündlich-narbig verschlossen sind,
- ob die Entzündungsreaktion mittlerweile abgeklungen ist, oder ob eine anhaltende Reaktion die weitere Kompressionsbehand-

lung (mit Pelotte) erforderlich macht, oder ob eine Entleerung eines größeren, noch nicht organisierten Verödungsthrombus durch Stichinzision(en) angezeigt ist.

Besenreiservarizen. Diese sprechen insgesamt in ca. 90% der Fälle auf eine Verödungsbehandlung an; allerdings muss man bei der ersten Behandlung mit einer ungenügenden Reaktion in ca. 30% der Fälle rechnen. Um zu hohe Erwartungen, Verärgerung und Enttäuschung zu vermeiden, kann nicht ausdrücklich genug darauf hingewiesen werden, dass vor Behandlungsbeginn eine eingehende Aufklärung zu erfolgen hat. Auf das Risiko störender Pigmenteinlagerungen (in rund 5% der Fälle), auf die Möglichkeit einer „Matting"-Reaktion (feinste rötliche Teleangiektasien im Verödungsbereich) und die verbleibende Disposition zu neuerlicher Entwicklung von Besenreisern muss deutlich verwiesen werden (mit schriftlicher Dokumentation).

Als Verödungsmittel verwenden wir 0,5%iges Ethoxysklerol oder ein Gemisch aus 0,5%igem Ethoxysklerol mit 10%igem NaCl im Verhältnis 1:1. Es erfolgen multiple Injektionen am flach gelagerten Patienten.

Retikuläre Varizen. Sie können ebenfalls in über 90% der Fälle gut verödet werden mit 0.5 bis 1,5%igem Ethoxysklerol. Die Behandlung sieht allerdings sehr viel leichter aus, als sie tatsächlich ist. Hier bedarf es spezieller Erfahrung.

Astvarikose. Die Injektion des Verödungsmittels erfolgt auch hier im Liegen; die Nadeln werden allerdings vorher in aufgerichteter Position eingestochen, und der Patient wird dann langsam mittels Kippliege in die leichte Kopf-Tieflage gebracht. Die Konzentration des Verödungsmittels liegt je nach Durchmesser der zu verödenden Varize zwischen 2 und 3%.

Stammvarikose. Sie eignet sich üblicherweise eher zur operativen Versorgung mit Ausnahme der distalen Anteile; hier ist eine Verödungsbehandlung möglich und mit deutlich weniger Komplikationen behaftet im Sinne der Nervenläsionen – eine korrekte Technik immer vorausgesetzt.

Die Technik und die Konzentration des Verödungsmittels entspricht dem Vorgehen bei der Astvarikose (bis 4%iges Ethoxysklerol).

Perforansvenen-Insuffizienz. Bei Insuffizienz kleinkalibriger Perforansvenen wird das pathologischer Weise retrograde Abstromgebiet sorgfältig verödet. Großkalibrige Perforansvenen werden bevorzugt operativ ausgeschaltet. Alternativ kommt eine endoskopische subfasziale Perforantendissektion bei spezieller Indikation in Frage.

Modifikation und **neue Verfahren der Verödungsbehandlung**, wie duplexsonographisch kontrollierte Sklerotherapie im Bereich der Magnakrosse und die Injektion aufgeschäumten Verödungsmittels („Schaum-Verödung" zur besseren Benetzung der Varizenwand), sind noch nicht endgültig zu bewerten. Es wird daher darauf nicht näher eingegangen.

Bei der Sklerotherapie handelt es sich um eine varizenausschaltende Maßnahme. Daher ist vorher immer eine eingehende Untersuchung angezeigt, ähnlich einer Operationsvorbereitung, um die gesamten indikatorischen Voraussetzungen beurteilen zu können, einschließlich der Patientenaufklärung.

Typische Komplikationen sind Hautverletzungen, Hautnekrosen, tiefe Beinvenenthrombose mit der Gefahr der Lungenembolie und allergische-hyperergische Reaktionen. Diese sind selten und treten meist infolge falscher Technik oder falscher Dosierung auf. Da immer etwas Verödungsmittel in die tiefen Venen abströmt, ist bei den ja phlebologisch vorgeschädigten Patienten das – sehr geringe – Risiko einer tiefen Beinvenenthrombose systemimmanent.

Abschließende Anmerkung. Wenn die varizenausschaltenden Maßnahmen, speziell die Sklerosierungstherapie, „zu kurz" gekommen erscheinen, hat dies folgende Gründe:
- Zunächst soll damit die Bedeutung der Kompressionstherapie zusammen mit den bewährten Allgemeinmaßnahmen als ent-

scheidende Säule der Behandlung der chronischen Phlebopathien hervorgehoben werden. In der Mehrzahl der Fälle bleibt die Indikation zur Kompressionsbehandlung auch nach Durchführung varizenausschaltender Maßnahmen bestehen, vor allem immer dann, wenn bereits eine Leitveneninsuffizienz besteht.
- Schließlich sollte die konzentrierte Darstellung der Verödungsbehandlung daran erinnern, dass dieses Therapieverfahren nur durch praktische Anleitung und Übung bei einem erfahrenen Therapeuten erlernt und nicht „angelesen" werden kann.
- Letzteres trifft mehr oder weniger für die gesamte Diagnostik und Behandlung der Venenerkrankungen zu, die interindividuell sehr unterschiedlich und intraindividuell durchaus wechselnd in Erscheinung treten können.

5.3 Therapie der tiefen Venenthrombose

Auf die Therapie der tiefen Venenthrombose (und die Lokalbehandlung des Ulcus cruris venosum) kann hier aus Platzgründen nicht näher eingegangen werden. In beiden Fällen haben sich neue, bedeutsame Entwicklungen ergeben, die noch weiterer Beobachtung und Prüfung bedürfen, um in ihrer gesamten Bedeutung und Tragweite beurteilt werden zu können.

Bezüglich der tiefen Venenthrombose betrifft die neue Entwicklung besonders die *ambulante Behandlung in der Praxis*, die sich allmählich auch im deutschsprachigen Raum durchsetzt. Ermöglicht wurde diese Entwicklung durch die ausreichende Verfügbarkeit einer hochwertigen Diagnostik in der Praxis in Form der Farb-Duplexsonographie in Ergänzung zur direktionalen Doppler-Sonographie (siehe 4.1) und der D-Dimere-Bestimmung und durch die Zulassung niedermolekularer Heparine (low molecular weight heparins = LMWH) zur Therapie. Bei diesen niedermolekularen Heparinen erübrigen sich in der Regel Laborkontrollen, sie werden grundsätzlich subkutan injiziert (ggf. durch den Patienten selbst), und es reicht bei einzelnen Präparaten die tägliche Einmalgabe. Ein Präparat ist ausdrücklich zur Behandlung der Lungenembolie zugelassen.

Tabelle 24. Ulkustherapie

Voraussetzung: differenzierte funktionelle Diagnostik
Basistherapie:
Kompressionsverband (positiv exzentrische Kompresssion) mit Ulkusversorgung und -abdeckung
Bewegung: Entstauungsübungen
Beruf: Wechsel von gehen und sitzen
Freizeit: bis zu leichtem Sport
Pausen mit Beinhochlagerung
Medikamentöse Therapie: antiödematös
Ggf. begleitende Maßnahmen:
Mobilisierung des Sprunggelenks (CVI mit Teilankylose; „arthrogenes Stauungssyndrom", „phleboarthrotisches Syndrom")
Gewichtsreduktion;
strenge Diabetesführung
Behandlung arterieller Durchblutungsstörungen, u. a.
Stadiengerechte Behandlung des Ulcus cruris venosum:
„Drohendes Ulkus" (präulzeröses Stadium):
Kompression, Bewegung, Hautpflege; medikamentös
Florides Ulkus (CVI-Stadium IV):
Initialstadium mit starker Sekretion:
Ulkusreinigung, sekretaufnehmende Ulkusabdeckung, Basistherapie; ggf. Schmerzbehandlung (Dokumentation)
Granulationsstadium: granulationsfördernde Maßnahmen;
Abdeckung z. B. mit hydrokolloidalen Auflagen, Basistherapie
Epithelialisierungsstadium: Förderung der Epithelialisierung; Basistherapie
Ulkusnarbe (postulzeröses Stadium):
Kompression, Bewegung, Hautpflege; medikamentös
Cave: polyvalente Kontaktallergisierung
Merke: jedes Ulkus ist kontaminiert, wenige sind infiziert
Zusätzliche Maßnahmen:
je nach – kompliziertem – Verlauf und Befund:
Varizenausschaltende Maßnahmen
Lymphdrainage; auch intermittierende pneumatische Kompression
Chirurgische Wunddeckung (Transplantation)
Krankengymnastik; „CVI-Sportgruppe", u. a.

Tabelle 25. Evidenzbasierte Therapie des venösen Unterschenkelgeschwürs

Therapie	Beurteilung
Puder, Salbe, Verbandmull, Gaze, Kochsalz feucht, Schaumstoff (offenporig), trocken	Obsolet
Topische Desinfizienzien, Antibiotika, Beinbad	Nicht empfehlenswert
Wundreinigung chirurgisch (Skalpell, Schere, Löffel)	Mäßige Evidenz
Wundreinigung osmotisch (Zuckerpaste)	Gute Evidenz
Wundreinigung autolytisch (Hydrokolloid)	Mäßige Evidenz
Wundreinigung biologisch (Maden)	Keine Evidenz
Wundreinigung Spülen warmes Leitungswasser	Gute Evidenz
Wundreinigung Ultraschall	Keine Evidenz
Schmerzlinderung (Hydrokolloid)	Mäßige Evidenz
Granulation, Epithelisation, Laser, Ultraschall, HBO, Elektrostimulation, Vakuum	Ungenügende Evidenz
Nicht haftende Schaumstoffe, Alginate, Hydrogele, Hydrokolloide, Nasstherapeutika	Keine Evidenz
Hauttransplantation	Mögliche Evidenz
Humanes Hautäquivalent	Ungenügende Evidenz
Pharmakotherapie	Mögliche Evidenz
Kompression Medizinischer Kompressionsverband (MKV), Zinkleim, Kurzzug-Verband	Gute Evidenz
Medizinischer Kompressionsstrumpf (MKS), KKL 3 besser als KKL 2	Gute Evidenz
Intermittierende pneumatische Kompression (IPK) Bein+MKS oder MKV	Gute Evidenz
Prävention durch MKS	Gute Evidenz

(zusammengestellt von V. Wienert, Aachen, Stand 2001)

5.4 Lokalbehandlung des Ulcus cruris venosum

Bezüglich der Lokalbehandlung des Ulcus cruris hat sich inzwischen die *feuchte Wundbehandlung* durchgesetzt. Es gibt für die verschiedenen Stadien der Wundheilung (Tab. 24) eine Vielzahl unterschiedlicher Wundabdeckungen, deren Wertigkeit im Sinne ei-

116 Klinische Chancen

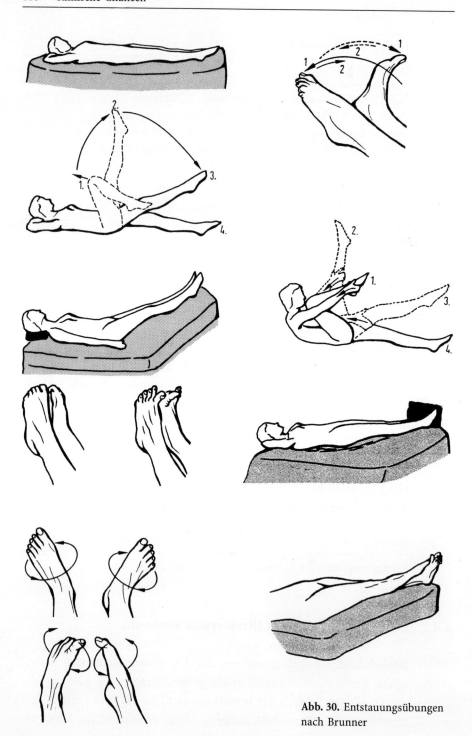

Abb. 30. Entstauungsübungen nach Brunner

ner „erfolgsgeprüften Medizin" (evidence based medicine, Tab. 25) allerdings noch keineswegs abschließend beurteilt werden kann.

Abschließend sei nochmals auf die Tabelle 5 mit den wichtigen **Allgemeinmaßnahmen** bei Venenerkrankungen verwiesen. Abb. 30 zeigt eine Anleitung für Entstauungsübungen der Beine. Diese Informationsblätter werden von uns den Patienten mitgegeben, um sie in die Therapie aktiv einzubinden. Die Akzeptanz dieser Merkblätter bei den Patienten ist bemerkenswert.

Literatur

1. Buddecke E (1995) Pathobiochemie der Venenwand. Phlebologie 24:153
2. Dinkel R (1986) Socio-economic importance of vein disorders. 9th World Congress of Phlebologie, Kyoto
3. Dinkel R (1997) Wer kommt für die Kosten der Venenerkrankungen auf? Phlebologie 35:166
4. Dupuis H, Rieck A (1978) Menschengerechte Gestaltung von Abeitsplätzen des Verkaufspersonals. Forschungsbericht 6, Bundesminister für Arbeit u. Sozialordnung, Bonn
5. Fischer H (Hrsg) (1981) Venenleiden: Eine repräsentative Untersuchung in der Bevölkerung der Bundesrepublik Deutschland (Tübinger Studie). Urban u. Schwarzenberg, München Wien Baltimore
6. Flügge Ch, Hollmann W, Hettinger Th, Rüter E (1971) Über den Einfluss einer längeren Benutzung von Kompressionsstrümpfen auf die Kraft der Beinmuskulatur. Sportarzt u. Sportmed 12:287
7. Flügge Ch, Schramme C, Hettinger Th, Hollmann W (1976) Über den Trainingseinfluss auf die statische Kraft der Beinmuskulatur bei Tragen eines Kompressionsstrumpfes. Phlebol u Proktol 1:6
8. Guberan E, Rougemont A (1974) Travail féminin et orthostatisme. Sozialmed u Präventivmed 19:179
9. Hach W (1976) Phlebographie der Bein- und Beckenvenen. Byk Gulden Pharmazeutika, Konstanz
10. Hach W (1982) Primäre Varikosis noch differenzierter behandeln! Herz Gefäße 2:430
11. Heene DL (1980) Thromboseprophylaxe aus klinischer Sicht. Klinikarzt 9:764
12. Hofstätter R (1962) Handbuch der ges. Arbeitsmedizin. Bd. III:659, Urban u. Schwarzenberg, München Wien Baltimore
13. Krahl D (1993) Venöses Gefäßsystem: Teil 1: Grundlagen, Mikrozirkulation. Teil 2: Ätiologie und Pathogenese venöser Erkrankungen. Haut 3:40; 5:9

14. Lethias C, Labourdette L, Willems R, Comte J, Herbage D (1996) Composition and organization of the extracellular matrix of vein walls:collagen networks. Int Angiol 15:104
15. Marshall M (1977) Risikofaktoren für periphere Venenerkrankungen. Ärztl Praxis 29:486
16. Marshall M (1987) Praktische Phlebologie. Springer, Berlin Heidelberg New York Tokyo
17. Marshall M (1988) Gefäßkrankheiten. In: Marshall M, Pongratz D (Hrsg) Muskel- und Extremitätenschmerzen. SMVerlagsgesellschaft, Planegg
18. Marshall M (1993) Praktische Duplex-Sonographie. Springer, Berlin Heidelberg New York Tokyo
19. Marshall M (1996) Praktische Doppler-Sonographie (2. Auflage). Springer, Berlin Heidelberg New York Tokyo
20. Marshall M (1996) Besenreiser – nicht nur ein kosmetisches Problem. Perfusion 9:285
21. Marshall M, Breu FX (Hrsg) (1999) Handbuch der Angiologie. ecomed, Landshut
22. Marshall M, Eberth-Willershausen W, Kessel R (1982) Stehberufe und andere Risikofaktoren für periphere Venenerkrankungen. In: Verh Dtsch Ges Arbeitsmed, Hrsg Th M Fliedner, Genter Stuttgart
23. Marshall M, Kessel R (1983) Kreislauferkrankungen und Berufsarbeit. Arbeitsmed Sozialmed Präventivmed 18:237
24. Marshall M (Hrsg), Wüstenberg P (1994) Klinik und Therapie der chronischen venösen Insuffizienz. G Braun, Karlsruhe
25. May R, Nißl R (1973) Die Phlebographie der unteren Extremität. Thieme, Stuttgart
26. Porter JM, Moneta GL, and International Consensus Commitee (1995) Reporting standards in venous disease: An update. J Vasc Surg 21:635
27. Pannier-Fischer F, Rabe E, Poncar Ch et al (2002) Bonn vein-study, epidemiologic study on prevalence and risk factors of chronic venous diseases (Abstract). Phlebologie 31:A3 (Abstracts EVF 2002)
28. Rauschelbach H-H, Pohlmann J (1983) (Zusammenstellung) Anhaltspunkte für die ärztliche Begutachtung Behinderter nach dem Schwerbehindertengesetz. Der Bundesminister für Arbeit und Sozialordnung (Hrsg), 5300 Bonn, Köllen Druck Bonn
29. Rieck A, Hildebrandt G (1974) Über tagesrhytmische Veränderungen des Beinvolumens bei orthostatischer Belastung. Phlebol u Proktol 3:1
30. Rieck A, Schreiber H (1980) Zur Prophylaxe der Varikosis mit physikalischen Methoden. Phlebol u Proktol 9:31
31. Rudowski G (1983) Diagnostische Aspekte der Venenerkrankungen in der Schwangerschaft und im Wochenbett. SwissMed 5:62
32. Scurr JH, Machin SJ, Bailey-King S, Mackie IJ, McDonald S, Coleridge Smith PH (2001) Frequency and prevention of symptomless deep-vein thrombosis in long-haul flights: a randomised trial. Lancet 357:1485
33. Schneider W, Fischer H (1969) Die chronisch-venöse Insuffizienz. Enke, Stuttgart

34. Staubesand J, Seydewitz V (1983) Der Rattenuterus während der Trächtigkeit – Modell für die Entstehung von Schwangerschaftsvarizen. SwissMed 5:32
35. Weber J, May R (1990) Funktionelle Phlebologie. Georg Thieme, Stuttgart New York
36. Widmer LK (Hrsg) (1978) Venenerkrankungen: Häufigkeit und sozialmedizinische Bedeutung (Basler Studie III). Bern Stuttgart Wien

6 Grundlagen der rationalen Pharmakotherapie der chronischen Veneninsuffizienz

6.1 Anforderungen an die Qualität von Venenpharmaka

Wie jedes Arzneimittel müssen auch Venenpharmaka, wenn sie eine Indikation beanspruchen, die Bedingungen von Qualität, Wirksamkeit und Unbedenklichkeit erfüllen. Im Hinblick auf den Nachweis der Qualität bestehen bei chemisch definierten Arzneimitteln im allgemeinen keine großen Schwierigkeiten, da sie nur eine wirksame Substanz enthalten, die analytisch detektiert werden kann. Nur wenige Arzneimittel enthalten 2 oder 3 synthetische Stoffe. Damit besteht die Möglichkeit pharmakokinetische Untersuchungen und Nachweis der Bioverfügbarkeit/Bioäquivalenz von Fertigarzneimitteln mit identischen Stoffen durchzuführen. In nationalen (1) und internationalen Richtlinien (2) sind Studiendesign, Fallzahlschätzung, Messzeitpunkte, Auswaschphase, pharmakokinetische Parameter, Analytik mit Validierung und statistische Auwertungsverfahren festgelegt. Chemisch definierte Arzneimittel sind bioäquivalent, wenn sie übereinstimmen:
- im Ausmaß der resorbierten Menge, repräsentiert durch die AUC,
- in der erreichten Maximalkonzentration Cmax,
- in der Geschwindigkeit der Resorption tmax.

Der Beleg der Bioäquivalenz erfolgt statistisch, wobei die Bioverfügbarkeitsquotienten AUC_{Test}/AUC_{Ref} bzw. $Cmax_{Test}/Cmax_{Ref}$ innerhalb des 90%igen Konfidenzintervalls liegen müssen. Für die AUC gilt der Akzeptanzbereich 80–120% (80–125% log. transformiert); bei Cmax kann er in bestimmten Fällen zwischen 70–130% (70–143% log. transformiert) liegen. Der Punktschätzer soll nicht kleiner als 0,8 sein. Bei nicht retardierten Zubereitungen ist für tmax keine Bioäquivalenzauswertung erforderlich. Vergleiche der Medianwerte mit nichtparametrischen Tests sind bei tmax ausreichend.

Anders sieht es bzgl. des Nachweises der Qualität und Äquivalenz bei pflanzlichen Arzneimitteln aus. Zur Bewertung der Qualität von Phytopharmaka existiert auf europäischer Ebene bisher keine feste Regelung, lediglich eine Empfehlung (3) und zwar:

Charakterisierung nach der Art durch:
- das Verhältnis Droge/Extrakt,
- den physikalischen Zustand der pflanzlichen Zubereitung (z.B. Trockenextrakt),
- das Lösungsmittel bzw. Lösungsmittelgemisch (z.B. Ethanol 60% V/V),

nach der Menge des Wirkstoffes durch:
- die Masse des Extraktes in der Arzneiform,
- die Spanne einer Masse, die einer bestimmten Masse von wirksamkeitsbestimmenden Inhaltsstoffen entspricht.

Die Qualität eines pflanzlichen Arzneimittels wird von vielen Faktoren geprägt und hängt maßgeblich ab von:
- der taxonomisch definierten Pflanzenart,
- der richtigen Auswahl der verwendeten Pflanzenteile, Blüten, Blätter, Früchte, Samen, Rinde, Wurzel, Wurzelstock, wobei die einzelnen Pflanzenteile qualitativ und quantitativ verschiedene Inhaltsstoffe enthalten,
- der Qualität des eingesetzten Pflanzenmaterials in Abhängigkeit z.B. vom Standort, Vegetationsbedingungen, Bodenqualität, Jahreszeit, Erntezeit, Lagerung und Trocknung,
- dem standardisierten Herstellungsverfahren zur Gewährleistung eines qualitativ gleichbleibenden pflanzlichen Extraktes von Charge zu Charge und die Verwendung eines geeigneten Lösungsmittels zur Herstellung des Extraktes,
- Inprozesskontrollen, wobei jeder einzelne Herstellungsschritt vom Ausgangsmaterial bis zum fertigen Extrakt durch analytische Kontrollen überwacht wird.

Die pharmazeutische Qualität eines Extraktes kann zwar durch die eingesetzte Drogenqualität, das Drogen-Extraktverhältnis (Menge eingesetzter Droge zur Menge des erhaltenen Extraktes), das Lösungsmittel zur Extraktion, das Herstellungsverfahren und die Standardisierung bzw. Normierung charakterisiert werden (4–11), damit ist aber noch nicht die gleiche innere Zusammensetzung gewährleistet. Die Probleme bei pflanzlichen Arzneimitteln im allgemeinen und beim Vergleich von verschiedenen Extrakten aus der gleichen Droge im speziellen ergeben sich u. a. aus folgenden Besonderheiten:

- Drogen und Extrakte sind keine einheitlichen Substanzen, sondern komplex zusammengesetzte Vielstoffgemische, die gemäß AMG in ihrer Gesamtheit als „arzneilich wirksamer Bestandteil" und nicht bezüglich der einzelnen Inhaltsstoffe als Wirkstoff anzusehen sind,
- Drogen und Extrakte unterliegen natürlichen Schwankungen,
- Drogen und Extrakte enthalten unterschiedlich pharmakologisch aktive, synergistisch, komplementär, mitunter antagonistisch und toxisch wirkende Einzelfraktionen,
- Drogen und Extrakte enthalten wirksamkeitsbestimmende bzw. pharmakologisch relevante (wirksamkeits*mit*bestimmende) Stoffe bzw. Stoffgruppen und Leitsubstanzen,
- Wirksamkeitsbestimmende Inhaltsstoffe sind vielfach nicht bekannt und damit ist der Nachweis der therapeutischen Äquivalenz von Vielstoffgemischen durch Bioverfügbarkeitsstudien wegen unzureichender Definition des eigentlichen Wirkstoffs oft nicht möglich,
- validierte Methoden zu Untersuchung der Bioverfügbarkeit/Bioäquivalenz von Vielstoffgemischen fehlen.

Mit dem Nachweis der klinischen Wirksamkeit von pflanzlichen Extrakten bzw. Extraktfraktionen und erfolgter Zu- bzw. Nachzulassung von wissenschaftlich belegten Venenpharmaka taucht zwangsläufig das Problem von extraktidentischen Venenpräparaten zum Austausch gegen den Innovator d. h. der Bioäquivalenz auf (12–20). Kriterien für die therapeutischen Gleichwertigkeit von zwei Arzneimitteln sind:

- Direkter Nachweis: Gleiche Wirksamkeit und Unbedenklichkeit in randomisierten klinischen Studien gegenüber Standard,
- direkter Nachweis: Effektäquivalenz, Gleichartigkeit im pharmakodynamischen Wirkprofil,
- indirekter Nachweis: Bioäquivalenz in den Surrogatparameter AUC, Cmax und tmax innerhalb fester Akzeptanzschranken.

Da der direkte Nachweis gleicher Wirksamkeit in klinischen Studien aufwendig und mit hohen Kosten verbunden ist, bieten sich der direkte Nachweis anhand der pharmakodynamischen Effektkinetik und der indirekte Nachweis anhand von pharmakokinetischen Surrogaten an. Nach der „Note for Guidance on the Investigation of Bioavailablity and Bioequivalence" (2) sind zwei medizinische Produkte äquivalent, wenn sie

- pharmazeutisch die gleichen Mengen gleicher Wirkstoffe in der gleichen Darreichungsform enthalten,
- biopharmazeutisch, das gleiche Freisetzungsverhalten aufzeigen,
- in ihrer Bioverfügbarkeit d.h. in der Geschwindigkeit und Ausmaß bei Gabe gleicher Dosen im Hinblick auf die erzielten klinischen Effekte identisch sind.

Kritisch muss hierzu vermerkt werden, dass die Bioäquivalenzparameter z.B. Cmax, AUC, tmax, PTF usw. nur Surrogate d.h. Hilfsparameter sind, die lediglich Aussagen über die Verfügbarkeit und Wirkspiegelverläufe in biologischem Material und keine Aussagen zu pharmakodynamischen Wirkungen geben. Aus dem Vergleich des Plasmakonzentrations- Zeitverlaufs und Einhaltung der Grenzen für die Bioäquivalenzparameter von Test und Referenzpräparat wird bei gleicher Dosierung die gleiche Wirksamkeit und Unbedenklichkeit angenommen, so dass auf klinische Studien verzichtet werden kann. Aussagekräftiger sind effektkinetische Untersuchungen, wobei anhand der Pharmakodynamik ein dosisabhängiges Wirkprofil besser erfasst wird. Wegen mehrerer wirksamkeitsrelevanter Komponenten mit einem breiteren Wirkprofil bieten sich derartige Untersuchungen für pflanzliche Extrakte an, insbesondere da bisher nur von wenigen pflanzlichen Venenpharmaka die wirksamkeitsbestimmenden Stoffgruppen bekannt sind. Qualität und Chargenkonformität sind demnach extraktspezifisch zu belegen und für sog. „phlebologische Phytopharmaka" wenigstens die pharmazeutische, biopharmazeutische und pharmakodynamische Äquivalenz zum Innovator zu fordern. Dies gilt besonders vor dem Hintergrund der derzeit geforderten Aut idem Substitution, die vorschreibt, dass der Arzt nur noch den Wirkstoff rezeptiert und der Apotheker das preisgünstigste Fertigarzneimittel abgibt. Sprachlich ist festzuhalten, dass Aut idem nie identisch zum Originalpräparat sein kann, sondern, dass lediglich in der Gesamtheit der Anwendungen für die mittlere systemische Verfügbarkeit vom Original zum Generikum ein Unterschied höchstens in den Grenzen von 80–125% mit einer Zuverlässigkeit von 95% zu erwarten ist. Bei einzelnen Anwendungen können sogar wesentlich größere Unterschiede auftreten. In diesem Zusammenhang wäre unter Bezug auf den gleichen Wirkstoff der Begriff Aut simile exakter.

Literatur

1. APV-Richtlinie (1987) Pharm Ind 49.7.704-707
2. Note for Guidance "Investigation of bioavailability and bioequivalence". CPMP/EWP/QWP/1401/98 vom 26.7.2001
3. Quality of Herbal Remedies. In: The rule governing Medicinal Products in the European Community. Vol. III. Guidelines on the quality, safety and efficacy of medicinal products for human use. Luxemburg: Office for Official Publications of the European Communities 1989, Neue Fassung EMEA/HMPWG/9/99 vom 17.9.1998
4. Hefendehl FW (1984) Anforderungen an die Qualität pflanzlicher Arzneimittel. In Eberwein B et al (Hrsg) Pharmazeutische Qualität von Phytopharmaka. Deutscher Apotheker Verlag, Stuttgart S 77 B
5. Loew D, Steinhoff B (1998) Beurteilung von Phytopharmaka aus pharmazeutischer und klinischer Sicht. Klin Pharmacol akt 9(3):71–76
6. Gaedcke F, Steinhoff B (1999) Phytopharmaka. Wissenschaftliche und rechtliche Grundlagen für die Entwicklung, Standardisierung und Zulassung in Deutschland und Europa. Wissenschaftliche Verlagsgesellschaft, Stuttgart
7. Gaedcke F (1991) Phytopharmaka, Definition und Erläuterung wichtiger Begriffe zur Beurteilung ihrer Herstellung und Qualität. Dtsch Apotheker Ztg 131(48):2551–2555
8. Dingermann Th (2000) Transparenzkriterien für pflanzliche, homoöpatische und anthroposophische Arzneimittel. Karger Verlag, Basel

9. Loew D, Schroedter A (2000) Quality and standardization of herbal medicine products. In Herbal Medicin a concise overview for professionals. Edited by Edzard Ernst. Butterworth-Heinemann Oxford 59–68
10. Hänsel R, Stumpf H (1994) Vergleichbarkeit und Austauschbarkeit von Phytopharmaka. Dtsch Apotheker Ztg 134:4561–4566
11. Dingermann Th, Loew D (2003) Wissenschaftliche Verlagsgesellschaft, Stuttgart. Phytopharmakologie
12. Hänsel R, Stumpf H (1994) Vergleichbarkeit und Austauschbarkeit von Phytopharmaka. Dtsch Apotheker Ztg 134:4561–4566
13. Loew D, Kaszkin M (2002) Äquivalenz von Extrakten: Möglichkeiten und Forschungsbedarf. In: Schulz V, Rietbrock N, Roots I, Loew D (Hrsg) Phytopharmaka in Forschung und klinischer Anwendung VII. Steinkopff Verlag, Darmstadt 195–201
14. Gaedcke F (1996) Pharmazeutische Äquivalenz – Vorstellung eines Konzeptes. Ztschr Phytotherapie 17:221–234
15. Kooperation Phytopharmaka (1995) Therapeutische Äquivalenz. Dtsch Apotheker Ztg 135:321–322
16. Ihrig M, Blume H (1992) Zur Beurteilung von Phytopharmaka aus pharmazeutischer Sicht. Pharm Ztg 137:2715–2725
17. Uehleke B, Frank B, Reinhard E (1994) Bewertung und Vergleichbarkeit von Phytopharmaka. Dtsch Apotheker Ztg 134:1772–1174
18. Meier B, Linnenbrink N (1996) Status und Vergleichbarkeit pflanzlicher Arzneimittel. Dtsch Apotheker Ztg 136:4205–4220
19. Loew D, Kaszkin M (2002) Approaching the problem of bioequivalence of herbal medicinal products. Phytother Res 16:705–711
20. Lang F., Stumpf H (1999) Considerations on future pharmacopoeial monographs for plant extracts. Pharmeuropa 11:268–275

6.2 Nachweis der Wirksamkeit von Venenpharmaka

Vielfach wird der Begriff Wirkung mit Wirksamkeit gleichgesetzt und hieraus die therapeutische Effizienz abgeleitet. Definitionsgemäß versteht man unter Wirkung die pharmakologische bzw. toxikologische Beeinflussung von biologischen Funktionen und/oder Veränderungen von biologischen Strukturen im Zellgewebe, an Organen, am Organsystem oder am ganzen Organismus. Qualitativ wird die pharmakodynamische Wirkung als Wirkprofil und als Summe von Einzelwirkungen und quantitativ in der Dosisabhängigkeit, als Wirkstärke, d.h. durch das Ausmaß des Effektes bzgl. Wirkungseintritt und Wirkungsdauer, charakterisiert. Primäreffekte sind direkt applikationsbezogen, während Sekundärwirkungen meist später bzw. an anderen Orten auftreten. Die im Tierversuch beobachteten pharmakologischen Wirkungen rechtfertigen lediglich aufgrund einer Plausibilität die Anwendung am Menschen. Das gewählte tierexperimentelle Modell sollte deshalb der späteren Anwendung am Menschen möglichst nahe kommen.

Demgegenüber ist Wirksamkeit ein ärztlich wertender Begriff, der einen therapeutischen Nutzen, z.B. in Form von Heilung, Besserung, Linderung oder Prophylaxe, beschreibt. Der Begriff Wirksamkeit besitzt normativen Charakter und umfasst die Summe aller in einer bestimmten therapeutischen Situation, bei einem definierten Anwendungsgebiet und einem bestimmten Patienten erwünschte Wirkungen eines Arzneimittels. Wirksamkeit ist daher erkennbar an Heilung oder Linderung einer Krankheit bzw. krankhafter Beschwerden, an Besserung von Missempfindungen, an Vermeidung einer Krankheit oder krankhaften Komplikationen. Wirksamkeit ist damit kein absoluter Begriff, sondern muss am konkreten Heilungsanspruch gemessen werden (1). Wirksamkeit eines Arzneimittels kann deshalb nur ein Wahrscheinlichkeitsurteil sein. Die Forderung nach einem naturwissenschaftlichen Wirksamkeitsnachweis mit Anspruch auf Unwiderlegbarkeit ist deshalb unangemessen, ein entscheidender Kritikpunkt an Evidence Based Medizin (EBM). Die Wahrscheinlichkeitsaussage wird statistisch an einem definierten Modell gewonnen, ist eine Kollektivaussage und trifft in keinem Fall auf 100% der Behandlungsfälle und erst recht nicht auf den Einzelfall zu.

Schneider (2) fordert „für einen objektiven und validen Nachweis der Wirksamkeit eine genaue Festlegung der Erkrankung und der Symptome oder Befunde, die durch das Arzneimittel gebessert oder geheilt werden sollen. Die Symptome und Befunde sollen klar definiert und möglichst mit objektiven, nachvollziehbaren Verfahren beurteilt werden. Um diese Änderung aber auch als Wirkung ansprechen zu können, muss gezeigt werden, dass das Arzneimittel tatsächlich Ursache der „Wirkung" ist. Nach Schneider ist „Wirksamkeit" die Eigenschaft eines Mittels, bei Patienten mit bestimmten Erkrankungen definierte Wirkungen hervorzurufen, wobei unter Bezug auf das Kollektivmodell die Wahrscheinlichkeit für eine

Besserung oder Heilung mit dem Mittel größer ist als ohne das Mittel. Wirksamkeitsnachweis beruht deshalb auf Objektivität, Kausalität und Universalität (3). Das Urteil über die Wirksamkeit eines Arzneimittels ist deshalb nur ein Wahrscheinlichkeitsurteil und für den Einzelfall unbefriedigend. Der einzelne Patient verlangt keine apodiktische Evidenz, sondern Linderung von Beschwerden und verbesserte Lebensqualität. Es stellt sich also die Frage nicht nach dem Einfluss auf Einzelparameter (Surrogate), sondern nach Therapieergebnissen (sog. Outcomes), die eintreten und für den Einzelfall relevant sind.

Die Klärung dieser Frage versucht nach David L. Sackett (4, 5) EBM. In diesem Ansatz zur gewissenhaften, vernünftigen und bestmöglichen Nutzung der gegenwärtig besten externen wissenschaftlichen Erkenntnisse zur medizinischen Versorgung von Patienten werden diagnostische und therapeutische Verfahren nach dem jeweils aktuellen Wissenstand bewertet, alte Methoden korrigiert und durch wirksamere und sicherere Maßnahmen ersetzt. Hierzu werden nach „Goldstandard" durchgeführte klinische Studien mit ausgefeilten statistischen Verfahren ausgewertet. In aktualisierten Übersichtsarbeiten wird in regelmäßigen Abständen über die optimalen diagnostischen Verfahren und die klinische Wirksamkeit von Therapieformen berichtet. Das wissenschaftliche Erkenntnismaterial wird qualitativ sortiert und hierarchisch geordnet (6, 7), wobei je nach publiziertem Datenmaterial folgende abgestufte Evidenz erhalten werden:

Stufe I: Systematischer Review. Basis: randomisierte, kontrollierte Studien,

Stufe II: Mindestens eine genügend große, randomisierte, kontrollierte Interventionsstudie,

Stufe III: Nicht-randomisierte bzw. nicht-prospektive Studien z. B. Kohorten- oder Fallkontroll-Studien,

Stufe IV: Mindestens eine nicht experimentelle Beobachtungsstudie,

Stufe V: Meinungen von Experten oder Konsensusverfahren.

Zweifelsohne ist EBM ein interessanter und wichtiger Ansatz für eine rationale und kostengünstige Diagnostik und Therapie, da der praktisch tätige Arzt die Flut von wissenschaftlichen Veröffentlichungen nicht mehr übersieht und in der Lage ist, sich auf dem aktuellen wissenschaftlichen Stand zu halten. Eine Beschränkung des therapeutischen Nutzens ausschließlich auf die klinische Wirksamkeit ist jedoch fragwürdig, da das Risiko der therapeutischen Intervention mit möglichen Folgekosten und die Compliance unberücksichtigt bleiben. Strukturierte Reviews, die nur die klinische Wirksamkeit beschreiben, sind für eine praxisorientierte Therapieentscheidung daher wenig geeignet. Noch fehlen Rückmeldungen aus der täglichen Praxis zur Relevanz, Übertragbarkeit und Treffsicherheit der unter idealisierten Bedingungen erzielten Erkenntnisse.

Kritisch ist zu EBM anzumerken, dass systematische Reviews ohne stetige Aktualisierung innerhalb weniger Jahre keine Relevanz mehr besitzen. Therapievergleichende strukturierte Reviews in einem Indikationsgebiet sind bisher die Ausnahmen (8). Bessere Dokumentation bedeutet nicht unbedingt bessere Wirksamkeit. Sind die sogenannten randomisierten kontrollierten klinischen Studien mit harten Ein- und Ausschlusskriterien, der a-priori-Festlegung der Hauptzielgrößen und der statistischen Auswertung überhaupt übertragbar auf die Grundgesamtheit der täglichen Allgemeinpraxis? Auf den ersten Blick können überflüssige diagnostische Maßnahmen eingespart und auf nicht belegte Therapieformen verzichtet werden. Dass jedoch eine zunächst positive Bewertung eines Präparates sich in weiteren Untersuchungen nicht bestätigen muss, haben Beispiele der letzten Jahre belegt.

Prinzipiell ist dem Grundgedanken von EBM als dem gewissenhaften, ausdrücklichen und vernünftigen Gebrauch der gegenwärtig besten externen wissenschaftlichen Evidenz für die Entscheidung in der medizinischen Versorgung zuzustimmen. EBM ist für den praktisch tätigen Arzt eine wichtige Entscheidungshilfe, in dem er auf Evidenz abgesichertes wissenschaftliches Erkenntnismaterial zurückgreifen kann und im einzelnen prüft, ob die jeweilige Aussage auf den jeweiligen Patienten zutrifft.

Die Forderung nach kontrollierten, randomisierten klinischen Studien gilt auch für Venenpräparate. Meist handelt es sich bei den phlebologischen Erkankungen um Befindlichkeitsstörungen mit weichen, subjektiven und selten harten, objektiven Parametern.

Durch zu starke Fixierung auf Studien mit „engem Design" und zu schmal gefassten Endpunkten werden diese Beschwerden nicht gebührend berücksichtigt (9). Deshalb muss in Situationen, in denen die Arzt-Patienten-Beziehung eine besondere Bedeutung besitzt, das Stufenschema von Evidenz modifiziert und ergänzt werden. An die erste Stelle gehören Studien, die zur Untersuchung solcher praxisorientierter Fragestellungen optimal konzipiert sind. Auch solche Studien müssen strenge Richtlinien bzgl. Planung, Durchführung, definierter Fragestellung, kompletter Dokumentation und statistischer Auswertung erfüllen. Wichtiger als die Messung physikalischer Parameter sind Wiederholbarkeit, Reproduzierbarkeit, Validität und aussagekräftige Symptomescores. Nicht zu Unrecht verweisen auch die Arzneimittelprüfrichtlinien im Fünften Abschnitt § 26. Abs. 6 AMG zu den Anforderungen für Arzneimittel mit bekanntem Wirkstoff darauf, dass neben kontrollierten und nichtkontrollierten Studien auch Anwendungsbeobachtungen zählen (10).

Nach Überla (11) „klafft ein großer Unterschied zwischen dem, wie behandelt werden soll, und dem, wie tatsächlich behandelt wird.... Es gilt nicht mehr das als Maßstab, was durch RCTs gesichert ist, sondern nur das, was beim Patienten ankommt". Ärztliches Ziel ist die Beeinflussung des Krankheitsprozesses. Patientenwille ist die Linderung und Heilung von Beschwerden. Der Patientenwille wurde bisher von EBM kaum berücksichtigt. Für Arzt und Patient stellt sich jedoch die Frage der individuellen Wirksamkeit wie Verringerung von Mortalität, Morbidität und Verbesserung der Lebensqualität. Für die Objektivierung subjektiver Einschätzungen im Rahmen des Nachweises von Wirksamkeit fehlen valide Methoden, über die ein wissenschaftlicher Konsens besteht. Nach den von Überla (11, 12) aufgestellten Kriterien muss Erfahrung in der Medizin
- empirisch (Theorien allein genügen zur Begründung von Erfahrung nicht),
- durch belegbare und dokumentierte Beobachtung begründbar,
- wiederholbar,
- in ihrer Variabilität und Vielfalt beschreibbar,
- überprüfbar und kommunizierbar sein.

Begründungen für die Erfahrung in vier Ebenen, die nebeneinander stehen und sich ergänzen, sind:
- klinische Intensität,
- Mitteilung von Kasuistiken und Einzelfallstudien,
- klinische Beobachtungsstudien,
- kontrollierte randomisierte Studien.

Bei konkret erfassbaren Krankheitszeichen ist der Nachweis der Wirksamkeit unproblematisch. Da bei vielen phlebologischen Erkrankungen harte Parameter zum Nachweis des Behandlungserfolgs fehlen, sind kontrollierte Studien gegenüber Placebo oder anerkanntem Standard erforderlich. Nach Klaus (9) muss der Doppelblindversuch nicht der einzige Maßstab für Wirksamkeit sein. Bei unkritischer Anwendung kann er auch falsche Ergebnisse liefern und sollte deshalb nicht prinzipiell als Verfahren in der Erfahrungsmedizin ausgeschlossen werden. „Auch Erfahrungen sind überprüfbar und müssen, falls deren Glaubwürdigkeit nicht in Frage gestellt werden soll, auch überprüft werden! Die Urteilsbildung sollte subjektive Kriterien wie ärztliche Erfahrung, Befindlichkeitsäußerungen des Patienten berücksichtigen, sich aber nicht darin erschöpfen. Denn jede Therapieform beinhaltet z. T. auch suggestiv vermittelte Effekte, wie sie auch durch Placebo zu erzielen sind… .“

Grundsätzlich ist bei einer Erkrankung die kausale Therapie anzustreben. Bei der chronischen Veneninsuffizienz (CVI) würde dies die Wiederherstellung der Verschlussfähigkeit der Venenklappen bedeuten. Liegt jedoch bereits eine ausgeprägte Veneninsuffizienz mit Ödemen im Stadium II vor, so ist eine kausale Therapie nicht mehr möglich; es kommen dann von operativen Eingriffen abgesehen nur noch symptomatische Maßnahmen wie Ausschwemmung und Verhinderung eines Ödems durch „Abdichten" des Gefäßes infrage. Reichen allgemeine Maßnahmen und Kompression nicht aus und besteht keine Indikation zu invasiven Eingriffen dann kommen klinisch geprüfte Venenpharmaka in Frage.

Im Hinblick auf die Diagnostik, Therapie und klinische Prüfung von Arzneimitteln zur Behandlung der CVI sind Leitlinien entwickelt worden mit folgenden Vorgaben (14, 15):
- allgemeine rechtliche und formale Aspekte für Planung, Durchführung und Auswertung klinischer Studien nach den Grundlagen der gültigen Richtlinien/Direktiven (Arzneimittelprüfrichtlinien von 1995, EG-GCP-Richtlinie),
- prospektive, randomisierte, doppelblinde, placebo- bzw. referenz-kontrollierte Studie mit Parallelgruppen,
- Klassifikation der CVI nach Widmer/Marshall bzw. CEAP,
- apparative Basis-Diagnostik zur Lokalisation und Überprüfung der Funktion des Klappenapparates im epifaszialen, transfaszialen und subfaszialen Venensystem,
- Definition von Ein-Ausschlusskriterien,
- Ausschluss arterieller Gefäßerkrankungen,
- Fallzahlschätzung und a-priori-Festlegung von primären und sekundären Zielgrößen bzw. deren statistische Auswertung „Intention-to-treat" bzw. „per protocol",
- Run-in-Phase von mindestens 14 Tagen,
- definierte Kontrollen bei Studieneinschluss, vor bzw. zu bestimmten Tagen nach Behandlungsbeginn (z. B. 3., 8., 14., 28. Tag, Wochen/Monate/Jahre) und Abschluss der Behandlung,
- klinische und apparative Verfahren zum Nachweis der Wirksamkeit.

Die Kritik an vor allem älteren klinischen Studien mit Venenpharmaka war durchaus berechtigt und beruhte u. a. auf unzureichender Primärdiagnostik und hieraus abgeleiteter nicht optimaler Differenzialtherapie. Gerechterweise muss darauf hingewiesen werden, dass erst in den letzten Jahren neben klaren Prüfrichtlinien moderne Untersuchungsverfahren zur Verfügung stehen, die ein genaue topographische Zuordnung der Venenerkrankung ermöglichten und damit die qualifizierte phlebologische Ausbildung verbesserte. Mit modernen apparativen Untersuchungsverfahren ist eine differenzierte Beurteilung der chronischen Venenerkrankung möglich und damit ein homogenes definiertes Krankengut gewährleistet. Bei der Stufendiagnostik der CVI empfiehlt es sich, zwischen ur-

Tabelle 26. Methoden zur Basisdiagnostik, Differenzialdiagnostik und wissenschaftlichen Diagnostik

Methode	Parameter	Topographisch-anatomische/ pathophysiol. Zuordnung
Basisdiagnostik:		
Klinik	CVI ist klinisch-deskriptiv definiert	Stadienzuordnung
Ursächlich differenzierende und/oder quantifizierende Diagnostik:		
Ultraschall-Doppler direktional	Blutstromgeschwindigkeit (cm/s) und -richtung (+/−)	Leitveneninsuffizienz, Stammveneninsuffizienz Perforansinsuffizienz *(gefäßindividuell)*
Photoplethysmographie	Wiederauffüllzeit (s) (Reflexionsintensität)	*global* venöse Abschöpfungsstörung; besserbar/nicht besserbar
Phlebodynamometrie	venöse Druckabschöpfung (mmHg) Wiederauffüllzeit (s)	venöse Abschöpfungsstörung *quantitativ*; besserbar/nicht besserbar
Venenverschlussplethysmographie	venöse Kapazität (prozent./absol.) venöse Drainage (ml/min)	venöse Kapazität und Drainage *global*
(Farb-)Duplex-Sonographie	Gefäß- und Gewebemorphologien; Diameter (mm) Blutstromrichtung (+/−) und -geschwindigkeit (cm/s)	Leitvenen, Stamm-, Perforansvenen; Refluxe *(gefäßindividuell)*
Klinisch-apparative oder wissenschaftliche Diagnostik:		
Phlebographie (nicht indiziert)	Passage, Refluxe, morphologische Teilaspekte, Diameter (mm)	Leitvenen, Stamm-, Perforansvenen, Refluxe *(gefäßindividuell)*
Computertomographie Kernspintomographie	Gewebeeigenschaften, -veränderungen	subkutane Gewebe
Mikrozirkulatorische Untersuchungen	hämorheologische Parameter; Mikrozirkulation; Morphologie	Hämorheologie; Kapillaren, prä- und postkapilläre Gefäße, perikapilläres Gewebe
Volumetrie-Verfahren	Beinvolumen (ml), -änderungen (ml/min)	Ödemvolumen, -änderungen

sächlich differenzierender und/oder quantifizierender Diagnostik sowie klinisch apparativer oder wissenschaftlicher Diagnostik zu unterscheiden. Tabelle 26 fasst Methoden zur Basisdiagnostik, Differenzialdiagnostik und wissenschaftliche Verfahren zur Beurteilung von Wirkungen und Wirksamkeit zusammen (16).

Literatur

1. Loew D, Habs M, Trunzler G, Klimm D (1999) Phytopharmaka-Report, 2. Auflage. Steinkopff Verlag, Darmstadt
2. Schneider B (1990) Die Erfahrung bei der Beurteilung der Wirksamkeit von Arzneimitteln. Hufeland-Journal, S 87-99
3. Schneider B (1995) Der Wirksamkeitsnachweis bei pflanzlichen Arzneistoffen. Forschungsmagazin der Johannes Gutenberg-Universität Mainz. Sonderausgabe Naturheilkunde 31.41
4. Sackett DL, Richardson WS, Rosenberg W, Haynes RB (1997) Evidence-based Medicine. How to practice & teach EMB. Churchill, Livingstone New York
5. Sackett DL, Rosenberg WMC, Car JAM et al (1996) Evidence-based medicine: What it is and what it isn't. Brit Med J 312:71-72; siehe auch Münch med Wschr (1997) 139:664-645
6. Antes G (1997) EBM praktizieren. Wie erhalte ich Antwort auf meine Fragen? Münch med Wschr 139:685-688
7. Perleth M (1998) Gegenwärtiger Stand der Evidenz-basierten Medizin. Ztschr Allg Med 74:450-454
8. Loew D (2000) Evidence-based (Phyto) Medicine versus Experience-based (Phyto) Medicine Ztschr Phytotherapie 21:71-77
9. Habs M, Oerhlein A (1999) Evidence based medicine (EMB) - Anspruch und Wirklichkeit. In: Loew D, Blume H, Dingermann Th (Hrsg) Phytopharmaka in Forschung und klinischer Anwendung V. Steinkopff Verlag, Darmstadt 89-91
10. Bekanntmachung der Neufassung der Allgemeinen Verwaltungsvorschrift zur Anwendung der Arzneimittelprüfrichtlinien vom 5. Mai 1995. BAnZ Nr 96a 20. Mai 1995
11. Überla K (1999). Anspruch und Wirklichkeit - Patientenwunsch und Phytopharmaka: Wie weit tragen EBM und Metaanalysen? In: Loew D, Blume H, Dingermann Th (Hrsg) Phytopharmaka Forschung und klinische Anwendung V. Steinkopff Verlag, Darmstadt 83-91
12. Überla K (1992) Die Qualität der Erfahrung in der Medizin. Münch med Wschr 124:18-21
13. Klaus W (1993) Phytotherapie aus der Sicht des Pharmakologen. Therapiewoche 33:2436-2449

14. Vanscheidt W, Heidrich H, Jünger M, Rabe E (2000) Leitlinien zur Prüfung von Arzneimitteln bei chronischer Veneninsuffizienz. Phlebologie 4:92–96
15. Gallenkemper G, Bulling BJ, Gerlach H, Jünger M, Kahle M, Klüken N, Lehnert W, Rabe E, Schwahn-Schreiber Chr (2000) Leitlinien zur Diagnostik und Therapie der chronischen venösen Insuffizienz. Phlebologie 4:102–105
16. Marshall M, Loew D (1994) Diagnostische Maßnahmen zum Nachweis der Wirksamkeit von Venenpharmaka. Phlebologie 23:85–91

6.3 Unbedenklichkeit von Venenpharmaka

Die Unbedenklichkeit eines Medikamentes ist ein arzneimittelrechtlicher Begriff und umfasst nicht nur Untersuchungen zur akuten, subakuten und chronischen Toxizität einschließlich Gen- und Embryotoxizität, Mutagenität und Karzinogenität, sondern auch die Nutzen-Risiko-Abwägung eines Arzneimittels. Zum Risiko gehören das toxische Potential sowie unerwünschte Neben- und Wechselwirkungen. Als weniger bedenklich wird ein Arzneimittel eingestuft, wenn es eine günstige Nutzen-Risiko-Bewertung besitzt, die bei stark wirkenden Pharmaka mit hohem Indikationsanspruch einen deutlichen Nutzen gegenüber den tolerablen Risiken zeigt. Ist dagegen der therapeutische Nutzen bei einem niedrigen Indikationsanspruch geringer als das Risiko, ist die Verkehrsfähigkeit des Arzneimittels nicht gegeben. Verkehrsfähig ist ein Arzneimittel nur, wenn der – am Risiko der zu behandelnden Erkrankung gemessene – therapeutische Nutzen die therapeutischen Risiken übersteigt. Da Venenpharmaka meist über mehrere Wochen bzw. im Intervall mehrfach eingenommen werden, sind ausführliche toxikologische Untersuchungen und eine sorgfältige Erfassung von unerwünschten Arzneimittelwirkungen in klinischen Studien sowie Angaben zu Wechselwirkungen unverzichtbar. Neben-, Wechselwirkungen und Gegenanzeigen unterliegen der Deklarationspflicht in der Packungsbeilage und in der Fachinformation nach § 11 und § 11a AMG II.

6.4 Verordnungsfähigkeit von Venenpharmaka

Bei den Fertigarzneimitteln sind rezeptpflichtige, apothekenpflichtige und frei verkäufliche Präparate zu unterscheiden. Erste dürfen nur von Ärztinnen und Ärzten verordnet und über die Apotheke abgegeben werden. Die Entscheidung über die Rezeptpflicht erfolgt durch ein Expertengremium beim *B*undesinstitut *f*ür *A*rzneimittel und *M*edizinprodukte (BfArM) in Bonn. Wichtigstes Kriterium für eine Entlassung aus der Rezeptpflicht ist, dass sich das Arzneimittel über Jahre als sicher erwiesen hat. Verordnungsfähig sind Arzneimittel, die zu Lasten der gesetzlichen Krankenkassen (GKV) auf Kassenrezept verschrieben werden dürfen. Hierunter fallen sowohl rezeptpflichtige als auch nicht-rezeptpflichtige apothekenpflichtige Arzneimittel. Nicht verordnungsfähige Arzneimittel sind in den Arzneimittel-Richtlinien des Bundesausschusses der Ärzte und Krankenkassen über die Verordnung von Arzneimitteln in der vertragsärztlichen Versorgung (AMR-Richtlinien) in der Fassung vom 31. August 1993 (Bundesanzeiger Nr. 246), zuletzt geändert am bzw. ergänzt gemäß Bekanntmachung vom 10. Dezember 1999 (BAnz Nr. 64 vom 31. 3. 2000, S. 5777) enthalten. Dort heißt es unter D. Allgemeine Verordnungsmöglichkeit auf der Grundlage von § 2 Ab.1 Satz 3, §§ 12, 70 SGB V (1):

- für die Verordnung von Arzneimitteln ist der therapeutische Nutzen gewichtiger als die Kosten,
- therapeutischer Nutzen setzt eine Nutzen-Risiko-Abwägung mit günstigem Ergebnis voraus; er besteht in einem nach dem allgemein anerkannten Stand der medizinischen Erkenntnisse relevanten Ausmaß der Wirksamkeit bei der definierten Indikation. Arzneimittel mit nicht ausreichend gesichertem therapeutischen Nutzen darf der Vertragsarzt nicht verordnen.

Vielfach werden die Begriffe Verordnungsfähigkeit und Erstattungsfähigkeit in gemeinsamem Zusammenhang benutzt. Verordnungsfähigkeit bedeutet Sachleistung gegenüber der GKV. Bei der Erstattungsfähigkeit reicht der Patient eine Rechnung oder ein Rezept meist bei einer privaten Krankenkasse ein, von der die Leistungen übernommen wird. In der GKV ist diese eine Ausnahme

(2, 3). Grundsätzlich sind Venenpharmaka zu Lasten der gesetzlichen Krankenversicherung (GKV) verordnungsfähig. Dies geht unter anderem aus § 2 des Sozialgesetzbuches V (SGB V) hervor (4), wo es heißt: „Qualität, Wirksamkeit, Unbedenklichkeit der Leistungen haben dem allgemein anerkannten Stand der medizinischen Forschung zu entsprechen und den medizinischen Fortschritt zu berücksichtigen". Diese Regelung des Sozialgesetzbuches V gilt für alle Arzneimittel gleichermaßen. Die Verordnung muss bedarfsgerecht, ausreichend, zweckmäßig sein, darf das Maß des Notwendigen nicht überschreiten und muss wirtschaftlich erbracht werden (§§ 12, 70 SGB V). Das Wirtschaftlichkeitsgebot wird durch die Arzneimittelrichtlinien des Bundesausschusses der Ärzte und Krankenkassen konkretisiert (1). In 17.1. sind Verordnungsbeschränkungen für Therapieverfahren und Arzneimittel aufgeführt, für die die Notwendigkeit einer entsprechenden Arzneimitteltherapie und für deren therapeutischen Nutzen fehlen. Nicht verordnungsfähig sind Arzneimittel (17.1 r), welche nach Art 1 § 11 Abs. 3 des Gesetzes zur Neuordnung des Arzneimittelrechts mit der Formulierung „Traditionell angewendet" beginnen. Hierunter fallen Präparate, für die zwar auf Grund von umfangreichem tradiertem Wissen eine lange Erfahrung besteht, jedoch unzureichendes wissenschaftliches Erkenntnismaterial vorliegt und keine Ausschlusskriterien bekannt sind. Zu diesen Ausschlusskriterien gehören Inhaltsstoffe aus den Anlagen 1b und 4 der Apothekenpflicht- und Freiverkäuflichkeitsverordnung, Stoffe mit pharmakologischen Wirkungen (§ 9), bestimmte Darreichungsformen (§ 10) und Anwendungsgebiete (Anlage 3, sog. Krankheitskatalog). Im Hinblick auf die Qualität sind die Anforderungen eines traditionellen Arzneimittels nach § 109a Abs. 2 AMG erfüllt, wenn Unterlagen nach § 22 Abs. 2 Nr. 1 AMG sowie das analytische Gutachten nach § 24 Abs. 1 AMG vorliegen und der pharmazeutische Unternehmer eidesstattlich versichert, dass das Arzneimittel entsprechend der allgemeinen Verwaltungsvorschrift nach § 26 AMG geprüft ist und die erforderliche Qualität aufweist. Dies bedeutet, dass an die pharmazeutische Qualität eines traditionellen Arzneimittels und an das pharmazeutische Dossier im Prinzip die gleichen Anforderungen gestellt werden, wie an Arzneimittel, die nach neuem AMG zugelassen werden oder

Tabelle 27. Auswahl und Beispiele für traditionelle Präparate bei chronischer Veneninsuffizienz

Wirkstoff(e)	Darreichungsform	Anwendungsgebiet: Traditionell angewendet
Aesculin, Weinrebenblätter, TE mit Wasser	Kapseln	zur Besserung des Befindens bei müden Beinen. Diese Angabe beruht ausschließlich auf Überlieferung und langjähriger Erfahrung
Aesculin, Rosskastaniensamen, TE mit Ethanol-Wasser	Salbe	zur Besserung des Befindens bei müden Beinen. Diese Angabe beruht ausschließlich auf Überlieferung und langjähriger Erfahrung
Buchweizenkraut (Fagopyrin < 15% in der getrockneten Droge), Troxerutin	Tabletten	zur Besserung des Befindens bei müden Beinen. Diese Angabe beruht ausschließlich auf Überlieferung und langjähriger Erfahrung
Diosmin	Creme	zur Besserung des Befindens bei müden Beinen. Diese Angabe beruht ausschließlich auf Überlieferung und langjähriger Erfahrung
Mäusedornwurzelstock, TE mit Ethanol/Ethanol-Wasser	Kapseln, Dragees	zur Besserung des Befindens bei müden Beinen. Diese Angabe beruht ausschließlich auf Überlieferung und langjähriger Erfahrung
Rosskastaniensamen, TE, FE Ethanol/Ethanol-Wasser TD entspr. 10–15 mg Aescin	Dragees, Flüssigkeit zur Einnahme	zur Besserung des Befindens bei müden Beinen. Diese Angabe beruht ausschließlich auf Überlieferung und langjähriger Erfahrung
Rosskastaniensamen (TD 10–15 mg Aescin)-, Steinkleekraut (TD 1,5 mg Curmarin) Methanol/Methanol-Wasser	Dragees, Kapseln	zur Besserung des Befindens bei müden Beinen. Diese Angabe beruht ausschließlich auf Überlieferung und langjähriger Erfahrung
Steinkleekraut, TE mit Methanol/Methanol-Wasser (TD < 5 mg Cumarin	Kapseln, Dragees	zur Besserung des Befindens bei müden Beinen. Diese Angabe beruht ausschließlich auf Überlieferung und langjähriger Erfahrung
Weinrebenblätter, ZE mit Wasser	Creme, Flüssigkeit zur Einnahme	zur Besserung des Befindens bei müden Beinen. Diese Angabe beruht ausschließlich auf Überlieferung und langjähriger Erfahrung

die sich im Nachzulassungsverfahren befinden. Allerdings wird seitens des BfArM die Qualität nicht oder höchstens stichprobenartig überprüft. Eine endgültige Entscheidung über die eidesstattliche Versicherung steht noch aus, zumal die zu erwartende europäische Regelung eine eidesstattliche Versicherung zur pharmazeutischen Qualität nicht vorsieht. Inzwischen wurden von der Kommission § 109a verschiedene Ödemprotektiva mit der Indikation zur traditionellen Anwendung" verabschiedet und als Stoff-Indikations-Liste in Bekanntmachungen im Bundesanzeiger veröffentlicht. In Tabelle 27 sind einige Beispiele für „traditionelle" Venenpräparate aufgeführt, die nach den AMR nicht zu Lasten der gesetzlichen Krankenkasse verordnungsfähig sind.

Nach 17.2. dürfen Arzneimittel nur verordnet werden „unter Voraussetzung, dass zuvor allgemeine nicht medikamentöse Maßnahmen genutzt wurden (z.B. diätetischer oder physikalischer Art, Lebensführung, körperliches Training etc), hierdurch aber das Behandlungsziel nicht erreicht werden konnte und eine medikamentöse Behandlung mit diesen Arzneimittel zusätzlich erforderlich ist. Hierunter werden unter j. Venentherapeutika zur topischen und systemischen Anwendung bei varikösem Syndrom und chronisch venöser Insuffizienz, ausgenommen Verödungsmittel aufgeführt.

Von den traditionellen Präparaten sind demnach Arzneimittel abzugrenzen, welche einen definierten Indikationsanspruch haben. Qualität, Wirksamkeit und Unbedenklichkeit müssen durch wissenschaftliches Erkenntnismaterial zum pharmakologischen Wirkprofil, zur Toxikologie, zur Pharmakokinetik, zur Wirksamkeit und Verträglichkeit (§ 22 Abs. 2 AMG) belegt werden. In der Kennzeichnung sind diese nach § 21, § 105 AMG (Zul. Nr.: ...) zugelassenen Präparate von nach § 109a AMG zugelassenen traditionellen Fertigarzneimitteln (ebenfalls Zul. Nr.: ...) dadurch zu erkennen, dass bei ersten die Indikationsangabe nicht mit dem Hinweis Traditionell angewendet bei..." beginnt. Arzneimittel, die sich noch im Nachzulassungsverfahren befinden, besitzen noch keine Zul. Nr. sondern meist lediglich die alte Registriernummer (Reg. Nr.: ...) oder keine. Nach der 10. AMG-Novelle sind ab August 2001 im Nachzulassungsverfahren befindliche Arzneimittel folgendermaßen zu kennzeichnen: Dieses Arzneimittel ist nach den gesetzlichen Übergangsvorschriften in Verkehr. Die behördliche Prüfung auf pharmazeutische Qualität, Wirksamkeit und Unbedenklichkeit ist noch nicht abgeschlossen.

Literatur

1. Richtlinien des Bundesausschusses der Ärzte und Krankenkassen über die Verordnung von Arzneimitteln in der vertragärztlichen Versorgung (1994) Arzneimittel-Richtlinie/AMR vom 31. August 1993. Dtsch Ärzteblatt 91:A-139
2. Glaeske G (1998) Pflanzliche Arzneimittel – mehr als Rationalität? In: Loew D, Rietbrock N (Hrsg) Phytopharmaka in Forschung und klinischer Anwendung IV. Steinkopff Verlag S 129–139
3. Glaeske G (1999) Evidence-based medicine aus Sicht der Krankenkassen – ein Rahmen für qualifizierte Therapiefreiheit und verbesserte Wirtschaftlichkeit? Ztschr ärztl Fortbild Qualitätssich 93:421–426
4. Sozialgesetzbuch (SGB) Gesetzliche Krankenversicherung SGB V vom 20. 12. 1988 (BGBl 1. S. 2477) zuletzt geändert durch das Gesetz vom 21. 12. 1992 (BGBl. 1, S 2266) SGB V

Kapitel 7

7 Pharmakotherapie der chronischen Veneninsuffizienz

Unstreitig zählt neben verhaltensbestimmenden Maßnahmen wie Gewichtsabnahme, Hautpflege, aktiven Bewegungsübungen, Gehen, Hochlagerung der Beine und Wechselbäder die physikalische Entstauungstherapie mittels Kompression zur Basistherapie bei der chronisch venösen Insuffizienz. Letztere lässt sich bis in die Antike zurückverfolgen. Bereits die alten Ägypter haben zur Linderung von Schmerzen und Beschwerden Bandagen angelegt. Die Wirkung der Kompression beruht auf physikalischen Eigenschaften, indem durch externe Kompression das Lumen der epifaszialen Venen eingeengt, durch Aktivierung der Venenpumpe die Strömungsgeschwindigkeit des Blutstroms in den Beinen beschleunigt und durch die Erhöhung des Gewebsdruckes das interstitielle Ödem über terminale Endstromgefäße besser abgeleitet und die transkapilläre Filtration verringert wird. Die volle Abschöpfung der Gewebsflüssigkeit und Rückresorption erfolgen aber erst durch die Mobilisation. Zu den wichtigsten Indikationen zählen (1, 2):

- primäre und sekundäre Varikose mit phlebalgischen Beschwerden,
- chronische Veneninsuffizienz aller Stadien einschließlich Ulcus cruris,
- postthrombotisches Syndrom,
- erhöhtes Thromboserisiko,
- Zusatzbehandlung bei der tiefen Beinvenenthrombose bei Kontraindikation gegen Antikoagulantien, Thrombolyse und Operation,
- oberflächliche Thrombophlebitis,
- orthostatische Dysregulation, insbesondere bei ausgeprägter Varikose,
- Lymph- und Beinödem verschiedener Genese,

- Nachbehandlung nach Varizenoperationen und Verödungsbehandlung.

Vorraussetzung sind Kenntnisse zur richtigen Auswahl des Verbandsmaterials (Kompressionsbinde, Klasse und Typen der Kompressionsstrümpfe, -strumpfhosen), Technik, Indikationsstellung sowie ausführliche Unterweisung des Patienten bezüglich des korrekten Anlegens und Wechsels. Weiterhin sind zu beachten (2, 3):

1. **Kontraindikationen**
   - fortgeschrittene periphere arterielle Verschlusskrankheit AVK (Perfusionsdruck < 50 mmHg und oder Index < 0,5),
   - akute Hautveränderungen wie nässende Stauungsdermatosen, akute septische Phlebitis,
   - Unverträglichkeit gegen das verwendete Verbandsmaterial.
2. **Risiken**
   - dekompensierte Herzinsuffizienz,
   - koronare Herzkrankheit,
   - pulmonale und portale Hypertonie,
   - schwere arterielle Hypertonie.
3. **Funktionseinschränkungen**
   - arthrotische und ankylosierende Gelenkprozesse,
   - Inaktivität der Wadenmuskelpumpe,
   - Muskelathrophie,
   - mangelhafte Patientencompliance.
4. **Erschwerung**
   - ausgeprägter Adipositas,
   - Arthrosen, Arthritiden,
   - LWS-Syndrom,
   - Ischialgien.

Zweifelsohne gehört die Kompression zur Basistherapie der chronisch venösen Insuffizienz, aber mitunter ist sie nicht ausreichend bzw. kontraindiziert. In dieser Situation ergänzt bzw. unterstützt die Pharmakotherapie das Behandlungskonzept. Entscheidend sind auch hier Kenntnisse zum pharmakologischen Wirkprofil, dem Wirkungsmechanismus, der richtigen Indikationsstellung unter Beachtung der Arzneimittelrichtlinie AMR, § 17.2, Dosierung, An-

wendungsdauer und der Unbedenklichkeit des Fertigarzneimittels. Nach aktuellem Wissensstand beinhaltet die Pharmakotherapie der chronisch venösen Insuffizienz folgende Strategie (2):
- Verbesserung der mikrovaskulären Perfusion,
- Gefäßwandschutz und Verhinderung eines Ödems,
- Ausschwemmung eines interstitiellen Ödems,
- Förderung des Lymphtransportes,
- Modulation von interstitiellen Entzündungsprozessen.

Diese Bedingungen können pharmakotherapeutisch über verschiedene Angriffspunkte erreicht werden:
- Verbesserung der vaskulären Mikrozirkulation durch Venentonika, welche das Venenlumen einengen und dadurch die Strömungsgeschwindigkeit des Blutes beschleunigen. Infrage kommen Dihydroergotamin (DHE), α-Sympathomimetika und vasoaktive Glykoside. Der ätiophatogenetische Ansatzpunkt von DHE und α-Sympathomimetika über eine „innere Kompression" die dilatierten Mikrozirkulationsgefäße zu tonisieren ist bestechend, aber durch neuere klinische Studien nicht belegt und teilweise auch problematisch, da nicht nur die Venen sondern auch die Arterien tonisiert werden und Probleme bei Patienten mit arterieller Hypertonie, koronarer Herzkrankheit, Tachykardie, Hyperthyreose, Prostatahyperplasie, Glaukom, Schwangerschaft bestehen. Digitalisglykoside wirken zwar venokonstriktorisch, ihre Bioverfügbarkeit ist unsicher, die Wirksamkeit der CVI nicht belegt und wegen zusätzlich kardialer Effekte eingeschränkt,
- Verbesserung der Perfusion in der Mikrozirkulation durch Hämorrheologika. Auch dieser Ansatz ist erkenntnistheoretisch plausibel, aber durch klinische Studien bei der CVI nicht belegt,
- Ausschwemmung von interstitiellen Wassereinlagerungen durch Diuretika, d.h. Beseitigung von Ödemen. Hierauf wird nachfolgend näher eingegangen,
- Beeinflussung der Gefäßpermeabilität, transkapillären Filtration, lokaler Entzündungsprozesse, Leukozytenadhäsion und Endothelschutz mit sog. Ödemprotektiva. Dies wird nachfolgend abgehandelt.

Literatur

1. Altenkämper H, Felix W, Gericke A, Gerlach HE, Hartmann M (1991) Phlebologie für die Praxis. de Gruyter, Berlin
2. Marshall M, Wüstenberg P (1994) Klinik und Therapie der chronischen venösen Insuffizienz. G Braun Fachverlage GmbH & Co KG, Karlsruhe
3. Loew D, Heimsoth V, Horstmann H, Kuntz E, Schilcher H, Marshall M (1992) Diuretika, Chemie, Pharmakologie und Therapie einschließlich Phytotherapie. 3. neubearbeitete und erweiterte Auflage. Thieme, Stuttgart

7.1 Stellenwert von Diuretika

Wegen der eindrucksvollen Ödemausschwemmung und Beseitigung von subjektiven Beschwerden wie Spannungs- und Schweregefühl, Beinschwellung werden von Patienten insbesondere an warmen Sommertagen Diuretika der häufig kosmetische störenden und lästig empfundenen Kompressionstherapie vorgezogen. Hierbei handelt es sich um eine symptomatische Therapie, die nicht direkt, sondern indirekt über einen Eingriff in den Salz-, Wasserhaushalt des Gesamtorganismus die im Gewebe lokalisierte Flüssigkeit beseitigt (1). Die rechtzeitige Ausschwemmung eines venösen Stauungsödems mit Diuretika ist sinnvoll, da es Ausdruck einer mangelhaften Gewebsdrainage mit der Gefahr der Entwicklung eines eiweißreichen Ödems und damit Ausgangspunkt von Ekzemen, einer Stauungsinduration und des Ulcus cruris ist (2–4). Wenn auch Diuretika die primär komprimierenden Maßnahmen nicht ersetzen, so sind sie doch in bestimmten Fällen unterstützend und ergänzend angezeigt. Basierend auf Empfehlungen des Berufsverbandes praktizierender Phlebologen kommen Diuretika bei der CVI bei folgenden Indikationen in Frage (5):

- als Hilfsmaßnahme zur initialen Beseitigung von ödematösen Zuständen, wenn wegen nässender Ekzeme ein Kompressionsverband noch nicht angelegt werden kann,
- zur Ausschwemmung eines Ödems vor Anlegen eines Kompressionsverbandes bzw. vor dem Anmessen eines Kompressionsstrumpfes,
- zur passageren bzw. wiederholten Entlastung leichterer Stauungsödeme, falls eine Kompressionstherapie abgelehnt wird, Va-

soprotektiva nicht ausreichen bzw. Kontraindikationen für eine Kompressionstherapie bestehen.

Bei Ödemen der chronisch Veneninsuffizienz kommen nur mild und protrahiert wirkende Thiazid-Derivate bzw. Analoga infrage. Diuretika sollten nur initial und kurzfristig bzw. symptomengesteuert zum Einsatz kommen. Sind die Ödeme ausgeschwemmt, sind sie abzusetzen. Zur Prophylaxe von statisch bedingten Ödemen sind Diuretika ebenso wenig geeignet wie zur Erlangung „schlanker Beine". In der Anwendung bei falschen Indikationen, in der Langzeitanwendung und in der falschen Auswahl der Diuretika liegen die Risiken und Probleme, weshalb Diuretika nicht zu Unrecht in die Kritik geraten sind. Der Grundgedanke für die Anwendung von Diuretika bei venös bedingten Ödemen beruht auf der vermehrten Salz- und Wasserausscheidung mit den Folgen eines intravasalen Anstiegs des kolloidosmotischen Drucks und damit einer vermehrten Nettoabsorption aus ödematösen Geweben. Bei der Anwendung von Diuretika sind deshalb folgende Gesichtspunkte zu beachten:

- keine Diuretika mit akuter und kurzdauernder Wirkung wie Schleifendiuretika. Aus der akuten Hypovolämie können Kreislaufstörungen, Erhöhung der Blutviskosität mit gesteigerter Thromboseneigung und durch Gegenregulation Stimulation des Renin-Angiotensin-Aldosteron-Systems resultieren. Durch Gabe von protrahiert und mild wirkenden Thiaziden/Analoga in niedriger Dosierung und im großen Dosierungsintervall kann diese Gefahr vermieden werden.
- Da Saluretika neben Natrium auch Kalium und Magnesium vermehrt ausscheiden, können Störungen in der intravasalen und interstitiellen Elektrolytzusammensetzung entstehen, die sich in den Symptomen Müdigkeit, Muskelschwäche, Muskelkrämpfe äußern. Diuretika-induzierte Kalium/Magnesiumverluste sind besonders bei digitalisierten Patienten, bestimmten chronischen Darmerkrankungen wie Morbus Crohn, Colitis ulcerosa, Diarrhöen, Herzrhythmusstörungen, Herzinsuffizienz und Diabetes mellitus problematisch. Aus diesem Grund sind Kombinationen mit Triamteren oder Amilorid den Monosubstanzen vorzuziehen.

- Nach Ausschwemmung des Ödems dürfen keine Diuretika mehr gegeben werden. Bei längerer Diuretikaanwendung kann es durch Stimulation von Gegenregulationen (sekundärer Hyperaldosteronismus) zur weiteren Wasser- bzw. Elektrolytretention im Gewebe (Pseudo-Bartter-Syndrom) kommen, mit den Folgen einer Steigerung der Diuretikadosis und Einsatz von Schleifendiuretika. In dieser Situation sind Diuretika sofort abzusetzen und der Natriumverlust paradoxerweise durch Gabe von Kochsalz zu substituieren.

Literatur

1. Loew D, Heimsoth V, Horstmann H, Schilcher H, Marshall M (1991) Diuretika, Chemie, Pharmakologie und Therapie einschließlich Phytotherapie. 3. Neubearbeitete und erweiterte Auflage. Thieme Verlag, Stuttgart
2. Fischer H (1977) Saluretika und venöse Stauung. Monatskurse ärztl. Fortbildung 27:412
3. Schneider W (1987) Zur diuretischen Therapie bei chronischer venöser Insuffizienz. Phlebol Proktol 16:147
4. Loew D (1991) Diuretika bei chronischer Veneninsuffizienz. Phlebologie 20:113–115
5. Statement des Berufsverbandes praktizierender Phlebologen (1993) Ärzte Zeitung/Forschung und Praxis 1964, 10–11

7.2 Stellenwert von Ödemprotektiva

Die chronische Veneninsuffizienz ist zwar keine lebensbedrohliche, aber eine unbedingt behandlungsbedürftige Erkrankung, da aus der Chronifizierung und den Komplikationen irreversible Folgezustände resultieren mit einer psychischen Belastung für den Patienten und einer sozioökonomischen Bedeutung für die Versichertengemeinschaft. Zur längerfristigen Anwendung kommen deshalb nur medikamentöse Maßnahmen infrage, die direkt an den Gefäßen angreifen, die Durchlässigkeit der Gefäßwände für Flüssigkeit, Eiweiß und Blutbestandteile in das Interstitium erschweren und damit das Ödem verhindern. Hierzu stehen sog. Ödemprotektiva zur Verfügung. Als Mechanismen werden kapillarabdichtende und venentonisierende Wirkungen diskutiert. Die Behinderung des Flüssigkeitsaustritts führt zur Volumenabnahme am Bein und verbessert die Gewebsversorgung mit Sauerstoff und Nährstoffen, so dass trophische Störungen wie Induration und Pigmentablagerungen zurückgehen und Ulcera abheilen. Die Venentonisierung beschleunigt den venösen Rückstrom und senkt den Venendruck. Aus dem Gesamtwirkungsprofil resultiert eine verbesserte Mikrozirkulation und Hämorrheologie. Entscheidend ist, dass Ödemprotektiva möglichst früh also bereits im Stadium I und II ausreichend lang bzw. intermittierend eingesetzt werden. Nach dem Statement des Berufsverbandes praktizierender Phlebologen vom 22. 5. 1993 (1) kommen als Anwendungsgebiete für Ödemprotektiva infrage:

- Stauungssymptome (z. B. Ödeme, Schmerzen, schwere und müde Beine, Spannungsgefühl) infolge einer venösen Hypertonie mit und ohne Zeichen der CVI.

Ödemprotektiva dienen dabei vor allem zur Stabilisierung eines erreichten Entstauungszustandes. Das Stufenschema sieht hierbei vor:

1. **Nicht spontan reversible Ödeme**
   - Primär Entstauung mit Kompression und/oder Diuretika (1),
   - Fortführung der Therapie mit Ödemprotektiva und/oder mit Kompressionstherapie abhängig vom Beschwerdebild und Stadium der Erkrankung.
2. **Spontan reversible Ödeme**
   - Ödemprotektiva, soweit Beschwerdebild und Krankheitsfortschritt es notwendig erscheinen lassen.

Bezüglich der Anwendungsdauer unterscheidet man:
3. **Intervalltherapie**
   - Überbrückung bis zur möglichen Durchführung invasiv-kausaler Maßnahmen wie Varizenchirurgie und/oder Sklerotherapie,
   - orthostatisch und/oder thermisch bedingte periphere Stauungsbeschwerden,
   - periphere Ödeme im Rahmen einer hormonellen Behandlung und/oder eines prämenstruellen Syndroms.

4. **Mögliche Dauertherapie**
- primäre und sekundäre CVI,
- Ablehnung invasiver Maßnahmen im Rahmen der freien Therapieentscheidung des Patienten.

Ähnliche Aussagen finden sich in den Leitlinien zur Diagnostik und Therapie der chronischen venösen Insuffizienz der Deutschen Gesellschaft für Phlebologie. Als Ödemprotektiva stehen chemisch definierte und pflanzliche Arzneimittel zur Verfügung. Letzte besitzen eine lange Tradition, wurden bereits in der Antike angewandt und haben sich in der Erfahrungsheilkunde bewährt. Durch die moderne Phytochemie sind inzwischen die wesentlichsten pharmakologisch relevanten Inhaltsstoffe identifiziert, im Hinblick auf die antiexsudative, gefäßabdichtende, antiphlogistische, diuretische Wirkungen untersucht und die klinische Wirksamkeit in kontrollierten, randomisierten Doppelblindstudien bei definierten Indikationen ausreichend belegt worden. Nachfolgend werden die bisher pharmakologisch, toxikologisch und klinisch im Hinblick auf Wirkprofil, Wirkdynamik und Wirksamkeit untersuchten Venenpharmaka abgehandelt.

Literatur

1. Statement des Berufsverbandes praktizierender Phlebologen (1993) Ärzte Zeitung/Forschung und Praxis 1964, 10–11
2. Gallenkemper G, Bulling BJ, Gerlach H, Jünger M, Kahle M, Klüken N, Lehnert W, Rabe E, Schwahn-Schreiber Ch (2000b) Leitlinien zur Diagnostik und Therapie der chronischen venösen Insuffizienz. Phlebologie 4:102–105

8 Chemisch definierte Ödemprotektiva

8.1 Troxerutin

8.1.1 Pharmakologisch relevante Inhaltsstoffe

Troxerutin (Abb. 31) ist ein Derivat von Rutin und wird halbsynthetisch durch Etherbildung der phenolischen Gruppe des Rutins mit 2-Chlorethanol im alkalischen Milieu erhalten und besteht zu annähernd 90% aus Trihydroxyethylrutosid. Die Substanz ist in Wasser, Methanol, Glycerol und Propylenglykol gut löslich.

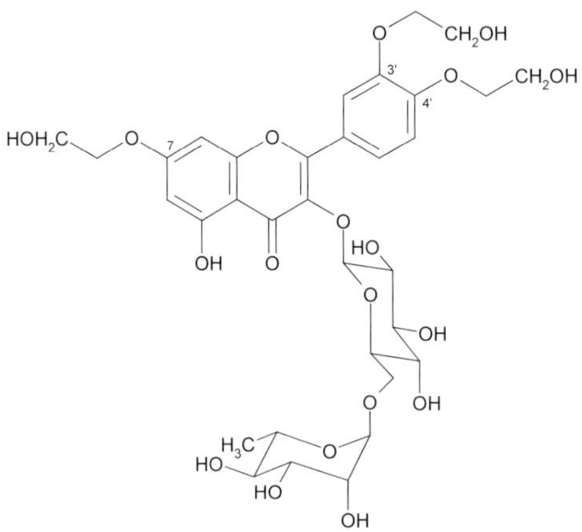

Abb. 31. Chemische Struktur von Troxerutingemisch mit dem Hauptbestandteil 3,4,7-Tris (2-hydroxyethyl)-rutosid

8.1.2 Pharmakologie und Wirkungsmechanismus

Die antiödematöse Wirkung von Troxerutin beruht auf einem erhöhten Venentonus und einer Abnahme der pathologisch erhöhten Gefäßpermeabilität (1, 2). In Dosen bis zu 2 g/kg KG p.o. werden das Dextran-, Formaldehyd-, Serotonin-, Bradykinin- und Hyaluronidase-induzierte Ödem, nicht jedoch das Histaminödem gehemmt. Am thermisch-induzierten Ödem (i.v. Applikation) bzw. bei einer zusätzlichen Lymphstauung durch eine Ligatur (i.p. Applikation) verhinderten Hidrosmin, Troxerutin und Cumarin nach 2 und 4 h dosisabhängig das experimentell erzeugte Ödem an der Hinterpfote von Ratten (3). Am Modell der Laser-induzierten Mesenterialvenenthrombose der Ratte wurde weiterhin nach 10 mg/kg KG Troxerutin eine antithrombotische Wirkung in venösen und nach 50 mg/kg in arteriellen Gefäßen gezeigt. In vitro hatte Troxerutin keinen Einfluss auf Gerinnungsparameter, hemmte in der Konzentration von 100 µg/ml die Thrombozytenaggregation (4) und in zwei weiteren Tests die Erythrozytenaggregation (5, 6).

Bei Patienten mit chronischer Veneninsuffizienz hemmte Troxerutin ebenfalls die Thrombozyten- sowie Erythroztenaggregation und erhöhte die Verformbarkeit der Erythrozyten (7–9). Die Verabreichung von 15 mg/kg Troxerutin an 24 Patienten mit einer chronisch venösen Insuffizienz verbesserte hämosteologische Parameter. Im Vergleich zu Placebo fielen Euglobulinlyse-Zeit, Blutviskosität und Erythrozytenaggregtion signifikant ab, während Gewebsplasminogen (t-PA) signifikant anstieg. Parallel dazu besserten sich die mit der Dehnungsstreifen-Plethysmographie erfassten hämodynamischen Effekte wie venöse Kapazität, venöser Ausstrom und Venentonus (10). Nach fluoreszenzmikroskopischen Untersuchungen von exstirpierten Venen wird Troxerutin in Venen eingelagert. Die höchste Intensität fand sich in der äußeren, gefolgt von der inneren und mittleren Venenwand (11, 12). Ähnliche Einlagerungen sind auch von anderen Hydroxyethylrutosiden bekannt (13). Als möglicher Wirkungsmechanismus von Troxerutin werden Verbesserung der Mikrozirkulation, Radikalfängereigenschaften mit endothelprotektiven Eigenschaften diskutiert (14, 15).

8.1.3 Toxikologie

Akute und chronische Toxizität. Die LD_{50} bei der Ratte beträgt 45 g/kg KG p.o. bzw. 27 g/kg KG i.p. Nach oraler Verabreichung von 1,25 g/kg über einen Monat an Ratten und 100 mg/kg KG i.v.

an Hunden wurden morphologisch und histologisch keine substanzbedingten toxikologischen Veränderungen festgestellt (2).

Reproduktionstoxikologie. An verschiedenen Tierspezies wurden teratogene und embryotoxische Wirkungen ausgeschlossen. Auf die Fertilität von 3 Generationen von Ratten sowie deren peri- und postnatale Entwicklung hatte Troxerutin keinen negativen Einfluss (16, 17).

Mutagenität. In In-vitro- (Ames-Test, Punktmutations-Test V79/HPRT, Metaphasen von menschlichen Lymphozyten) und In-vivo-Tests (Mikronukleus-Test der Maus) war Troxerutin nicht mutagen (18).

Zusammenfassend ist demnach die Toxikologie von Troxerutin unzureichend untersucht. Es liegen nur ältere toxikologische Daten vor. Auf Grund der langen Anwendung von Troxerutin kann jedoch ein mögliches Risiko abgeschätzt werden, was im Bedarfsfall bei Auftreten von Problemen durch ergänzende bzw. wiederholende Untersuchungen abzuklären ist.

8.1.4 Pharmakokinetik

Nach tierexperimentellen Untersuchungen (19, 20) wird Troxerutin infolge der guten Wasserlöslichkeit zu 10–15% aus dem Gastrointestinaltrakt resorbiert, unterliegt einem enterohepatischen Kreislauf und ist zu ca. 30% an Plasmaproteine gebunden. Die Substanz verteilt sich schnell in allen Geweben und kumuliert in Venen. Zur Humanpharmakokinetik von Troxerutin liegen drei Studien mit einer geringen Fallzahl vor. Troxerutin wurde mit HPLC bzw. spektrophotofluorimetrisch bestimmt (10, 21, 22). In der Studie von Auteri et al. (10) erhielten 24 Patienten mit einer chronisch venösen Insuffizienz 15 mg/kg KG Troxerutin. Maximale Plasmaspiegel wurden zwischen der 4. und 6. Stunde erreicht. Dittrich et al. (21) gaben in einer offenen cross-over-Studie 6 Probanden 900 mg Troxerutin als Filmtablette bzw. als wässrige Trinklösung (Abb. 32).

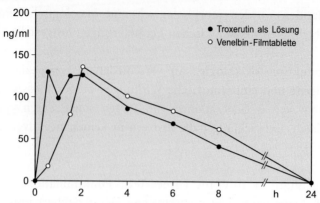

Abb. 32. Plasmakonzentrations-Zeitverlauf nach oraler Gabe von 900 mg Troxerutin als Filmtablette (Venelbin) bzw. als Lösung (21)

Maximale Plasmaspiegel traten bei der Lösung nach 0,5–2 h und bei der Filmtablette zwischen 1,5 h auf. Die Plasmakonzentration fiel mit einer mittleren Halbwertszeit von 3,83 h bei der Lösung und von 5,53 h bei der Filmtablette ab. Die relative Bioverfügbarkeit betrug 97,8 ± 37,1%. Im 24 h Sammelurin wurden an unverändertem Troxerutin nur 0,12% der Dosis gefunden. Demgegenüber fanden Ritschel et al. (22) nach Verabreichung von 500 mg Troxerutin an 8 Probanden mit einer spektrophotofluorimetrischen Methode 8,6% unveränderte Substanz im Urin innerhalb von 120 Stunden. Die terminale Halbwertszeit betrug 18,3 Stunden.

Zusammengefasst liegen zur Humanpharmakokinetik von Troxerutin spärliche Untersuchungen und darüber hinaus nur an wenigen Probanden vor. Die pharmakokinetischen Daten sind widersprüchlich und inkongruent. Eine Überprüfung und Vervollständigung der Datenlage nach heutigen Kriterien mit einer validierten analytischen Methode ist geboten.

8.1.5 Klinische Wirksamkeit

Zur Humanpharmakologie und klinischen Wirksamkeit von Troxerutin liegen nur wenige kontrollierte Studien vor, die nach den Leitlinien zur Prüfung von Arzneimitteln der CVI durchgeführt wurden. In 3 Prüfungen (23–25) wurde der Einfluss von Troxerutin auf Hämorrheologie, Hämostaselogie, Mikrozirkulation, transkutanen Sauerstoffpartialdruck und funktionelle Venenparameter bei Patienten mit einer chronisch venösen Insuffizienz untersucht. In der randomisierten Doppelblindstudie von Boisseau et al. (23) bei 85 Patienten mit einer CVI Stadium I–II hemmte Troxerutin signifikant die Erythrozytenaggregation und steigerte nach 10-minütiger venöser Okklusion die fibrinolytische Aktivität bestimmt mit der Euglobulin-Lyse-Zeit und der tPA-Aktivität. Vin et al. (24) behandelten 79 Patienten mit einer CVI in einer randomisierten multizentrischen Doppelblindstudie nach einer 15-tägigen Placebo-Run-in-Phase mit 3500 mg/d Troxerutin oder Placebo über 2 Monate. Zielgrößen waren Einfluss auf subjektive Symptome Knöchelumfang, Wiederauffüllzeit, Erythrozytenaggregation und Fibrinogenspiegel. Signifikant gebessert wurde das Schweregefühl in den Beinen, ferner zeigte sich eine tendenzielle Abnahme der Schwellung aber kein Effekt auf den Knöchelumfang. Die plethysmographisch erfasste Wiederauffüllzeit war uneinheitlich, die Fibrinogenspiegel blieben unbeeinflusst, während die Erythrozytenfunktionen signifikant gebessert wurden (24). Ähnliche hämorheologische und mikrozirkulatorische Ergebnisse wurden von Incandela et al. (25) mitgeteilt. 30 Patienten mit einer CVI Stadium I–II wurden in einer randomisierten Doppelblindstudie entweder mit 3500 mg Troxerutin oder Placebo behandelt. Nach 8 Wochen bestanden zwischen Verum und Placebo in den Duplex- bzw. Lichtreflexionsrheographie wie venoarteriolem Reflux, Wiederauffüllzeit und pCO_2 kein Unterschied, wohl aber bei der transkutanen pO_2-Messung und in der Erythrozytenaggregation zugunsten Verum. Von diesen humanpharmakologischen Untersuchungen abgesehen, existiert zur klinischen Wirksamkeit nur eine Studie, in der bei 12 menopausalen Patientinnen mit einer CVI Stadium II 900 mg HR mit 900 mg Troxerutin über 12 Wochen – mit einer anschließenden 4-wöchigen Nachbeobachtung – verglichen wurden (26). Zielgrößen waren Beinvolumina (Wasserverdrängung) und subjektive Symptome (visuelle Analogskala). Beinvolumina und subjektive Beschwerden nahmen nach HR und Troxerutin ab. Die Effekte waren unter HR wesentlich stärker und hielten nach Absetzen über 4 Wochen an, während nach Ende der Troxerutin-Gabe rasch der Ausgangsbefund erreicht wurde.

Zusammengefasst ist die Humanpharmakodynamik ausreichend die klinische Wirksamkeit von Troxerutin aber nur unzureichend untersucht. Es liegen keine Studien nach den Leitlinien zur klinischen Prüfung von Arzneimitteln zur Behandlung der CVI vor. Zur Absicherung des Anwendungsgebietes chronisch venösen Insuffizienz sind randomisierte placebo-kontrollierte bzw. referenzkontrollierte Studien erforderlich.

8.1.6 Dosierung, Anwendungsdauer

Als übliche Tagesdosis werden 900 mg verteilt auf drei Einzeldosen empfohlen. Die Tagesdosis kann auf 1800 mg gesteigert werden. Die Einnahme soll während oder kurz nach der Mahlzeit mit reichlich Flüssigkeit erfolgen. Die Anwendungsdauer hat sich nach den Beschwerden zu richten. Im Allgemeinen reicht eine 3 bis 4-wöchige Behandlung aus. Da mit einer Nachwirkung zu rechnen ist, kann eine Therapiepause eingelegt werden mit anschließender symptomorientierten Intervallbehandlung. Diese Empfehlungen sind jedoch nicht ausreichend belegt.

8.1.7 Nebenwirkungen, Wechselwirkungen, Risikogruppen, Schwangerschaft, Stillzeit

Zu seltenen unerwünschten Arzneimittelwirkungen zählen gastrointestinale Beschwerden (Diarrhoen bzw. Obstipation), allergische Hautreaktionen, Gesichtsröte (Flush) und Kopfschmerzen, die nach Absetzen abklingen. Wechselwirkungen mit anderen Arzneimitteln und Risikogruppen sind bisher nicht bekannt. Obwohl nach toxikologischen Untersuchungen keine Anhaltspunkte für eine Embryotoxiziät und Teratogenität bestehen, sollte Troxerutin in der Schwangerschaft nur nach Rücksprache mit dem behandelnden Arzt und einer sorgfältigen Nutzen/Risiko-Abwägung angewandt werden.

Literatur

1. Gabor M, Blaszo G (1972) Pharmacologic effect of flavonoids on blood vessels. Simp Angiol Santor 9:355
2. Harper HK (1966) Arzneim Forsch 16:1556
3. Guitana A, Raczka E (1999) Anti-edematous effect of Hidrosomin on thermal injury oedma and acute lymphoedma in the rat hind leg. Pharm Pharmacol Comm 133-136
4. Krupinski K, Giedrojc J, Bielawiec M (1996) Effect of Troxerutin on laser-induced thrombus formation in rat mesenteric vessels, coagulation parameter and platelet function. Polish J Pharmacol 48:335-339
5. Stoltz JF, Donner M (1981) L'hémorrhéologie en pratique clinique. Application a l'étude in vitro de la troxérutine. Rev Fr Gynecol Obstet 86:200-205
6. Müller S, Donner M, Siadat M, Stoltz JF (1989) Importance de l'aggregation erythrocytaire en hemorrheologie. Etude rheologique in vitro de la troxerutine. Arteres Veines 8:518-523
7. Sonnenfeld T, Ekestöm S, Lal Koul BJ Thor (1985) Cardiovasc Surg 19:85-87
8. Boisseau M, Freyburger G, Busquet M, Beylot C (1986) Aggregation erythrocytaire et parametres hemorrheoloquies chez L'insuffisant veineux. Influence de la troxerutine. Arteres Veines 5:231-234
9. Ledevehat C, Vimeux M, Bondoux G (1989) Hemorrheological effects of oral troxerutin treatment versus placebo in venous insufficiency of lower limbs. Clin Hemorrheol 9:543-552
10. Auteri A, Blardi P, Frigerio C, de Lillo L, di Perri T (1990) Pharmacodynamics of Troxerutine in patients with chronic venous insufficiency: Correlation with plasma drug levels. Int J Clin Pharm Res X 235-241
11. Pathwardhan A, Carlsson K, Poullain JC, Taccoen A, Gerentes I. (1995) The affinity of troxerutin for venous wall measured by laser scanning microscopy. J Cardiovasc Surg 36:381-385
12. Carlsson K, Patwardhan A, Poullin JC, Gernetes I (1986) Transport et fixation de la troxerutine dans paroi veineuse. J Maladies Vasculaires 21:270-274
13. Neumann HAM, Carlsson K, Brom GHM (1992) Uptake and localisation of O-(β-hydroxyethyl)-rutosides in the venous wall, measured by laser scanning microscopy. Eur J Clin Pharmacol 43:423-426
14. Blasig IE, Loewe H, Ebert B (1988) Effect of Troxerutin and Methionine on spin trapping of free Oxy-radicals. Biomed Biochim Acta 47:252-255
15. Hladovec J (1986) Protective effect of oxygen-derivated free radical scavengers on the endothelium in vivo. Physiol Bohemolsovaca 35:98-103
16. Preuss-Ueberschär C, Ueberschär S, Grote W (1984) Reproduktionstoxikologische Untersuchungen an Ratten nach oraler Verabreichung eines Benzopyron-Präparates. Arzneim Forsch 34(10):1305-1313
17. Preuss-Ueberschär C, Ueberschär S (1988) Licht- und elektronenmikroskopische Untersuchungen zur Hepatotoxität von Benzopyronen in Abhängigkeit von Dosis und Anwendungsdauer. Arzneim Forsch 38(9):1318-1326

18. Marzin D, Vo Pji H, Oliver Ph, Suzieres J (1987) Study of mutagenic activity of Troxerurtin, a flavonoid derivative. Toxicol Lett 35:297–305
19. Barrow W, Griffiths LA (1974) Metabolism of Hydroxyethylrutosides II. Excretion and metabolism of THER and related compounds in laboratory animals after parenteral administration. Xenobiotica 4:1
20. Barrow A, Griffiths LA (1974) Metabolism of the Hydroxyethylrutosides, III. The Fate of oral administered Hydroxyethylrutosides in laboratory animals. Metabolism by rat intestinal microflora in vitro. Xenobiotica 4:743–754
21. Dittrich P, Ostrowski J, Beubler E, Schraven E, Kukovetz W (1985) HPLC-Bestimmung von Troxerutin im Plasma und Harn nach oraler Gabe am Menschen. Arzneim Forsch 35:765–767
22. Ritschel WA, Kaul S (1981) Cumulative urinary excretion of 3,4,5,-Tri-O-(β-hydroxyethyl) rutoside upon peroral administration in man. Sci Pharm 49:57–61
23. Boisseau MR, Taccoen A, Garrreau C, Vergnes C, Roudaut MF, Garreau-Gomez B (1995) Fibrinolysis and hemorrheology in chronic venous insufficiency: a double blind study of Troxerutin efficiency. J Cardiovasc Surg 36:369–374
24. Incandela I, de Sanctis MT, Ceasarone MR, Laurora G, Belcaro G, Taccoen A, Gerentes I (1996) Efficacy of Troxerutin in patients with chronic venous insufficiency; a double-blind placebo-controlled study. Adv Ther 13:161–166
25. Vin F, Chabanel A, Taccoen A, Ducros J, Gruffaz J, Hutinel B, Maillet P, Samama M (1994) Double-blind trial of the efficay of Troxerutin in chronic venous insufficiency. Phlebology 9:71–76
26. Rehn D, Golidin G, Nocker W, Diebschlag W, Lehmacher W (1993) Comparison between the efficacy and tolerability of Oxerutins and Troxerutin in the treatment of patients with chronic venous insufficiency. Arzneim Forsch 43:1060–1063

8.2 Hydroxyethylrutoside

8.2.1 Pharmakologisch relevante Inhaltsstoffe

O-(β-hydroxyethyl)-rutoside (Oxerutin, HR) sind ein standardisiertes Gemisch von einfach, zweifach, dreifach und vierfach hydroxyethylierten Rutosiden, bestehend aus ca. 5% Monohydroxyethylrutosid, ca. 34% Dihydroxyethylrutosid, ca. 46% Trihydroxyethylrutosid (Troxerutin) und ca. 5%Tetrahydroxyethylrutosid (Abb. 33). Durch Substitution der phenolischen Gruppe mit Hydroxyethylresten wird die Löslichkeit von Rutin verbessert mit den Folgen einer höheren Resorption im Magen-Darm-Trakt sowie einer Abnahme von metabolischem Abbau und Toxizität.

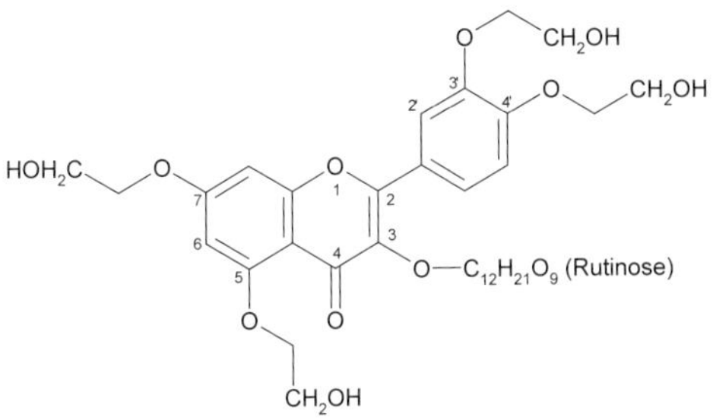

Abb. 33. Chemische Struktur von O-(β-hydroxyethyl)-rutosiden

8.2.2 Pharmakologie und Wirkungsmechanismus

Das Wirkprofil der Einzelfraktionen wie des Gesamtproduktes von O-(β-hydroxyethyl)-rutosiden (HR) ist von zahlreichen Autoren an verschiedenen experimentellen Modellen untersucht worden z.B. der Einfluss auf die mikrovaskuläre Permeabilität, Mikrozirkulation, Endothelschutz, kapilläre Filtration, Ödembildung, Hemmung der Lipidperoxidation mit Bildung freier O_2-Radikalen, Einfluss auf die Cyclooxygenase, Entzündungsmediatoren, Erythrozyten-, Thrombozytenaggregation. Nach einem thermischen Trauma bei Hunden fielen nach i.v. Applikation von 100 mg/kg HR die Proteinkonzentration in den Lymphgefäßen, der Lymphfluss und der Plasmavolumenverlust ab (1–3). Eine Hemmung der erhöhten Permeabilität nach oraler, intravenöser, subkutaner Applikation von HR wurde u.a. an posttraumatischen und entzündlichen Modellen bei Ratten und Hamstern gezeigt (4–6). Nach Michel et al. (7) ist Dihydroxyethylrutosid für die kapillarabdichtende Wirkung entscheidend. HR hemmte an Ratten das statisch und postischämisch ausgelöste Ödem (8–10).

Dieser positive Einfluss von HR auf die Permeabilität konnte in humanpharmakologischen Untersuchungen (11) und bei Patienten mit chronisch venöser Insuffizienz anhand der Na^+-Clearance des subkutanen Fußgewebes (12) bestätigt werden. Darüber hinaus hemmte HR die kapilläre Filtrationsrate bei Probanden, bei Patienten mit chronisch venöser Insuffizienz (13, 14), beim idiopathischem Ödem (15), bei venöser Hypertonie und diabetischer Mikroangiopathie (16). Nach Roztocil et al. (14) ist der Effekt dosisabhängig und steigt bei einer CVI nach 300 mg auf ca. 32% und auf 50% nach 900 mg. Rehn et al. (17) prüften bei gesunden Probanden am statischen Modell (1 Stunde stehen) die Wirkung auf das Beinvolumen. Nach 3 wöchiger Gabe von 1 g/Tag HR sank der Beinumfang in der Verumgruppe mit 8% signifikant stärker als nach Placebo. Bei Patienten mit Varikosis und chronisch venöser Insuffizienz erhöhten HR 1–2 g/Tag über 4 Wochen verabreicht, pO_2 um 35% sowie den O_2-Gehalt um 30% und reduzierte den O_2 Verbrauch (18). Neumann et al. (19) untersuchten in einer Doppelblindstudie den Einfluss von 2 g/Tag HR und Placebo auf den transkutanen Sauerstoffpartialdruck ($TcPO_2$) und die Wiederauffüllzeit (Lichtreflexionsrheographie) bei je 25 Patienten mit einer CVI-Stadium II–III. Während sich in der Placebo-Gruppe keine Veränderung zeigten, stiegen unter HR $TcPO_2$ und die Wiederauffüllzeit innerhalb von 2 Wochen signifikant an, der Effekt hielt über 4 Wochen an. Eine verbesserte Wiederauffüllzeit wurde auch von Stemmer et al. (20) bei Patienten mit Varikosis mit und ohne CVI nach 1–3 g/Tag HR über 3 Wochen beschrieben. Burnand et al. (21) berichten über einen erhöhten transkutanen Sauerstoffgehalt in der Haut bzw. Ulcus cruris. In vitro (22, 23) und in vivo (24) hemmte HR die Aggregation von Erythrozyten sowie Thrombozyten und verbessert damit die Viskosität und Fließeigenschaft des Blutes.

Ätiopathogenetisch liegen der CVI eine venöse Hypertonie mit Kapillarerweiterung und eine erhöhte Permeabilität mit Transsudation von Flüssigkeit und Eiweiß zugrunde. Folgen der perikapillären Eiweißablagerung und Fibrinogenpolymerisation sind Mikrozirkulationsstörungen mit Aktivierung und Adhäsion von Leukozyten in den Kapillaren (25). Weiterhin verursacht die chronische Blutstauung in den Beinvenen eine Ischämie mit einer verminderten Sauerstoffversorgung der Endothelzellen. Folgen der lokalen Hypoxie sind eine Stimulierung von Wachstumsfaktoren sowie ein Abfall von Adenosin-Triphosphat (ATP) mit Aktivierung der Phospholipase A_2 und damit die Freisetzung von proinflammatorischen Prostaglandinen, Thromboxan A_2, des plättchenaktivierenden Faktors (PAF) und einer erhöhten Adhärenz von neutrophilen Zellen am Endothel (26, 27). Derzeit konzentriert sich die Erforschung der Pathogenese peripherer chronischer Venenerkrankungen auf die venuläre Barriere zwischen Blut und Interstitium, da eine leukozytär induzierte Überaktivierung der Endothelzellen die Initialzündung für die akuten und chronischen Störungen darstellt (28, 29). Basierend auf den experimentellen und humanpharmakologischen Ergebnissen lässt sich der mögliche Wirkungsmechanismus von HR bei der CVI erklären (30). Die Erythrozyten-, Thrombozytenaggregation werden gehemmt, woraus zunächst eine verbesserte kapilläre Fließeigenschaft mit Sauerstoffversorgung resultieren. HR wird in endotheliale und subendotheliale Venenwände eingelagert (31) und entfaltet dort vermutlich einen Endothelschutz, in dem es die Freisetzung von O_2-Radikalen (30, 32) und Entzündungsmediatoren verhindert. So hemmte HR in vitro an hypoxisch geschädigten menschlichen Zellen dosisabhängig den Abfall von ATP, die Freisetzung von Prostaglandinen und die Adhäsion von neutrophilen Zellen. Bei Konzentrationen von 500 µg/l betrug die Hemmung 70–90% (33). Roland et al. (34) haben mit der gleichen Konzentration identische Hemmeffekte auf die Adhäsion von neutrophilen Zellen und die stimulierte Phospholipase A_2 mit Freisetzung von Leukotrienen (LTB4) gefunden.

Zusammengefasst besteht HR aus mehreren Einzelfraktionen, wobei das Gesamtprodukt wirksamer ist als die jeweiligen Einzelkomponenten. HR hemmt die Permeabilität, kapilläre Filtration mit Exsudation von Flüssigkeit und Proteinen, die Ödembildung, die Adhäsion von neutrophilen Zellen an der Gefäßwand, die Freisetzung von O_2-Radikalen und Entzündungsmediatoren, erhöht die venöse Wiederauffüllzeit und verbessert die lokale Sauerstoffversorgung. Als möglicher Wirkungsmechanismus wird ein direkter Einfluss auf endotheliale und subendotheliale Venenstrukturen diskutiert. Durch die verbesserte Fließeigenschaft steigt die Sauerstoffversorgung und die hypoxisch ausgelöste Adhäsion von neutrophilen Zellen sowie die Freisetzung von proinflammatorischen Prostaglandinen, Thromboxan A_2 und Leukotrienen sinken. Die experimentellen und humanpharmakologischen Ergebnisse sind in sich plausibel und lassen einen ätiopathogenischen Einfluss von HR bei der chronisch venösen Insuffizienz vermuten.

8.2.3 Toxikologie

O-(β-Hydroxyethyl)-rutoside sind nach einmaliger oraler und parenteraler Verabreichung an Maus, Ratte, Kaninchen und Hunden untoxisch. Eine LD_{50} konnte bis zur Dosis von 5 g/kg nicht bestimmt werden. Auch die subakute Gabe von HR an Ratten (bis zu 1,5 g/kg KG) bzw. Hunden (bis 0,5 g/kg KG) erbrachten makroskopisch und histologisch keine substanzspezifischen Veränderungen. Ähnlich negativ verlief auch die Prüfung auf chronische Toxizität über 52 Wochen an Mäusen (5 g/kg KG) und Ratten (no effect level bei 0,9 g/kg KG). Tierexperimentell konnten ebenfalls embryotoxische, teratogene bzw. peri- und postpartale Eigenschaften von HR ausgeschlossen werden. 3 in-vitro-Tests (Salmonella typhymurium, Maus-Lymphom-Zellen L5178Y, Transformation in Balb/3T3-Zellen) sowie der Micronucleus-Test ergaben keine Hinweise auf Mutagenität. Zur Karzinogenität liegen zwar keine Untersuchungen vor, ein tumorinduzierendes und tumorpromovierendes Potential kann auf Grund negativer toxikologischer und mutagener Daten und einer über 30-jährigen klinischen Anwendung ausgeschlossen werden (35).

Zusammengefasst ist HR toxikologisch ausreichend untersucht und kann im klinisch verwendeten Dosisbereich als unbedenklich eingestuft werden. Die langjährige klinische Anwendung spiegelt die subjektiven und organbezogenen Nebenwirkungsprofile am Patienten besser als präklinische Untersuchungen an Tieren. Dies schließt jedoch nachträgliche toxikologische Untersuchungen im Einzelfall nicht aus.

8.2.4 Pharmakokinetik

Wie bereits ausgeführt ist Oxerutin ein partialsynthetisch hergestelltes Rutosid mit den drei Komponenten Mono-HR, Di-HR, Tri-HR und Tetra-HR, wobei Di-HR und Tri-HR dominieren, während Mono-HR und Tetra-HR nur zum geringen Anteil enthalten sind. Komplexizität des Produktes und hohe Bindung an biologische Membranen erschweren humanpharmakokinetische Untersuchungen. Die Substitution von Hydroxylgruppen erhöht die Wasserlöslichkeit (35, 36, 37), die Resistenz gegenüber einem bakteriellen Abbau von HR im Darmtrakt und die Proteinbindung. Nach Applikation von 10 mg/kg KG ^{14}C-markiertem HR beträgt bei der Ratte die Resorptionsquote ca. 15% und fällt mit steigender Dosis (35). HR erreicht rasch die meisten Organe, hohe Konzentrationen finden sich in Leber, Niere insbesondere aber auch in Arteriolen und Venen (35), die Penetration ins zentrale Nervensystem ist gering. Die Verteilung ist reversibel ohne Anhaltspunkte für eine Retention von HR bzw. von Metaboliten (35, 39–41). Die Proteinbindung liegt bei ca. 30% (38). Als Metaboliten (Abb. 34) wurden bei der Ratte HR-Glykoside und Glucuronide in Urin und Galle (14–20% der verabreichten Dosis) gefunden (36, 37, 42–44). Die Ausscheidung erfolgt zu ca 65% biliär mit einem ausgeprägten enterohepatischen Kreislauf (36, 37, 43) und der Rest innerhalb 24–48 Stunden renal (35). HR passiert nicht die Bluthirnschranke, nur Spuren finden sich in der Plazenta von Maus und Ratte sowie Milch von säugenden Ratten (35).

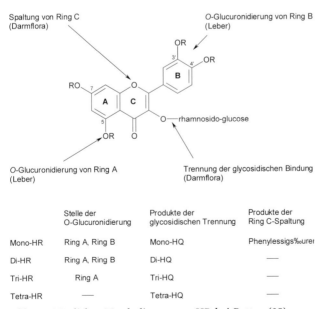

Abb. 34. Möglicher Metabolismus von HR bei Ratten (35)

Aus ethischen und sicherheitspharmakologischen Gründen sind Untersuchungen mit markiertem HR bei Probanden heute nicht mehr möglich. Dennoch erlauben frühere Untersuchungen mit ^{14}C-markiertem HR an einer kleinen Anzahl von gesunden Personen Aussagen zu wichtigen pharmakokinetischen Parametern. Nach oraler Verabreichung von 300 mg ^{14}C-HR bei drei Probanden wurden maximale Plasmaspiegel nach 2–9 Stunden (45) bzw. 3–6 Stunden (46) gemessen. Die Proteinbindung liegt ähnlich den Tierexperimenten bei 27–29%, ist reversibel und beträgt für Tetra-HR 5,4%, 11,6% für Tri-HR, 21,6% für Di-HR und 52,5% für Mono-HR (47). Zur Humanpharmakokinetik liegt keine Studie vor, in der alle Fraktionen von HR bestimmt wurden. Nach i.v. Verabreichung von 1–1,5 g HR an gesunde Probanden fielen Di-HR und Tri-HR biphasisch rasch ab, so dass innerhalb von 4 Stunden die Nachweisgrenze unterschritten wurde. Tetra-HR war dagegen nach 6–8 Stunden noch im Plasma nachweisbar (48). Abbildung 35 zeigt den Plasmakonzentrations-Zeitverlauf von HR bzw. von Metaboliten nach oraler Gabe verschiedener Dosen von HR bei Probanden. Nach 900 mg p.o. Tri-HR werden rasch maximale Plasmaspiegel von Tri-HR + Glucuronide erreicht, die Substanz wird mit einer Halbwertszeit von 3,8 Stunden eliminiert (49). Mit einer sensiblen Nachweismethode lag nach 2000 mg p.o. Tri-HR der unveränderte Wirkstoff im Plasma im unteren Bereich der Nachweisgrenze von 0,5 ng/ml (35). Nach Hackett et al. (50) werden nach oraler ^{14}C-HR Gabe rasch Plasmaspiegel erreicht, die innerhalb 40 Stunden rasch und anschließend langsam abfallen. Mögliche Ursache hierfür ist eine anhaltende Verteilung im Gewebe mit langsamer Rückdiffusion in die Zirkulation. Dies wird u. a. durch die hohe Affinität von HR zum venösen Endothel bestätigt (51). Daneben existieren Hinweise für einen enterohepatischen Kreislauf (52). HR wird in der Leber glucuronidiert und vorrangig biliär und zum geringen Anteil renal ausgeschieden (3–6% der verabreichten Aktivität innerhalb von 48 Stunden). Die Eliminationshalbwertszeit von Tri-HR, der Hauptkomponente von HR variiert von 13,5–25,7 Stunden (53).

Zusammengefasst fehlen wegen der Komplexität mehrerer Einzelfraktionen und methodischer Schwierigkeiten bisher Unterlagen zur Humankinetik von HR. Basierend auf tierexperimentellen Un-

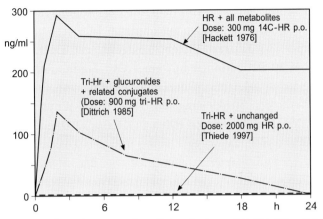

Abb. 35. Plasmakonzentrations-Zeitverlauf von HR, Tri-HR mit Metaboliten

tersuchungen und vereinzelter Verabreichung von ^{14}C-markiertem HR lässt sich das pharmakokinetische Verhalten von HR ableiten. Danach werden die Einzelfraktionen rasch resorbiert, HR unterliegt einem ausgeprägten Metabolismus und wird vorrangig biliär, aber auch renal eliminiert. Die Proteinbindung der Einzelfraktion ist unterschiedlich, reversibel und beträgt insgesamt für HR ca. 30%. HR besitzt eine hohe Affinität zum Gewebe insbesondere zu Arteriolen und Venen. Die Eliminationshalbwertszeit der Hauptfraktion Tri-HR variiert individuell sehr stark und beträgt 13,5–25,7 Stunden, weshalb eine retardierte Darreichung aus pharmakokinetischer Sicht nicht sinnvoll ist.

8.2.5 Klinische Wirksamkeit

Im Gegensatz zu Troxerutin liegen zu HR neben zahlreichen älteren Erfahrungsberichten, offenen bzw. placebo-kontrollierten Doppelblindstudien neuere humanpharmakologische Untersuchungen, randomisierte Doppelblindstudien und Metaanalysen vor. In den älteren Studien ist das Stadium der CVI selten definiert, die Fallzahl gering und die klinische Wirksamkeit anhand von Umfangsmessungen bzw. subjektiven Beschwerden belegt (54–59). Tabelle 28 fasst deshalb nur die weitgehend nach den Leitlinien zur klinische Prüfung von Arzneimitteln zur Behandlung der CVI durchgeführten klinischen Studien zusammen.

In einer 3-wöchigen Placebo-kontrollierten Doppelblindstudie wurde bei 30 Patientinnen mit einer CVI Stadium II anhand von volumetrischen Messungen die antiödematöse von O-(Beta-Hydroxyethyl)-rutosid Trinklösung auf die Dosis-Wirkungsbeziehung geprüft. Verabreicht wurden 600 mg, 900 mg 1200 mg und 1500 mg oder Placebo (60). Zwischen Placebo und den 4 Verumgruppen bestand ein signifikanter Unterschied in der Hauptzielvariablen „Schwellungsvolumen", jedoch am Studienende keine Signifikanz zwischen den 4 Dosierungen. Ähnlich besserten sich auch die subjektiven Symptome wie müde, schwere Beine, Spannungsgefühl und Kribbeln. 4 Wochen nach Absetzen war bei der Nachuntersuchung nur ein leichter Rückgang der Ziel- und Begleitvariablen gegenüber dem Ausgangswert aufgetreten, ein Hinweis auf eine anhaltende Wirkung in der behandlungsfreien Zeit. Diese Ergebnisse wurden in einer weiteren randomisierten Placebo-kontrollierten Doppelblindstudie bei 60 Patientinnen mit einer CVI Stadium II bzgl. der Dosis (HR Tagesdosis 500 mg bzw. 1000 mg) und Zeitwirkung (12 Wochen) überprüft (61). In beiden Verumgruppen besserten sich nach 4 Wochen gegenüber Placebo signifikant die subjektiven Beschwerden und das Beinvolumen. Der Effekt von 1000 mg HR war deutlich stärker und hielt länger an als die Dosis von 500 mg HR (61). Cloarec et al. (62) behandelten 104 Patienten mit einer CVI Stadium II (dopplersonographisch, plethysmographisch bestätigt) nach einer 1-monatigen Placebo-Run-in Phase mit 2×1 g/d HR oder Placebo über 12 Monate. In der Verumgruppe nahmen Waden-, Knöchelumfänge, Beinödem, die typischen subjektiven Beschwerden und der plethysmographisch bestimmte venöse Ausstrom signifikant ab. In der Studie von Rehn et al. (63) wurden 900 mg HR mit 900 mg Troxerutin bei 12 menopausalen Patientinnen mit einer CVI Stadium II über 12 Wochen verglichen und anschließend über 4 Wochen nachbeobachtet. Zielgrößen waren Beinvolumina (Wasserverdrängung) und subjektive Symptome (visuelle Analogskala). Pathologische Beinvolumina und subjektive Beschwerden nahmen nach HR und Troxerutin ab. Die Effekte waren unter HR wesentlich stärker und hielten nach Absetzen über 4

Wochen an, während nach Troxerutin rasch der Ausgangsbefund erreicht wurde. Ziel der Folgestudie war die Ermittlung der Initial-, und Erhaltungsdosis bzw. der Vergleich mit Rosskastaniensamenextrakt (64). Nach einer 1-wöchigen Placebo-Run-in-Phase erhielten 137 postmenopausale Patientinnen mit einer CVI Stadium II 1000 mg/Tag HR, oder in den ersten 4 Wochen 1000 mg/Tag und danach 500 mg/Tag HR bzw. 600 mg/Tag Rosskastaniensamenextrakt. Zielgröße der konfirmatorischen Studie war die Abnahme des Beinvolumens (Wasserverdrängung) in Form der Fläche unter der Kurve (AUC) über 12 Wochen. In allen drei Gruppen nahm das Beinvolumen ab, wobei der Effekt unter HR stärker war. Beide Wirkstoffe besaßen einen Carry-over-Effekt. Mit der Erhaltungsdosis von 500 g HR konnte der nach der Initialdosis von 1000 mg HR erzielte therapeutische Effekt erhalten werden. Die subjektiven Beschwerden hatten sich ebenfalls deutlich gebessert und waren in der Nachbeobachtungsphase insbesondere nach HR nachweisbar.

HR wurde nicht nur im Hinblick auf die wirksame Dosis gegenüber Placebo geprüft, sondern auch im Vergleich zur Kompression als anerkannte Basis- und Standardtherapie der chronisch venösen Insuffizienz. Bereits 1990 befassten sich Neumann et al. (65) in einer randomisierten Doppelblindstudie mit dem zusätzlichen Effekt von Kompression plus zweimal täglich 500 mg HR bzw. Placebo-plus-Kompression bei 50 Patienten mit einer CVI Stadium II–III. Zielgrößen waren der Einfluss auf $TcpO_2$ und die Wiederauffüllzeit. Signifikante Effekte wurden nach 2 und 4 Wochen Therapie nur in der Verumgruppe festgestellt. In einer randomisierten multizentrischen Doppelblindstudie wurde bei 120 Patientinnen mit einer CVI Stadium II HR-plus-Kompression mit Placebo-plus-Kompression über 12 Wochen und einer 6-wöchigen Nachbeobachtung verglichen. Vorgeschaltet war eine 1-wöchige Run-in-Phase mit Gabe eines Diuretikums zur Anpassung der Kompressionsstrümpfe (Klasse II) und zur Standardisierung (66, 67). Mit der Kombination HR-plus-Kompression wurde eine signifikant stärkere Ödemreduktion (–63,9 ml) erreicht als mit der Kompression plus Placebo (–32,9 ml). Der Effekt unter HR war in der Nachbeobachtungsphase noch vorhanden, während in der Placebogruppe das Ödem bereits nach 3 Wochen zum Ausgangswert zurückgekehrt war.

Poynard et al. (68) befassten sich in einer Metaanalyse mit der Wirksamkeit von HR. Von 21 randomisierten placebokontrollierten Studien wurden 15 mit insgesamt 1973 Patienten ausgewählt. Kriterien waren die klinischen Symptome Schmerzen, Krämpfe in den Beinen, müde/geschwollene Beine und Parästhesien, Mindestbehandlungsdauer 4 Wochen und eine durchschnittliche Dosis von 1000 mg/Tag. Sowohl in der Verum- als auch in der Placebogruppe wurden signifikante Verbesserungen beobachtet. Die durchschnittliche zusätzliche Verbesserung zugunsten HR war mit 11% für Schmerzen, 12% für Krämpfe, 12% für Parästhesien, 14% für geschwollene Beine und 24% für müde Beine signifikant ($p < 0{,}01$). Die Ergebnisse sind eindeutig und ohne Einfluss von Kovariablen.

In einem Übersichtsartikel setzt sich Diehm (69) mit Studiendesign, objektiven und subjektiven Messverfahren, klinischer Wirksamkeit und Verträglichkeit von Ödemprotektiva u. a. HR auseinander und kommt zum Schluss, dass die verwandten hämodynamischen, mikrozirkulatorischen und objektiven Verfahren (Wasserverdrängung) bzw. subjektiven Kriterien zur Beurteilung der Wirksamkeit valide sind. Die Wirksamkeit ist u. a. für HR belegt, äquivalent zur Kompression und in der Kombination von beiden effektiver. Die Metaanalyse von Boada et al. (70) befasst sich mit publizierten Studien aus den Jahren 1980–1998 mit Venenpräparaten bei chronisch venöser Insuffizienz und kommt zum Schluss, dass die klinische Wirksamkeit für die Symptome müde/schwere Beine, Krämpfe sowie die objektiven Kriterien Beinvolumina, venöse Kapazität und venöser Ausfluss belegt ist.

Zusammengefasst ist die klinische Wirksamkeit von HR durch mehrere klinische Studien ausreichend belegt. Die neueren klinischen Studien wurden nach den Leitlinien zur klinischen Prüfung von Arzneimitteln zur Behandlung der CVI nicht nur gegenüber Placebo, sondern auch zur Kompression als Standard durchgeführt. Konfirmatorische Zielgrößen waren Einfluss auf die charakteristischen subjektiven Beschwerden sowie objektive Messgrößen (Wasserverdrängung, funktionelle Parameter).

Tabelle 28. Randomisierte Placebo-kontrollierte Doppelblindstudien mit HR = Hydroxyethylrutoside (Oxerutin), RKSE = Rosskastaniensamenextrakt db = doppelblind randomisiert, mdb = multizentrisch, randomisiert doppelblind, N = Nachbeobachtung

Autor	Design	Fälle	Dosis	Dauer	Stadium	Endpunkt/Ergebnisse
Nocker et al. 1989	Db	n = 6 je Dosis n = 6 Placebo	HR 600, 900, 1200 1500 mg	12 Wo. N 4 Wo.	CVI II	Beinvolumen (Wasserverdrängung), subjektive Symptome, sign. Effekte, Carry-over Effekt
Rehn et al. 1993	Db	n = 6 HR n = 6 Troxerutin	HR 900mg 900 mg	16 Wo. N 4 Wo.	CVI II	Beinvolumen (Wasserverdrängung) subjektive Beschwerden (VAS), HR sign. besser als Troxerutin
Diebschlag et al. 1994	Db	n = 20 je HR n = 20 Placebo	HR 1000, 500 mg	16 Wo. N 4 Wo.	CVI II	Beinvolumen (Wasserverdrängung) Subjektive Symptome, sign. Effekte, Carry-over Effekt
Cloarec et al. 1996	Mdb	n = 53 HR n = 51 Placebo	HR 2 × 1 g	2 Mo.	CV I II	Waden-Knöchelumfang, maximaler venöser Ausstrom sign. Reduktion
Rehn et al. 1996	Mdb	n = 51 HR n = 35 HR n = 51 RSK	HR 1000 1000–500 600 mg	12 Wo. N 4 Wo.	CVI II	Beinvolumen (Wasserverdrängung), subjektive Beschwerden (VAS). HR war wirksamer, Carry-over-Effekt
Unkauf et al. 1996	Mdb	n = 64 HR n = 56 Placebo	1000 mg + Kompression	12 Wo. N 4 Wo.	CVI II	Beinvolumina (Wasserverdrängung), subjektive Beschwerden, Kombination mit HR Basistherapie überlegen

8.2.6 Dosierung, Anwendungsdauer

Zu Beginn der Therapie bzw. bei ausgeprägten Symptomen einer chronisch venösen Insuffizienz werden als Tagesdosis 1000 mg HR verteilt auf 2 Einzeldosen á 500 mg empfohlen. Nach 4 Wochen kann die Behandlung mit der Erhaltungsdosis von 500 mg fortgeführt werden. Im Bedarfsfall können Einzel- und Tagesdosis erhöht werden. Die Einnahme soll während oder kurz nach der Mahlzeit mit reichlich Flüssigkeit erfolgen. Die Anwendungsdauer hat sich nach den Beschwerden zu richten. Im allgemeinen reicht eine 4 bis 6-wöchige Behandlung aus. Da mit einer Nachwirkung zu rechnen ist, kann eine Therapiepause mit symptomorientierten Intervallbehandlung eingelegt werden. Diese Empfehlungen sind jedoch nicht ausreichend belegt.

8.2.7 Nebenwirkungen, Wechselwirkungen, Risikogruppen, Schwangerschaft, Stillzeit

Sehr selten treten allergische Hautreaktionen, leichte Magen-Darm-Störungen, Flush oder Kopfschmerzen auf, die nach Absetzen von rasch abklingen. Auf Grund der niedrigen Proteinbindung sind keine Wechselwirkungen mit anderen Arzneimitteln zu erwarten. Tierexperimentell wurden Spuren des Wirkstoffs in der Muttermilch nachgewiesen, die klinisch von untergeordneter Bedeutung sind. Die Anwendung in Schwangerschaft und Stillzeit hat nach Nutzen-Risiko-Abwägung zu erfolgen.

Literatur

1. Arturon G (1972) Effects of O-(β-hydroxyethyl)-rutoside (HR) on the increased microvascular permeability in experimental skin burns. Acta Chirurg Scand 138:111–117
2. Artuson G, Johansson C-E (1973) Effects of O-(β-hydroxyethyl)-rutoside (HR) and indometacin on transcapillary macromolecular transport and prostaglandins following scalding injury. Bibl Anat 12:465–470

3. Hilton JG (1982) Effects of β-hydroxyethy rutosides (HR) administered post burn after thermal-injury-induced plasma volume loss in non-resuscitated dog. Burns 8:391–394
4. Hammersen F (1970) The ultrastructural changes in the microcirculation in experimental oedema; a suitable morphological test-model for the effect of vaso-active drugs. Biorheology 6:345–346
5. Gerdin B, Svensjö E (1972) Inhibitory effect of the flavonoid O-(β-hydroxyethyl)-rutosides on increased microvascular permeability induced by various agents in rat skin. Int J Microcirc Clin Exp 2:39–46
6. Svensjö E, Arfors KE, Arturson G (1975) Effect of inhibition of PGE_2 activity on FITC-dextran permeability in the hamster microvasculature. Bibl Anat 13:303–304
7. Michel CC, Kendall S (1993) β-hydroxyethyl rutosides reverse the increased permeability induced in frog microvessels by protein-free perfusion. Phlebology 8 (Suppl) 18–21
8. Lund F, Fagrell B, Kunicki J, Glenne PO (1986) The effect of O-(β-hydroxyethyl)-rutosides (HR) in postischaemic and stasis oedema of the rat tail. In van de Molen et al (Eds). Progress Cliniques et Thérapeutiques dans le Domaine de la Phlebologie. Amsterdam; Stevert & Zoom, Apeldoorn 519–528
9. Börcsök E, Földi K, Gyori I, Zoltan ÖT, Földi M (1970) Treatment of experimental lymphoedema with the semi-synthetic bioflavonoid O-(β-hydroxyethyl)-rutosides (HR). Angiologica 7:51–52
10. Casley-Smith JR, Casley-Smith JR (1990) The effect of O-(β-hydroxyethyl)-rutosides (HR) on acute lymphoedema in rats' thighs with and without macrophages. Microcirculation Endothelium Lymphatics 6:457–463
11. Timeus C (1986) The effect of O-(β-hydroxyethyl)-rutosides (HR) versus placebo on vessel wall permeability and selective permeability in the microcirculation of the skin in healthy volunteers. In: Negus E et al (eds) Phlebology 85:825–827, J Libbey & Co. Ltd (1986)
12. Chant ADB (1973) The effect of Paroven (HR) on the clearance of sodium-24 from subcutaneous tissues on the foot in patients with varicose veins VASA 2/3:288–291
13. Prerovsky I, Roztokil H, Hlavova A, Koleilat Z, Razgova L et al (1972) The effect of hydroxyethylrutosides after acute and chronic oral administration in patients with venous diseases. A double blind study. Angiologica 9:408–414
14. Roztokil K, Fischer A, Novak P, Razgova I (1971) The effect of O-(β-hydroxyethyl)-rutosides (HR) on the peripheral circulation in patients with chronic venous insufficiency. Eur J Clin Pharmacol 3:243–246
15. Cesarone MR, Laurora G, Ricci A, Belcaro G, Pomante P, Candiani C, Leon M, Nicolaides AN (1992) Acute effects of hydroxyethylrutosides on capillary filtration in normal volunteers, patients with chronic venous hypertension and patients with diabetic microangiopathy (a dose comparison study). VASA 21/1:76–80

16. Roztokil K, Prerovsky I, Oliva I (1977) The effect of hydroxyethykrutosides on capillary filtration rate in the lower limb of man. Eur J Clin Pharmacol 6:435–438
17. Rehn D, Henings G, Nocker W, Diebschlag W (1991) Time course of the anti-oedematous effect of O-(β-hydroxyethyl)-rutosides in healthy volunteers. Eur J Clin Pharmacol 40:625–627
18. McEwan AJ, Ardle CS (1971) Effect of hydroxyethylrutosides on blood oxygen levels and venous insufficiency symptoms in varicose veins. Brit Med J 2:138–141
19. Neumann HAM, van Broeck MJTB (1990) Evaluation of O-(β-hydroxyethyl)-rutosides in chronic venous insufficiency by means of non-invasive techniques. Phlebology 5(Suppl.1):13–20
20. Stemmer R, Fuderer CR (1986) Posologie de l'O-(β-hydroxyethyl)-rutoside dans l'insuffisance veineuse chronique. Phlebologie 39:995–1003
21. Burnand KG, Powell S, Bishop C, Stacey M, Pulvertaft T (1989) Effect of Paroven on skin oxygenation in patients with varicose veins. Phleblogy 4/1:15–22
22. ten Cate JW, van Haeringen HJ, Geritsen J, Glasius E (1973) Biological activity of a semisynthetic flavonoid, O-(β-hydroxyethyl)-rutosides; light-scattering and metabolic studies on human red cells and platelets. Clinical Chemistry 19:31–35
23. Schmid-Schönbein H, Volger E, Weiss J, Brandhuber M (1975) Effects of O-(β-hydroxyethyl)-rutosides on the microrheology of human blood under defined flow conditions. VASA 4:263–270
24. von Haeringen N, Gkasius E, van ten Cate W, Gerritsen J, van Geet J (1973) Effect of O-(β-hydroxyethyl)-rutosides on red cell and platelet function in man. Bibl Anat 12:459–464
25. Coleridge-Smith PD, Thomas P, Scurr JH, Dormandy JA (1988) Causes of venous ulceration: a new hypothesis. Brit Med J 296:1726–1727
26. Crotty TP (1991) The origin and the progression of varicose veins. Med. Hypothesis 37:198–204
27. Michiels C, Arnould T, Remacle J (1994a) Role-cle de l'hypoxie et des cellules endotheliales dans le développement des veines variqueueses. Med Sci 10:845–853
28. Nees S, Juchem G, Fink R, Arbogast H (1996) Influence of polymorphonuclear leukocytes and platelets on the barrierefunction of cultured venular endothelial cells. 6th World Congress of Microcirculation Munich, 401–404
29. Ness S, Weiss D, Thalmair M, Lamm P, Juckhem G (2001) Neue Aspekte zur Pathogenese und Therapie chronischer peripherer Venenleiden. Fortschritte und Fortbildung in der Medizin Bd 24
30. Beckers C, Zulstra JA (2001) New Aspects of the Pathogenesis of CVI and the site of action of Venuroton Phlebology Digest 6–11
31. Neumann HAM, Carlsson K, Brom GHM (1992) Uptake and localisation of O-(β-hydroxyethyl)-rutosides in the venous wall, measured by laser scanning microscopy. Eur J Clin Pharmacol 43:423–426

32. Nees S (1992) O-(β-hydroxyethyl)-rutosides (HR) protect vascular endothelium against oxidative injury. Int J Microcirc Clin Exp 11 (Suppl 1):172
33. Janssens D, Michiels C, Arnould T, Remacle J (1996) Effects of hydroxyethylrutosides on hypoxia-induced activation of human endothelial cells in vitro. Brit J Pharmacol 118: 599–604
34. Roland IH, Bougelet C, Ninane N, Arnould Th, Michiels C, Remacle J (1998) Effect of hydroxyethylrutosides on hypoxial-induced neutrophil adherence to umbilical vein endothelium. Cardiovascular Drugs Ther 12:375–381
35. Zur Toxikologie von HR: Interne Berichte der Fa. Novartis
36. Barrow A, Griffiths LA (1974a) Metabolism of the hydroxyethylrutosides II. Excretion and metabolism of 3,4,5-(hydroxyethyl)rutoside and related compounds in laboratory animals after parenteral administration. Xenobiotica 4:1–16
37. Barrow A, Griffiths LA (1974a) Metabolism of hydroxyethylrutosides. III. The fate of orally administered hydroxyethylrutosides in laboratory animals: Metabolism by rat intestinal microflora in vitro. Xenobiotica 4:743–754
38. Griffiths LA, Hackett AM (1978) Hepatic clearance and disposition of hydroxyethylrutosides. Arch Toxicol (Suppl 1):234–246
39. Hackett A, Griffiths LA (1971) The disposition and metabolism of 3,4,7,-tri-O-(β-hydroxyethyl)-rutosides and 7-mono-O-(β-hydroxyethyl)rutoside in the mouse. Xenobiotic 7:641–645
40. Hackett A., Griffiths L.A. (1977b) Enterohepatic cycling of O-(β-hydroxyethyl)rutosides and their biliary metabolites in rats. Experientia 33:161–162
41. Hackett A, Griffiths LA (1979) The metabolism and excretion of 7-mono-O-(β-hydroxyethyl)-rutoside in dog. Eur J Drug Metab Pharmacokinet 4:207–212
42. Balant LP, Wermeille M, Griffiths LA (1984) Metabolism and pharmacokinetics of hydroxyethylated rutosides in animal and man. Drug Metabol Drug Interact 5:1–24
43. Griffiths LA, Barrow A (1972) The fate of orally and parenterally administered flavonoids in the mammal. Angiologica 9:162–174
44. Barrow A, Griffiths LA (1972) Metabolism of the hydroxyethylrutosides. Biliary and urinary excretion of 3,4,5-(hydroxyethyl-^{14}C), 7-tetra-O-(β)-hydroxyethyl)-rutoside in rats and monkeys after parenteral administration. Xenobiotica 2:575–586
45. Hackett AM, Griffiths LA, Luyckx AS, van Cauvenberge H (1976) Metabolism of hydroxyethylrutosides (HR)-Metabolism of ^{14}C-HR in man. Arzneim Forsch 26/5:925–928
46. Förster H (1977) Absorption and metabolism of flavonoids in man. In: Farkas L, Gabor M, Kallay F (eds) Proceedings of the 5th Hungarian bioflavonoid Symposium, Matrafüred, Hungary, Elsevier Amsterdam 333–346
47. Bauer-Staeb G, Niebes P (1976) The binding of polyphenols (rutin and some of its O-beta-hydroxyethyl derivates) to human serum proteins. Experientia 32:367–368

48. Kuhnz W, Zech K, Lupp R, Jung G, Voelter W, Matzkies F (1983) Quantitative determination of O-(β-hydroxyethyl)-rutosides in serum by high-performance liquid chromatography. J. Chromatogr 272:333–340
49. Dittrich P, Ostrowski J, Beubler E, Schraven E, Kukovetz W (1985) HPLC-Bestimmung von Troxerutin im Plasma und Harn nach oraler Gabe am Menschen. Arzneim Forsch 35:765–767
50. Hackett AM, Griffiths LA, Luyckx AS, van Cauvenberge H (1976) Metabolism of hydroxyethylrutosides (HR). Metabolism of ^{14}C-HR in man. Arzneim Forsch 26/5:925–928
51. Neumann HAM, Carlsson K, Brom GHM (1992) Uptake and localisation of O-(β-hydroxyethyl)-rutosides in the venous wall, measured by laser scanning microscopy. Eur J Clin Pharmacol 43:423–426
52. Chollet D, Amera V, Meyer P, Llull JB, Wermeille M (1990) Biliary excretion of O-(β-hydroxyethyl)-rutosides in man after oral intake. 4th European Congress of Biopharmaceutics and Pharmacokinetics, Geneva, Poster No 258
53. Ritschel WA, Kaul S (1981) Cumulative urinary excretion of 3,4,5,-Tri-O-(β-hydroxyethyl) rutoside upon peroral administration in man. Sci Pharm 49:57–61
54. Prerovsky I, Roztokil H, Hlavova A et al (1971) The effect of hydroxyethylrutosides after acute and chronic oral administration in patients with venous disease. Angiologica 9:408–414
55. von Cauvenberge H (1978) Double blind study of the efficacy of O-(β-hydroxyethyl)-rutosides in the treatment of venous conditions. Med Hyg 36:4175–4177
56. Pulvertaft TB (1979) Paroven in the treatment of chronic venous insufficiency. Practitioner 223:838–841
57. Balmer A, Limoni C (1980) A double-blind placebo-controlled clinical trial of Venuroton on the symptoms and signs of chronic venous insufficiency. The importance of patient selection. VASA 9/1:1–7
58. MacLennan WJ, Wilson J, Rattenhuber V, Dikland WJ, Vanerdonckt J, Moriau M (1994) Hydroxyethylrutosides in elderly patients with chronic venous insufficiency. Its efficacy and tolerability. Gerontology 40:45–52
59. Pulvertaft TB (1983) General practice treatment of symptoms of venous insufficiency with oxerutins – Results of a 660 patient multicentre study in the UK. VASA 12/4:373–376
60. Nocker W, Diebschlag W, Lehmacher W (1989) 3-monatige, randomisierte doppelblinde Dosis-Wirkungsstudie mit 0-(Beta-hydroxyethyl)-rutosid-Trinklösung. VASA 18:235–238
61. Diebschlag W, Nocker W, Lehmacher W, Rehn D (1994) A clinical comparison of two doses of o-(β-hydroxyethyl)rutosides (oxerutins) in patients with chronic venous insufficiency. J Pharm Med 4:7–14
62. Cloarec M, Clément R, Griton P (1996) A double-blind clinical trial of hydroxyethylrutosides in the treatment of symptoms and signs of chronic venous insufficiency. Phlebology 11:76–82

63. Rehn D, Golden G, Nocker W, Diebschlag W, Lehmacher W (1993) Comparison between the efficacy and tolerability of Oxerutins and Troxerutin in the treatment of patients with chronic venous insufficiency. Arzneim Forsch 43:1060–1063
64. Rehn D, Unkauf M, Klein P, Jost V, Lücker P (1996) Comparative clinical efficacy and tolerability of Oxerutins and Horse Chestnut extract in patients with chronic venous insufficiency. Arzneim Forsch 46:483–487
65. Neumann HAM, van den Broek MJTB (1990) Evaluation of O-(β-hydroxyethyl)rutosides in chronic venous insufficiency by means of non-invasive techniques. Phlebology 5 (Suppl 1):13–20
66. Unkauf M, Rehn D, Klinger J, de la Motte ST, Großmann K (1996) Investigation of the efficacy of Oxerutins compared to placebo in patients with chronic venous insufficiency treated with compression stockings. Arzneim Forsch 46:478–482
67. Großmann K (1997) Vergleich der Wirksamkeit einer kombinierten Therapie mit Kompressionsstrümpfen und Oxerutin (Venuroton) versus Kompressionsstrümpfe und Placebo bei Patienten mit CVI. Phlebology 26:105–110
68. Poynard T, Valterio C (1994) Meta-analysis of hydroxyethylrutosides in the treatment of chronic venous insufficiency. VASA 23:244–250
69. Diehm C (1996) The role of oedema protective drugs in the treatment of chronic venous insufficiency: A review of evidence based on placebo-controlled clinical trials with regard to efficacy and tolerance. Phlebology 11:23–29
70. Boada JN, Nazco GJ (1999) Therapeutic effect of venotonics in chronic venous insufficiency. A Meta-Analysis Clin Drug Invest 18:413–432

8.3 Diosmin

8.3.1 Pharmakologisch relevanter Inhaltsstoff

Diosmin ist das Rhamnoglykosid von Diosmetin und gehört in die Gruppe der Flavonglykoside. Es handelt sich um eine chemisch definierte Substanz, das 7-O-Rutosinosid des 3′,5,6-Trihydroxy-4′-methoxyflavons (Abb. 36). Es lässt sich auch als 2,3-Dehydrohesperidin bezeichnen (1). Da es in der Natur nur in geringen Konzentrationen vorkommt, wird es aus Hesperidin, das in verschiedenen Agrumenfrüchten enthalten ist, partialsynthetisch hergestellt. Das kristalline Pulver von gelbbeiger Farbe ist in Wasser, Ethanol sowie vielen organischen Lösungsmitteln praktisch unlöslich.

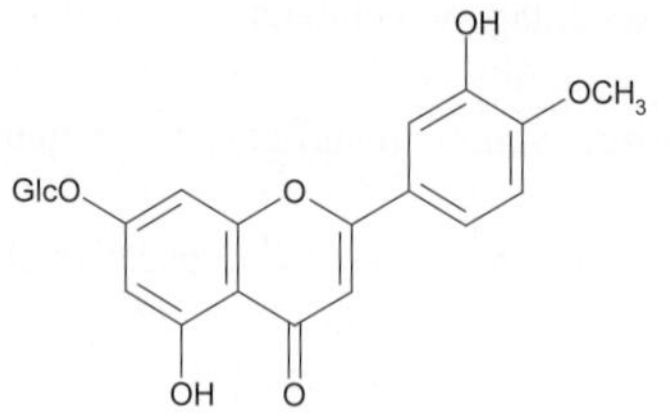

Abb. 36. Chemische Struktur von Diosmin

8.3.2 Pharmakologie und Wirkungsmechanismus

In vitro, in situ und in vivo wurde an Ratten, Meerschweinchen und Hunden im Vergleich zur unbehandelten Kontrolle und Referenzsubstanzen eine dosisabhängige Erhöhung des Venentonus nachgewiesen (2, 3). Hierbei handelte es sich um eine selektive Wirkung auf den Venentonus; eine systemische bzw. direkte Wirkung auf Arterien konnte ausgeschlossen werden. Diskutiert wird weiterhin eine Erhöhung der Calciumsensitivität kontraktiler Venenwände (4) und eine Hemmung der Wiederaufnahme von Monoaminen (5). Bei Ratten und Kaninchen verminderten 50 mg/kg KG p.o. Diosmin die Kapillarpermeabilität, steigerten die Kapillarresistenz und verstärkten den Venentonus von Noradrenalin. Am Modell der Hamsterbackendurchblutung vor und nach 90-minütiger Ischämie wurde mikroskopisch und photometrisch für Diosmin: (5–160 mg/kg KG) im Vergleich zur Kontrolle ein dosisabhängiger Einfluss auf Blutfluss, Vasokonstriktion im Hinblick auf eine Antagonisierung des Ischämiedefektes, Permeabilität und in einem weiteren Versuch eine Hemmung der Radikal-induzierten Kapillarpermeabilität gezeigt (6–11). Die antiphlogistische Eigenschaft wurde u.a. am Carragenan- und Crotonöl-induzierten Rattenpfotenödem belegt (8, 12–16). Im Evansblue Extravasations-Test besaß Diosmin gegenüber Histamin, Bradykinin und Arachidonsäure einen stärkeren Effekt als Diosmetin und Hydroxyethylrutosid (17). Diese Effekte wurden von Bouskela et al. (8, 10) am Hamsterbacken-Ischämiemodell, ausgelöst durch Histamin, Bradykinin und LTB_4 in klinisch relevanter Dosierung bestätigt. Als Wirkungsmechanismus werden antioxidative Effekte von Diosmin diskutiert (7, 18–22). Am experimentellen Modell der Lungenkontusion und Verbrühung reduzierte Diosmin signifikant das eiweißreiche Ödem (23). I.v. Gabe von Daflon® führten an narkotisierten Hunden zu einer dosisabhängige Steigerung des Lymphflusses und lymphatischen Drucks mit einem Maximum nach 20–25 min (24, 25). Die höchste Steigerung des Lymphflusses mit 191% wurde mit der Dosis von 12,5 mg/kg KG erreicht (24). Diosmin hemmte die Catechol-O-Methyltransferase (COMT) an der Mesenterialvene nach 200–400 mg und ab 400 mg/kg KG an der Vena cava inferior. Der Effekt war geringer als nach 50 mg/kg KG Tropolon. Gleichzeitig wurde die Ausscheidung von Norepinephrin, Normetanephrin und 3-Methoxy-4-Hydroxyphenylglykol gesteigert, ein Hinweis auf eine erhöhte sympathische Aktivität. Vermutlich beruht der erhöhte Venentonus auf einer lokalen Hemmung von COMT und gesteigerten sympathischen Aktivität durch Diosmin (26). Neuere Untersuchungen belegen für die mikronisierte, gereinigte Flavonoidfraktion Daflon® (450 mg Diosmin, 50 mg Hesperidin) neben der verringerten Kapillarpermeabilität und erhöhten Kapillarresistenz eine antioxidative Wirkung (27) sowie eine Hemmung der Aktivierung, Adhäsion und Migration von Leukozyten (28, 29). Verantwortlich für die Adhäsion sind das Leukozyten Glykoprotein CD11/CD18 und die von Endothelzellen exprimierten Ahdäsionsmoleküle ICAM-1, VCAM-1. Daflon® verhinderte die durch Ischämie und anschließende Perfusion induzierte Leukozytenadhäsion und senkte bei Patienten mit einer chronisch venösen Insuffizienz signifikant die Plasmaspiegel von ICAM-1 bzw. VCAM-1 (30). Nach einer weiteren Hypothese (31, 32) verursacht eine chronische Blutstauung in den Beinvenen eine Ischämie mit einer verminderten Sauerstoffversorgung der Endothelzellen. Folge ist ein Abfall von Adenosin-Triphosphat (ATP) mit Aktivierung der Phospholipase A_2 und damit der Freisetzung von proinflammatorischen Prostaglandinen und Thromboxan A_2 sowie des plättchenaktivierenden Faktors (PAF) und erhöhter Adhärenz von neutrophilen Zellen am Endothel (33–35). Diosmin schützt die Zelle vor einer Hypoxie (36), verhindert die Freisetzung der Prostaglandine PGE_2, $PGF_{2\alpha}$ und TXA_2 (16, 37, 38), reduziert die Leukozytenadhäsion an Endothelzellen (39), verbessert die Erythrozytenflexibilität (40) und hemmt die Thrombozytenaggregation (41).

Zusammengefasst wurde von mehreren unabhängigen Arbeitsgruppen an klassischen experimentelle Modellen in vitro und in vivo eine signifikante Venentonisierung, eine verringerte Kapillarpermeabilität, eine erhöhte Kapillarresistenz, antiexsudative und antiphlogistische Effekte von Diosmin nach p.o. und parenteraler Applikation nachgewiesen. Mögliche Wirkungsmechanismen von Diosmin bzw. Daflon® (eine Mischung aus 90%-ig Diosmin und 10% Hesperidin) sind eine lokale Hemmung von COMT, lokal gesteigerte sympathische Aktivität, eine verminderte Freisetzung der Eicosanoide $PGE_{2\alpha}$, TXA_2 sowie eine Hemmung der Leukozyten-Aktivität und Adhäsivität an Endothelzellen.

8.3.3 Toxikologie

Akute, chronische Toxizität. Die Toxikologie von Disomin wurde unter GLP-Bedingungen untersucht. Ratten und Mäuse haben Dosen von 7500 mg/kg KG p.o. ohne toxische Anzeichen und makroskopische Veränderungen vertragen. Eine LD_{50} konnte nicht ermittelt werden (42). Meyer (43) gibt die LD_{50} im Tierversuch mit > 3 g/kg KG an. Auch nach subchronischer (28 Tage) und chronischer Verabreichung (bis zu 6 Monaten) an Mäusen, Ratten und Hunde wurden selbst nach den höchsten Dosen keine Gewichtsabnahme, verminderte Wasser- und Futteraufnahme, oder hämatologische, laborchemische, makroskopische und histologische Veränderungen festgestellt (42, 43). Im Hinblick auf Inhibition chemischer Karzinogene konnte für Diosmin keine Cytotoxizität beobachtet werden (44). Diosmin 8 µM reduzierte die Cytotoxizität von Lipopolysaccharid (LPS) in kultivierten Aortenendothelzellen von Rindern um 50% (45). In geringen Mengen passiert Diosmin die Plazenta (0,003%) bzw. geht in die Muttermilch (1%) über (43).

Reproduktionstoxizität. Unpublizierten Berichten zufolge ergaben sich bei Mäusen, Ratten und bei Kaninchen keine Hinweise auf eine Teratogenität, Embryotoxizität oder Entwicklungsstörungen der Jungtiere. Bis zur F_2-Generation sollen keine Störungen der Fertilität und Reproduktionsfähigkeit aufgetreten sein.

Mutagenität. Die Mutagenität von Diosmin wurde in vitro an Salmonella typhimurium (TA 98, TA 1538, TA 100, TA 1535 und TA

1537) mit und ohne S-9-mix-Aktivierung sowie an Ratten-Hepatozyten und Mauslymphozyten untersucht (46). Eine mutagene Wirkung konnte ausgeschlossen werden. Im Gegenteil schützte Diosmin in vitro vor der mutagenen Aktivität von Tabak-spezifischen Nitrosaminen (47). Diosmin und das Aglykon Diosmetin antagonisieren an humanen Brustkrebszellen dosisabhängig die karzinogenen Effekte von 7,12-Dimethyl-benzo(a)-anthracen, vermutlich über eine Aktivierung von CYP 1A1 (48). Diosmin und Hesperidin, über das Futter verabreicht, hemmten bei Ratten die Initiierung von Ösophaguskarzinomen durch N-Methyl-N-amylnitrosamin (MNAN, 49), von Azoxymethan (AOM)-induzierten Colonkarzinomen (50) und von 4-Nitrochinolin-1-oxid-induziertem Zungenkrebs (51). Bei Mäusen wurde die N-Butyl-N-4-(4-hydroxybutyl)-nitrosamin-induzierte Bildung von Blasenkrebs gehemmt (52). Auf humane Colonkarzinomzellen (Caco2-Zellen) hatte Disomin (EC_{50} von 203,6 ± 15,5 µM) einen antiproliferativen Effekt (44).

Zusammengefasst ist die Toxikologie von Diosmin an Nagern und Säugern ausreichend untersucht. Eine LD_{50} konnte nicht ermittelt werden, nach subchronischer und chronischer Verabreichung wurden selbst in hoher Dosierung labordiagnostisch, makroskopisch und mikrokopisch keine pathologischen Veränderungen nachgewiesen. Ein mutagenes Risiko konnte im Ames-Test, in Chromosomen-Mutationsstudien, im Mikronucleus-Test und Punktmutationsstudien ausgeschlossen werden. Wünschenswert wäre die Publikation der präklinischen Daten zur Toxikologie.

8.3.4 Pharmakokinetik

Die Resorption von oral verabreichtem ^{3}H-markiertem Diosmin an Ratten erfolgte rasch mit maximalen Plasmaspiegeln nach 1–2 Stunden und hohen Konzentrationen vor allem in der Leber (53). Die Resorptionsquote war im niedrigen Dosisbereich größer als nach höheren Dosen, was für einen Sättigungsprozess spricht. Intravenös verabreichtes Diosmin wurde vorrangig renal ausgeschieden, während nach oraler Gabe bis zur 24. Stunde renale und biliäre Ausscheidung gleich waren und anschließend die faecale Ausscheidung von Diosmin und Metaboliten überwiegen (53). Innerhalb von 24 Stunden wurden über 90% der Aktivität eliminiert. Nach Duperray et al. (54) werden von Diosmin 2/3 der verabreichten Dosis renal und 1/3 über die Faeces ausgeschieden. Wird das Aglykon Diosemtin verabreicht, beträgt die renale Ausscheidung 97%. Hauptausscheidungsprodukt war die Hippursäure und nur ein geringer Anteil erschien als unverändertes Diosmin im Urin. Untersuchungen mit ^{14}C-markiertem Diosmin zeigten biphasische Plasmaspiegel, d. h. eine frühe gastroduodenalen und späte ileo-colonischen Phase, ein Hinweis für einen enterohepatischen Kreislauf. Bei Experimenten an der perfundierten Rattenleber verschwindet Diosmin rasch aus der Perfusionslösung. Diosmetin gelangt zum Teil als Glucuronid und Sulfatkonjugat in die Galle, während Diosmin unverändert und als Glucuronid in der Galle erscheint. Es bestand kein negativer Einfluss auf die Leberfunktionsparameter (55). Insgesamt unterliegt Diosmin einem ausgeprägten Metabolismus. Hierzu zählen Hippursäure, Hydroxyhippursäure und Cinnamoylglycinsäure. Die erste Phase des Metabolismus erfolgt durch die Darmflora mit Demethoxilierung, Demethylierung und Hydroxylierung und anschließend die Oxydation und Konjugation in der Leber.

Zur Humanpharmakokinetik und Bioverfügbarkeit von Diosmin liegen nur spärliche Untersuchungen vor. Hauptgrund ist der rasche Metabolismus von Diosmin zu endogenen und in der Nahrung vorkommenden Stoffen. Im Plasma ist ausschließlich das Aglykon Diosmetin mit maximaler Plasmakonzentrationen nach 1 Stunde nachweisbar. Die Plasmahalbwertszeit beträgt 26–43 Stunden. Im Urin fanden sich nach oraler Einnahme bei Probanden nur geringe Mengen des intakten Aglykons, vorrangig in Form von Glucuronsäure-Konjugaten (56, 57). Durch Mikronisierung kann die Bioverfügbarkeit von Diosmin verbessert werden (58, 59). In einer cross-over-Doppelblindstudie wurden an gesunden Probanden die Bioverfügbarkeit von 500 mg ^{14}C-markiertem Diosmin in Form einer mikronisierten mit einer nichtmikronisierten Zubereitung durch Scintillationsmessungen im Urin und Stuhl verglichen. Für die mikronisierte Form betrug die Resorptionsquote 57,9 ± 20,2% und für die nichtmikronisierte Zubreitung 32,7 ± 178,8%.

Zusammengefasst liegen präklinische Daten zur Resorption, Verteilung, Metabolismus und Ausscheidung von Diosmin vor. Unzureichend ist die Datenlage zur Humanpharmakokinetik. Das Argument methodischer Schwierigkeiten ist verständlich, sollte aber nicht vor einer Lösung des Problems abhalten.

8.3.5 Klinische Wirksamkeit

Zur Humanpharmakodynamik von Diosmin liegt eine Vielzahl von Untersuchungen vor, darunter eine Reihen von älteren mit heute immer noch akzeptierten Methoden. Krähenbühl (60) prüfte den Einfluss von 300 mg Diosmin bei 13 Patienten mit CVI an 25 unteren Extremitäten mittels Strain-Gauge-Plethysmographie im Vergleich zu Placebo. Der Effekt war zunächst nicht einheitlich, wurden jedoch die Patienten in solche mit einem hohen und niedrigen venösen Ausgangsstonus unterteilt, dann stieg unter Verum der Venentonus bei Patienten mit niedrigem Ausgangstonus signifikant an. Diese venokonstriktive Wirkung von Diosmin nach Einmal- bzw. Mehrfachapplikation wurde in offenen und placebo-kontrollierten Studien bei Patienten mit chronisch venöser Insuffizienz und venöser Hypertension mittels objektiver Messverfahren plethysmographisch z. B. Einfluss auf den oberflächlichen und tiefen Venendruck, Venen- Dehnbarkeit und Venenkapazität mehrfach bestätigt (61–67). Die Wirkung setzte nach einmaliger Gabe von 2×300 mg Diosmin bereits innerhalb 2 Stunden ein und bleibt nach einer Behandlungswoche (3×300 mg/Tag) noch 16 bis 20 Stunden nach der letzten Einnahme erhalten. In einer offenen und placebo-kontrollierten Studie bei Patienten mit unkomplizierter einseitiger oder beidseitiger primärer Varikosis der unteren Extremitäten stieg nach Diosmin die mittels Radionuklidphlebographie gemessene venöse Durchblutungsgeschwindigkeit von 0,3608 cm/s auf 0,4950 cm/s (71,7%) an (68).

Basierend auf der Hypothese einer erhöhten Aktivität der drei Mucopolysaccharid-Stoffwechsel-Enzyme (β-Glucuronidase, Arylsulfatase und β-Acetylglucosaminidase) als Ursache einer Schädigung von Mucopolysdacchariden im Venengewebe wurden die

Spiegel der drei lysosomalen Enzyme im Serum und in freigelegten Venenstreifen von 20 Patientinnen mit primärer Varikosis untersucht. Eine Gruppe von 10 Patientinnen erhielt 15 Tage vor dem „Stripping" 3×150 mg zweimal täglich Diosmin, während 10 Patientinnen unbehandelt blieben. Die Blutspiegel von 10 gesunden Probanden dienten als Kontrollen. Sowohl im Serum als auch in den Venenproben war die Aktivität der drei lysosomalen Enzyme bei den unbehandelten Frauen deutlich erhöht, während die Serumwerte nach der Diosmin-Behandlung im Bereich gesunder Probanden und die Aktivität im Venengewebe verglichen mit den Kontrollpatienten deutlich herabgesetzt war (69). Die Normalisierung einer erhöhten Arylsulfatase-Aktivität bei Patienten mit isolierter Stamm- bzw. Seitenastvarikosis durch Diosmin wurde von Schüller et al. (70) bestätigt.

Zur klinischen Wirksamkeit von Diosmin liegen ältere und aktuelle Erfahrungsberichte, offene, sowie placebo- bzw. referenz-kontrollierte klinische Studien vor, die nach dem jeweiligen Erkenntnisstand der klinischen Prüfung durchgeführt wurden und dementsprechend bewertet werden müssen. In den meisten Fällen handelt es sich um Studien mit kleinen Fallzahlen, nicht näher definierten Stadien der CVI, inhomogenem Krankengut, keiner bzw. unzureichender Run-in-Phase, meist weichen subjektiven Parameter wie Besserung der subjektiven Beschwerden Schweregefühl in den Beinen, Schmerzen, Juckreiz, nächtlichen Wadenkrämpfe, gelegentlich härtere aber nicht validierten objektiven Kriterien wie Unterschenkel- bzw. Knöchelumfang oder Besserung trophischer Befunde. Die Ergebnisse waren uneinheitlich, weisen aber insgesamt in die gleiche Richtung. Tabelle 29 fasst einige kontrollierte klinische Studien ohne Anspruch auf Vollständigkeit zusammen. In der randomisierten Doppelblindstudie von Belon (71) an 20 Patienten mit einer CVI war Diosmin (600 mg/Tag) Placebo in den subjektiven Beschwerden und mikroangiographischen Befunden überlegen, ebenso in der multizentrischen Doppelblindstudie von Weber et al. bzgl. der subjektiven Besserung (72) und in der Studie von Gautier (73) bei 40 Patienten nach „Stripping" und 2-monatiger Gabe von 900 mg/Tag Diosmin. Bei 20 Patienten mit bilateraler venöser Insuffizienz hatten sich nach 4-wöchiger Gabe von 600 mg/

Tag Diosmin nicht nur die subjektiven Beschwerden, sondern plethysmographisch ermittelte hämodynamische Parameter wie Reduktion des venösen Füllungsdrucks und Erhöhung des Venentonus gegenüber dem Ausgangswert gebessert (74). Dagegen unterschieden sich 59 Patienten mit Beinbeschwerden vom venösen Typ nach 2×2 Dragees Davlon® und Placebo in der 4-wöchigen Behandlungsdauer nur im Schwellungsgefühl, tendenziell im Spannungsgefühl und nicht im Beinumfang (75).

In einer Studie an 60 Patienten mit varikösem Symptomenkomplex waren natürliches und synthetisches Diosmin zu Tribenosid gleichwertig, aber das synthetische Diosmin war besser verträglich (76). In einer Untersuchung an 100 Patienten mit einer CVI war 600 mg Diosmin 1600 mg Trebenosid überlegen (77). Nach der Studie von Berson (78) an 60 Patienten mit varikösen Beschwerden unterschieden sich Hydroxyethylrutosid, Diosmin und Ca-Dobesilat nach 4-wöchiger Behandlung nicht. Allerdings verschwanden die subjektiven Symptome und Ödeme unter den beiden ersten Substanzen schneller (im Mittel 2,8 bzw. 2,9 Wochen) als nach Ca-Dobesilat (4,2 Wochen). Nur wenige dieser klinische Studien entsprechen den heutigen Leitlinien zur klinischen Prüfung von Arzneimitteln zur Behandlung der CVI (79, 80) und sind deshalb nur bedingt verwertbar. Inzwischen liegen einige aktuelle humanpharmakologische und klinische Studien vorrangig mit Daflon® (80–86) vor. Berücksichtigt man die jeweiligen Studienzeiten, die Methoden zur Diagnosestellung und zum objektiven Wirkungsnachweis, so werden die hämodynamischen Befunde und die Besserung der subjektiven Beschwerden aus den älteren klinischen Studien durch die nach aktuellen Prüfrichtlinien durchgeführten Prüfungen bestätigt. In einer Analyse von publizierten klinischen Studien kommen Duchene et al. (87) zur Schlussfolgerung, dass Diosmin signifikant die venöse Kapazität und Dehnbarkeit verbessert. Die Wirkung setzt relativ rasch ein und hält über längere Zeit an.

Zusammengefasst liegen zahlreiche meist ältere und einige neuere Erfahrungsberichte sowie offene, placebo- und referenzkontrollierte klinische Studien vor. Unter Berücksichtigung der Ergebnisse zur experimentellen Pharmakologie, der Humanpharmakologie und klinischer Studien zur Wirksamkeit sind weitere klinische Stu-

Tabelle 29. Auswahl von placebo und referenzkontrollierten klinischen Studien. o.A. ohneAngaben, db = doppelblind, Mdb = multizentrisch doppelblind

Autor	Design	Fälle	Dosis mg	Dauer	Stadium	Endpunkt/Ergebnisse
Trezzi 1981	db	n=100	Diosmin 600 Tribenosid 1600	2 Mo.	CVI o.A.	Besserung subjektiver Beschwerden, Beinumfang, topischer Befunde, Diosmin war wirksamer als Tribenosid
Biland et al. 1982	db	n=59	Diosmin 600 Placebo	4 Wo.	CVI o.A.	Diosmin in einigen subjektiven Symptomen Placebo signifikant überlegen
Weber et al. 1985	mdb	n=95	Diosmin 600 Placebo	4 Wo.	CVI o.A.	Diosmin Placebo in den subjektiven Beschwerden signifikant überlegen
Laurent et al. 1988	db	n=117	Davlon 500 Placebo	8 Wo.	CVI o.A.	Besserung subjektiver Beschwerden, Beinumfang, trophischer, plethysmographischer Befund
Tsouderos 1989	db	n=40 bzw. 20	Davlon 2×500	8 Mo.	CVI o.A.	Besserung subjektiver Beschwerden, plethysmographischer Befunde, Ödemreduktion
Cospite et al. 1989	mdb	n=90	Davlon 2×500 Diosmin 900	2 Mo.	CVI o.A.	Besserung subjektiver Beschwerden, Beinumfang, plethysmographischer Befunde
Berson 1991	db	n=60	Diosmin 900, HR Ca-Dobesilat o.A.	4 Wo.	CVI o.A.	Besserung subjektiver Beschwerden, Ödemreduktion nach Diosmin, HR, Ca-Dobesilat
Gautier 1991	db	n=40	900 mg	2 Mo.	Nach Stripping	Besserung subjektiver Beschwerden, Ödemreduktion gegenüber Placebo
Belcaro et al. 1995	db	n=104	Davlon 500, 1000, 2000	3 Mo.	CVI I–II	Besserung subjektiver Beschwerden Beinumfang, Anstieg tpO_2, Abfall $tpCO_2$
Guilhou et al. 1997	mdb	n=107	Davlon 2×500 n	2 Mo.	Venöses Ulcus	Ulcus <10 cm heilten sign. schneller ab, sign. Besserung subjektiver Beschwerden

dien, die den derzeitigen Leitlinien zur Prüfung von Arzneimitteln der CVI entsprechen, zur Absicherung der Indikation CVI erfolgversprechend und wünschenswert. Wenn derzeit objektive Messverfahren als primäre Endpunkte bevorzugt werden, so sollte die Beurteilung subjektiver Beschwerden nicht hintanstehen, da sie offenbar von Seiten des Patienten die entscheidende Größe ist. Eine weitere Möglichkeit ist die Metaanalyse von klinischen Studien. Hierbei sind die strengen Kriterien der Vergleichbarkeit im Hinblick auf Indikation, Design und primäre bzw. sekundäre Zielgrößen zu beachten.

8.3.6 Dosierung, Anwendungsdauer

Legt man die in klinischen Studien geprüfte Dosis zugrunde, so sind nach klinischem Befund initial eine Dosis von 3×300 mg Diosmin bzw. 2×500 mg Daflon® und zur längeren Anwendung 2×300 mg Diosmin bzw. 1×500 mg Daflon® zu empfehlen. Die Anwendungsdauer hat sich nach den Beschwerden zu richten. Im Allgemeinen reicht eine 3 bis 4-wöchige Behandlung aus. Da mit einer Nachwirkung zu rechnen ist, kann eine Therapiepause eingelegt werden mit anschließender symptomorientierten Intervallbehandlung.

8.3.7 Nebenwirkungen, Wechselwirkungen, Risikogruppen, Schwangerschaft, Stillzeit

Unerwünschte Arzneimittelwirkungen sind selten. Am häufigsten wurde in den Studien über gastrointestinale Beschwerden wie Druck-Völlegefühl oder Übelkeit berichtet. In Einzelfällen wurden Juckreiz bzw. Überempfindlichkeitsreaktionen in Form von Nesselsucht, Exanthemen, Schwellung des Gesichts und Herzklopfen, Schwindel, Parästhesien an den Armen und Beinen (Ameisenlaufen), Kopfschmerzen oder Trockenheitsgefühl in Mund und Nase beobachtet, die nach Absetzen verschwanden. Wechselwirkungen mit anderen Arzneimitteln und Risikogruppen sind bisher nicht bekannt. Obwohl toxikologische Untersuchungen keine Anhaltspunkte für eine Embryotoxizität und Teratogenität ergeben, sollten Diosmin und Daflon® in der Schwangerschaft nur nach Rücksprache mit dem behandelnden Arzt und einer sorgfältigen Nutzen/Risiko-Abwägung angewandt werden.

Literatur

1. Steinegger E, Hänsel R (1988) Lehrbuch der Pharmakognosie und Phytopharmazie. 4 Auflage Springer, Berlin Heidelberg New York Tokyo
2. Gargouil YM, Perdrix L, Chapelain B, Gaborieau R (1989) Effects of Daflon® 500 mg on bovine vessels contractility. Int Angiol 8 (Suppl 4):19–22
3. Juteau N, Bakri F, Pomies JP, Foulon C, Rigaudy P, Pillion G et al (1995) The human saphenous vein in pharmacology: effect of a new micronized flavonoidic fraction (Daflon® 500 mg) on norepinephrine induced contraction. Int Angiol 14 (Suppl 1):8–13
4. Savineau JP, Marthan R (1994) Diosmin-induced increase in sensitivity to Ca^{2+} of the smooth muscle contractile apparatus in the rat isolated femoral vein. Br J Pharmacol 111:978–980
5. Sher E, Codignola A, Biancardi E, Cova D, Clementi F (1992) Amine uptake inhibition by diosmin and diosmetin in human neuronal and neuroendocrine cell lines. Pharmacol Res 26: 395–402
6. Bouskela E, Cyrino FZ, Lerond L (1997) Microvascular reactivity after ischemia/reperfusion in the hamster cheek pouch: beneficial effects of different oral doses of S-5682 (Daflon® 500 mg). Angiology 48:33–37
7. Bouskela E, Cyrino FZ, Lerond L (1999) Leukocyte adhesion after oxidant challenge in the hamster cheek pouch microcirculation. J Vasc Res 36 (Suppl 1):11–14
8. Bouskela E, Donyo KA (1995) Effects of oral administration of purified micronized flavonoid fraction on increased microvascular permeability induced by various agents and on ischemia/reperfusion in diabetic hamsters. Int J Microcirc Clin Exp 15 (6):293–300
9. Bouskela E, Donyo KA (1997) Effects of oral administration of purified micronized flavonoid fraction on increased microvascular permeability induced by various agents and on ischemia/reperfusion in the hamster cheek pouch. Angiology 48:391–399
10. Bouskela E, Donyo KA, Verbeuren TJ (1995) Effects of Daflon® 500 mg on increased microvascular permeability in normal hamsters. Int J Microcirc Clin Exp 15 (Suppl 1):22–26
11. Bouskela E, Svensjo E, Cyrino FZ, Lerond L (1997) Oxidant-induced increase in vascular permeability is inhibited by oral administration of S-5682 (Daflon® 500 mg) and alpha-tocopherol. Int J Microcirc Clin Exp 17 (Suppl 1):18–20

12. Crespo ME, Galvez J, Cruz T, Ocete MA, Zarzuelo A (1999) Anti-inflammatory activity of diosmin and hesperidin in rat colitis induced by TNBS. Planta Med 65:651-653
13. Gabor M, Razga Z (1991) Effect of benzopyrone derivatives on simultaneously induced croton oil ear oedema and carrageenin paw oedema in rats. Acta Physiol Hung 77:197-207
14. Jean T, Bodinier MC (1994) Mediators involved in inflammation: effects of Daflon® 500 mg on their release. Angiology 45:554-559
15. Manthey JA (2000) Biological properties of flavonoids pertaining to inflammation. Microcirculation 7:S29-S34
16. Vargaftig BB (1988) Biochemical mediators involved in the inflammatory reaction. Protective activity of S 5682. Int Angiol 7(2 Suppl):7-9
17. Brignolo R, Busch L, Heusser J, Keller W (1994) New data on the experimental, pharmacology and pharmacokinetic of synthetic diosmin. In: Tesi M et al (ed) Superficial and deep venous diseases of the lower limbs. Panminerva Medica, Turin
18. Cypriani B, Limasset B, Carrie ML, Le Doucen C, Roussie M, de Paulet AC et al (1993) Antioxidant activity of micronized diosmin on oxygen species from stimulated human neutrophils. Biochem Pharmacol 45:1531-1535
19. Delbarre B, Delbarre E, Callinon F (1995) Effect of Daflon® 500 mg, a flavonoid drug, on neurological signs, levels of free radicals and electroretinogram in the gerbil after ischemia reperfusion injury. Int J Microcirc Clin Exp 15 (Suppl 1):27-33
20. Freinex-Clerc M, Dumon MF, Carbonneau MA, Thomas MJ, Peuchant E, Dubourg L et al (1994) In vivo study of the antilipoperoxidant effect of 3′,5,7-trihydroxy-4′-methoxyflavone-7-rutinoside. Ann Biol Clin (Paris) 52:171-177
21. Lonchampt M, Guardiola B, Sicot N, Bertrand M, Perdrix L, Duhault J (1989) Protective effect of a purified flavonoid fraction against reactive oxygen radicals. In vivo and in vitro study. Arzneim Forsch 39:882-885
22. Santus R, Perdrix L, Haigle J, Morliere P, Maziere JC, Maziere C et al (1991) Daflon® as a cellular antioxidant and a membrane-stabilising agent in human fibroblasts irradiated by ultraviolet A radiation. Photodermatol Photoimmunol Photomed 8:200-205
23. Casley-Smith JR, Casley Smith JR (1985) The effects of diosmine (a benzopyrone) upon some high oedemas: lung contusion, arms burn and lymphoedeme of rat legs. Agents Actions 17:14-20
24. Cotonat A, Cotonat J (1989) Lymphagogue and pulsatile activities of Daflon® 500 mg on canine thoracic lymph duct. Int Angiol 8 (Suppl 4):15-18
25. Labrid C (1994) Pharmacologic properties of Daflon® 500 mg. Angiology 45:524-530
26. Boudet C, Peyrin L (1986) Comparative effect of tropolone and disomin on venous COMT and sympathic activity in rat. Arch Int Pharmacodyn Ther 283:312-320

27. Suarez J, Herrera MD, Marhenda E (1998) In vitro scavenger and antioxidant properties of hesperidin and neohesperidin dihydrochalcone. Phytomedicine Vol 5:469–473
28. Korthuis RJ, Gute DC (1997) Postischemic leukocyte/endothelial cell interactions and microvascular barrier dysfunction in skeletal muscle: cellular mechanisms and effect of Daflon® 500 mg. Int J Micocirc 17 (Suppl 1): 11–17
29. Korthuis RJ, Gute DC (1999) Adhesion molecule expression in postischemic microvascular dysfunction; activity of a micronized purified flavonoid fraction. J Vasc Res 36 (Suppl 1):15–23
30. Smith PD (1999) Neutrophil activation and mediators of inflammation in chronic venous insufficiency. J Vasc Res 36 (Suppl 1):24–36
31. Michiels C, Arnould T, Remacle J (1993) Hypoxia-induced adhesion of endothelial cells as possible cause of venous diseases. Hypothesis Angiology 44:639–646
32. Michiels C, Arnould T, Knott I et al (1993) Stimulation of prostaglandin synthesis by human endothelial cells expossed to hypoxia. AJ Physiol 264:C866–C874
33. Arnould T, Michiles C, Remacle J (1991) Increased PMN adherence on endothelia cells after hypoxia: Involvement of PAF, CD1, CD11b, and ICAM-1. Am J Physiol 265:C1 102–C1 1110
34. Arnould T, Michiels C, Remacle J (1994) Hypoxic human umbilical vein endothelial cell induced activation of adherent polymorphonuclear leukocytes. Blood 83:3705–3716
35. Arnould T, Michiels C, Janssens D et al (1995) Hypoxia induced PMN adherence to umbilical vein endothelium. Cardovasc Res 30:1009–1016
36. Michiels C, Arnould T, Houbion A et al (1991) A comparative study of the protective effects of different phlebotonic agents on endothelial cells in hypoxia. Phlebologie 44:776–779
37. Damon M, Flandre O, Michel F et al (1987) Effect of chronic treatment with a purified flavonoid fraction on inflammatory granuloma in the rat. Study of prostaglandin E_2, $F_{2\alpha}$ and thromboxan B_2 release and histological changes. Arzneim Forsch 37:1149–1153
38. Labrid C (1995) A lymphatic function of Daflon® 500 gm. In Angiol 14:36–38
39. Friesenecker B, Tsai AG, Allegra C et al (1994) Oral administration of purified flavonoid fraction suppresses leukocyte adhesion in ischemia-reperfusion injury. In vivo observation in the hamster skin fold. Int J Microcirc Clin Exp 14:50–55
40. Garnier M, Perret G, Pilardeau P, Vaysse J, Rolland Y, Uzzan B et al (1988) Effect of diosmin upon red blood cell deformability and osmotic fragility. Relationship with lipid content. Methods Find Exp Clin Pharmacol 10:259–262
41. McGregor L, Bellangeon M, Chignier E, Lerond L, Rousselle C, McGregor JL (1999) Effect of a micronized purified flavonoid fraction on in vivo platelet functions in the rat. Thromb Res 94:235–240

42. Heusser J, Osswald W (1977) Toxicological properties of diosmin and its actions on the isolated venous tissue of the dog. Arch Farmacol Toxicol III:3-10
43. Meyer OC (1994) Safety and security of Daflon® 500 mg in venous insufficiency and in hemorrhoidal disease. Angiology 45:579-584
44. Kuntz S, Wenzel U, Daniel H (1999) Comparative analysis of the effects of flavonoids on proliferation, cytotoxicity, and apoptosis in human colon cancer cell lines. Eur J Nutr 38:133-142
45. Melzig MF, Loose R (1999) Inhibition of lipopolysaccharide (LPS)-induced endothelial cytotoxicity by diosmin. Pharmazie 54:298-299
46. Bear WL, Teel RW (2000) Effects of citrus flavonoids on the mutagenicity of heterocyclic amines and on cytochrome P450 1A2 activity. Anticancer Res. 20:3609-3614
47. Bear WL, Teel RW (2000) Effects of citrus phytochemicals on liver and lung cytochrome P450 activity and on the in vitro metabolism of the tobacco-specific nitrosamine NNK. Anticancer Res 20:3323-3329
48. Ciolino HP, Wang TT, Yeh GC (1998) Diosmin and diosmetin are agonists of the aryl hydrocarbon receptor that differentially affect cytochrome P450 1A1 activity. Cancer Res 58:2754-2760
49. Tanaka T, Makita H, Kawabata K, Mori H, Kakumoto M, Satoh K et al (1997) Modulation of N-methyl-N-amylnitrosamine-induced rat oesophageal tumourigenesis by dietary feeding of diosmin and hesperidin, both alone and in combination. Carcinogenesis 18:761-769
50. Tanaka T, Makita H, Kawabata K, Mori H, Kakumoto M, Satoh K et al (1997) Chemoprevention of azoxymethane-induced rat colon carcinogenesis by the naturally occurring flavonoids, diosmin and hesperidin. Carcinogenesis 18:957-965
51. Tanaka T, Makita H, Ohnishi M, Mori H, Satoh K, Hara A et al (1997) Chemoprevention of 4-nitroquinoline 1-oxide-induced oral carcinogenesis in rats by flavonoids diosmin and hesperidin, each alone and in combination. Cancer Res 57:246-252
52. Yang M, Tanaka T, Hirose Y, Deguchi T, Mori H, Kawada Y (1997) Chemopreventive effects of diosmin and hesperidin on N-butyl-N-(4-hydroxybutyl)nitrosamine-induced urinary-bladder carcinogenesis in male ICR mice. Int J Cancer 73:719-724
53. Oustrin J, Fauran MJ, Commanay L (1977) A pharmacokinetic study of ^{3}H-diosmine. Arzneim Forsch 27:1688-1691
54. Dupperrey B, Vierin J, Pacheco H (1984) Pharmacokinetics and biochemical pharmacology of diosmine in animals. In: Tesi Meal, ed. Superficial and deep venous diseases of the lower limbs. Turin: Panminerva Medica, 182-185
55. Perego R, Beccaglia P, Angelini M, Villa P, Cova D (1993) Pharmacokinetic studies of diosmin and diosmetin in perfused rat liver. Xenobiotica 23:1345-1352
56. Cova D, De Angelis L (1990) Pharmacokinetic and metabolic characteristics of diosmine after administration in man. Eur J Pharmacol 183:1854-1855

57. Cova D, De Angelis L, Giavarini F, Palladini G, Perego R (1992) Pharmacokinetics and metabolism of oral diosmin in healthy volunteers. Int J Clin Pharmacol Ther Toxico 30:29-33
58. Chaumeil JC (1998) Micronization: a method of improving the bioavailability of poorly soluble drugs. Methods Find Exp Clin Pharmacol 20:211-215
59. Garner RC, Garner JV, Gregory S, Whattam M, Calam A, Leong D (2002) Comparison of the absorption of micronized (Daflon® 500 mg) and nonmicronized (14)C-diosmin tablets after oral administration to healthy volunteers by accelerator mass spectrometry and liquid scintillation counting. J Pharm Sci 91:32-40
60. Krähenbühl B (1991) Der Einfluss von Diosmin auf den Venentonus. Plethysmographische Messungen. Therapiewoche 41:17-18
61. Tesi M, Bronchi GF, Mirchioni R, Carini A (1983) Venous pressure changes in patients suffering from varicose disease of the lower limbs treated with synthetic diosmine. In: Tesi Meal (ed) Superficial and deep venous diseases of the lower limbs. Turin: Panminerva Medica, 192-195
62. Milio G, Ferrara F, Amato C, Scrivano V, Meli F, Raimondi F et al (1986) Gli effetti della diosmina sintetica in soggetti portatori di varicosi primitiva. Studio mediante pletismografia a strain gauge. Progressi Flebologia 25-29
63. Amato C (1994) Advantage of a micronized flavonoidic fraction (Daflon® 500 mg) in comparison with a nonmicronized diosmin. Angiology 45: 531-536
64. Allegra C, Bartolo M Jr, Carioti B, Cassiani D (1995) An original microhaemorrheological approach to the pharmacological effects of Daflon® 500 mg in severe chronic venous insufficiency. Int J Microcirc 15 (Suppl 1):50-54
65. Barbe R (1991) Wirkungsdauer von Diosmin im Praxis-Test. Therapiewoche 22-24
66. Cesarone MR, Laurora G, De Sanctis MT, Belcaro G (1993) Capillary filtration and ankle edema in patients with venous hypertension: Effects of Daflon®. Angiology 50:57-60
67. Ibegbuna V, Nicolaides AN, Sowade O, Leon M, Geroulakos G (1997) Venous elasticity after treatment with Daflon® 500 mg. Angiology 48:45-49
68. Mariani G, Mazzuca N, Flütsch IC, Tuoni M, Du Stefano G, Ferro U (1986) Una tecnica fleboscintigrafica per la valutazione del flusso venoso in pazienti con varicopatia essenziale degli arti interfiori. Progressi Flebologia 1-8
69. Maresceaux J, Maamer M, Trenque T, Evrard S, Mutter D, Furderer C (1991) Modifizierung lysosomaler Enzyme durch Diosmin. Therapiewoche 41: 27-32
70. Schüler S, Nissen HP, Lange CE (1983) Untersuchungen zur Wirkung von Diosmin bei primärer Varikosis und sein Einfluss auf den Proteoglykanstoffwechsel. Folia Angiologica 30/31:7-9
71. Belon Ph, Quesetl-Epinay R (1991) Diosminwirkung durch Mikroangiographie visualisiert. Therapiewoche, 7-9

72. Weber G, Adamcyzk A (1985) Diosmin im Spiegel statistischer Analyse. Therapiewoche 365:2008–2018
73. Gautier R (1991) Phlebotrope Behandlung nach Phlebektomie sinnvoll. Therapiewoche, 9–10
74. Molaschi M, Macchione C, Longo F, Graffi G, Cerotti S, Calorio A (1991) Modificazioni pletismografiche venose indotte da Diosmina sintetica in soggetti con syndrome varicosa. Progressi Flebologia 32:36
75. Biland L (1987) Statistical analysis of a double-blind clinical study of Diosmine vs Placebo in patients suffering from symptoms of venous origin in lower limbs. Interner Bericht
76. Muschietti B (1978) Klinischer Vergleich zwischen synthetischem und natürlichem Diosmin und Tribenosid. Schweiz Rundschau Med 67: 1449–1452
77. Trezzi ME, Bonalumi E, Bellone M (1981) Klinische Kontrolluntersuchungen an Patienten, um die thearpeutische Wirksamkeit und die Toleranz der medizinischen Spezialität Ven-Detrex zu bewerten. G Ital Ric Clin E Ther II:92–101
78. Berson G (1991) Diosmin ist besonders zur Ausschwemmung venöser Ödeme geeignet. Therapiewoche Mai, 6–7
79. Laurent R, Gilly R, Frileux C (1988) Clinical evaluation of a venitropic drug in man. Example of Daflon® 500 mg. Int Angiol 7 (Suppl 2):39–43
80. Tsouderos Y (1989) Are the plebotone properties shown in clinical pharmacology predictive of a therapeutic benefit in chronic venous insufficiency? Int Angiol 8 (Suppl 4):53–59
81. Belcaro G, Cesarone MR, De Sanctis MT, Incandela L, Laurora G, Février B et al (1995) Laser doppler and transcutaneous oxymetry: modern investigations to assess drug efficacy in chronic venous insufficiency. Int J Microcirc 15 (Suppl 1):45–49
82. Cospite M, Dominici A (1989) Double blind study of the pharmacodynamic and clinical activities of 5682 SE in venous insufficiency. Advantages of the new micronized form. Int Angiol 8 (Suppl 4):61–65
83. Guilhou JJ, Dereure O, Marzin L, Ouvry P et al (1997) Efficacy of Daflon® 500 mg in venous leg ulcer healing: a double-blind randomized, controlled versus Placebo trial in 1067 patients. Angiology Vol 48:77–85
84. Jantet G (2000) RELIEF study: first consolidated European data. Reflux assessment and quality of life improvement with micronized Flavonoids. Angiology 51:31–37
85. Le Dévéhat C, Khodabandehlou T, Vimeux M, Kempf C (1997) Evaluation of haemorrheological and microcirculatory disturbances in chronic venous insufficiency: activity of Daflon® 500 mg. Int J Microcirc Clin Exp 17 (Suppl 1):27–33
86. Pecking AP, Février B, Wargon C, Pillion G (1997) Efficacy of Daflon® 500 mg in the treatment of lymphedema (secondary to conventional therapy of breast cancer). Angiology 48:93–98
87. Duchene Marullaz P, Amiel M, Barbe R (1988) Evaluation of the clinical pharmacological. Inter Angio 7 (Suppl)2:25–32

8.4 Fixe Kombination Cumarin + Troxerutin

8.4.1 Pharmakologisch relevante Inhaltsstoffe

Die fixe Kombination enthält Cumarin 15 mg und Troxerutin 90 mg (s. Abb. 31). Abb. 37 zeigt die chemische Struktur von Cumarin.

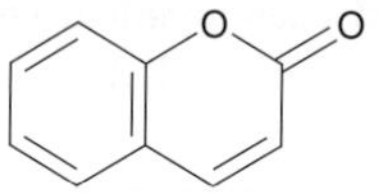

Cumarin

Abb. 37. Chemische Struktur von Cumarin

8.4.2 Pharmakologie und Wirkungsmechanismus

In verschiedenen Experimenten wurden das pharmakologische Wirkprofil und der Wirkungsmechanismus von Cumarin und der fixen Kombinationen Venalot® Depot (15 mg Cumarin + 90 mg Troxerutin) untersucht. In Modellen der Kaolin-induzierten Arthritis (50 mg i.p.), dem Carragenin-Ödem (5 mg i.p.), dem thermischen Öden (50 mg i.p.), dem lymphostatischen Ödem (12,5 bis 100 mg i.p.), dem Ovalbuminödem (25 mg i.p.) und der Resorption von subkutan injizierten Eiweißkörpern (25 mg/kg KG i.p.) wurde eine dosisabhängige antiphlogistische und ödemhemmende Wirkung von Cumarin sowie ein vergleichbarer Effekt zu Flufenaminsäure (1,5 mg/kg KG i.p.) und in der Kombination mit Flufenaminsäure ein additiver Effekt nachgewiesen (1). Bei einer nach intraperitonealer Injektion von 25 mg/kg KG Rinderserum-Albumin erzeugten Immunperitonitis der Ratte reduzierten 10 ml/kg KG Venalot® i.m. über 7 Tage verabreicht die Exsudatmenge, den absoluten Eiweißgehalt der Peritonealflüssigkeit und Verwachsungen (2). An Entzündungsmodellen wirkte Cumarin (25 mg/kg KG s.c.) unterschiedlich (3). So wurden bei der Carrageenan induzierten Pleuritis Exsudatflüssigkeit und zelluläre Elemente, nach Dextran nur die Leukozytenansammlung nicht jedoch die Exsudatbildung und im Arthus-Modell das Exsudat nicht aber die zelluläre Infiltration verhindert. Am thermischen Ödem unterschieden sich Cumarin, Rutinsulphat sowie die Handelspräparate Reparil® und Venoruton® im Hinblick auf Zeit, Ausmaß, maximale Ödemhemmung und Abschwellungszeit des Ödems nicht (4–7). In diesen Versuchen betrug die optimale Einzeldosis für Venalot® 8,5 ml/kg, für Cumarin 25 mg/kg KG und Rutinsulphat 850 mg/kg KG. Die i.p. Einmalapplikation von Venalot® (8,5 ml/kg), Cumarin (10 ml/kg einer 2%igen Lösung) und Rutinsulphat (10 ml/kg) reduzierte die Schwellung, steigerte die Proteaseaktivität um ca. 15% und verminderte die Konzentration von Proteinen in der extrazellulären Flüssigkeit des thermisch geschädigten Gewebes, während im Serum Peptide und Aminosäuren anstiegen. Cumarin selbst wirkt nicht, sondern erst in Verbindung mit dem Gewebe und den Zellen. Zusammen mit Proteinen, die aus geschädigtem Kapillarendothel austreten, wird Cumarin von Monozyten und Makrophagen aufgenommen, welche die Proteolyse von Proteinen mit Bruchstücken < 1000 Molekulargewicht verstärken (8–14). Die antiödematösen Effekte von Cumarin bzw. der fixen Kombination Cumarin + Rutosidschwefelsäureester wurde in weiteren Modellen wie dem posttraumatischen Rattenpfotenödem nach Walzenquetschung (15) und der standardisierten Quetschung des rechten Ober- oder Unterlappens der Lunge bei Ratten (16) sowie Resorption und Abtransport eines Ascites nach Kavakonstriktion bei Hunden (17, 18) bestätigt. Földi et al. (19) sowie Szabo et al. (20) erzeugten bei Hunden nach Unterbindung der Femoralvene und Terpentininjektionen eine Thrombophlebitis. Eine 6-tägige Behandlung mit Venalot® i.v. reduzierte die Ödembildung und die Proteinkonzentration der Gewebsflüssigkeit sowie der Lymphe.

Die Effekte von Cumarin bzw. der Kombination mit dem Natriumsalz des Rutinschwefelsäureesters auf Lymphgefäße und den Lymphtransport wurden umfangreich geprüft (21–26). Am isolierten Lymphangiompräparat des Meerschweinchens wurden Rhythmus, Gefäßtonus sowie Amplitude und Frequenz der Lymphgefäße gesteigert (22). An der vorderen Extremität des Schweins erhöhte Venalot® den Durchmesser der Lymphbahnen und den Lymphfluss (23). An der venösen Stauung des Hinterbeins des narkotisierten Kaninchens, einem lymphostatischen Modell für die chronisch venöse Insuffizienz, verbesserte eine 5-tägige i.v. Vorbehandlung mit 4 mg Cumarin plus 250 mg Rutosid den Lymphfluss und die Infusion am 6. Tag bewirkte einen dosisabhängigen signifikanten Anstieg des venösen und lymphatischen Flusses sowie des Femoraldruckes. Gleichzeitig sanken der periphere venöse Widerstand und das Schlagvolumen des rechten Ventrikels (24).

Ein ähnliche Steigerung des Lymphstroms wurde auch bei Patienten nach Kontrastmittelinjektion in Lymphgefäße der Beine festgestellt (25). Die gleichzeitige Applikation von Kontrastmittel mit der fixen Kombination von 3 mg Cumarin + 50 mg Natriumsalz des Rutinschwefelsäureesters verkürzte bei 26 Patienten nach Katheterisierung der Lymphgefäße des Beins die zur Lymphographie benötigte Zeit von 3 auf 1 Stunde und erforderte einen deutlich geringeren Injektionsdruck für das ölige Kontrastmittel (26).

Zusammengefasst wurde an verschiedenen experimentellen Modellen das pharmakologische Wirkprofil von Cumarin bzw. der fixen Kombination Cumarin plus Troxerutin untersucht. Hierbei konnten antiphlogistische, antiexsudative, antiödematöse und lymphokinetische Wirkungen an normalen und Lymphabfluss-gestörten Gefäßen, Zunahme des venösen Rückflusses, Stimulierung der intra-, und extrazellulären Proteolyse mit beschleunigtem Abtransport von makromolekularen Plasmaproteinen, eine Phagozytose von Latex-Partikeln durch Makrophagen und hämorrheologisch eine Verbesserung der Verformbarkeit der Erythrozytenmembran nachgewiesen werden. Kritisch muss eingewandt werden, dass die tierexperimentell nachgewiesenen Wirkungen vorrangig auf der parenteralen Applikation von Cumarin, bzw. Cumarin + Troxerutin beruhen. Experimentell nicht ausreichend belegt ist die Dosisrelation der Einzelsubstanzen bzw. inwieweit synergistische oder additive Effekte von Cumarin + Troxerutin in der fixen Kombination bestehen. Dies lässt sich nur erkenntnistheoretisch begründen, wobei das durch Cumarin proteolytisch abgebaute eiweißreiche Ödem durch den Troxerutin-verbesserten Blut/Lymphfluss besser aus entzündeten/traumatisierten Gebiet abtransportiert wird. Wünschenswert wären Untersuchungen des Einflusses der fixen Kombination auf das für Leukozyten-Adhäsion verantwortliche Glykoprotein, auf die von Endothelzellen exprimierten Adhäsionsmoleküle (ICAM-1, VCAM-1) und auf Scavenger-Eigenschaften, zumal von den Einzelsubstanzen derartige Effekte bekannt sind.

8.4.3 Toxikologie

Akute und chronische Toxizität. Die LD_{50} von Cumarin variiert je nach Tierspezies zwischen 196 und 680 mg/kg KG p.o. bzw. 310–342 mg/kg KG i.p (27). Zu den akuten Intoxikationszeichen gehören Ataxie, narkotische Effekte und nach subletaler Dosis Leber-Nierenveränderungen, vergrößerte Nebennieren, Hyperämie und Irritationen des Gastrointestinaltraktes. Nach Mehrfachgabe von Cumarin wurden speziesspezifisch dosis- und zeitabhängige Störungen der Leberfunktion mit Anstieg von Transaminasen, morphologische Veränderungen wie fettige Degeneration, Vakuolenbildung, centrolobuläre Nekrosen, Apoptosen und Gallengangshyperplasie festgestellt. Die Leberfunktionsstörungen waren nach Absetzen reversibel (28, 29). Affen wurde die fixe Kombination Cumarin plus Troxerutin in der Dosierung 100, 300 und 1000 mg/kg KG über 26 Wochen verabreicht. Unter der höchsten Dosis trat Erbrechen innerhalb von 3 h und bei 2 Tieren ein Kreislaufkollaps auf. 1 Tier verstarb, ein weiteres Tier wurde wegen reduzierter Futteraufnahme und Gewichtsabnahme getötet. Die niedrigere Dosierung beeinflusste die Gewichtsentwicklung und die ophtalmoskopischen und elektrokardiographischen Befunde nicht. LAP und OCT stiegen an und waren nach der Dosis von 1000 mg/kg KG deutlich erhöht, ebenso das Lebergewicht, jedoch ohne histologische bzw. ultrastrukturelle Veränderungen (30).

Reproduktionstoxizität. Nach Preuss-Überschär et al. (31) hatte eine bis zu dem 128fachen höhere Dosis von Cumarin und Troxerutin als für die Anwendung am Menschen vorgesehen nach oraler Verabreichung bei männlichen (10 Wochen Vorbehandlung) und weiblichen Ratten (3 Wochen Vorbehandlung) keinen Einfluss auf die Fertilität und Teratogenität in der P- und F1-Generation. Die Missbildungsraten schwankten zwischen 2,5 und 5,5%, die Retardierungsraten von 0–8,5% und waren nicht signifikant. Dosisabhängig waren Futteraufnahme sowie Gewichtsentwicklung herabgesetzt und histologisch in der Leber pathologische Veränderungen nachweisbar. Sie äußerten sich in erhöhtem Lebergewicht, fein- bis großtropfiger degenerativer Verfettung und elektronenmikroskopisch in vakuolärer Fettspeicherung und ausgedehnten Alterationen an den zytoplasmatischen Zellstrukturen. Dosen von 1 und 8 mg/kg KG sind als no effect level anzusehen. In höheren Dosen traten typische Degenerationen und Nekrosen an den Hepatozyten mit panlobulärer Fettablagerung auf. Bei Tieren, denen die Dosis von 64 bzw. 128 mg/kg KG Cumarin nach 19 bzw. 10–13 Wochen abgesetzt wurde, zeigte sich nach 20 bzw. 22 Wochen licht-, elektronenmikroskopisch Reversibilität mit normalem Aufbau der Leberstruktur (32). Nach Grote et al. (33, 34) traten bei Wistar-Ratten nach Verabreichung der 10-, 100-, 400fachen Dosis mit der Schlundsonde, bei Kaninchen der 10-, 100fachen Dosis i.v. und an Göttinger Miniatur-Schweinen durch Futterbeimengung der 100fachen therapeutische Dosis von Venalot® keine embryotoxischen und teratogenen Nebenwirkungen auf.

Mutagenität. Cumarin erwies sich im AMES-Test bei mehreren Salmonella typhimuriun Stämmen mit und ohne S9-Mix-Aktivierung als nicht mutagen bzw. nur mutagen im Stamm TA 100 nach metabolischer Aktivierung (27). Dieser Befund ist nur bedingt auf den Menschen übertragbar, da der Metabolismus von Cumarins speziesspezifisch ist und bei der Ratte über die 3-Hydroxylierung zu 3,4 Epoxid, beim Menschen dagegen vorrangig über die 7-Hydroxylierung erfolgt. Im CHO-Test (Chinese Hamster Ovary) wurde ohne metabolische Aktivierung der SCE (Schwesterchromatinaustausch) erhöht, nach metabolischer Aktivierung traten vermehrt Chromosomenaberrationen auf (35). Dieser Effekt wurde bei Meerschweinchen nicht festgestellt (36). Zum Ausschluss einer genotoxischen Wirkung wurde der mutagen induzierte Einbau von radioaktiv markiertem Thymidin untersucht. Im UDS-Test (Unscheduled DNA Synthesis) förderte Cumarin im Gegensatz zu bekannten hepatokarzinogenen Substanzen wie Aflatoxin B1 den Thymidineinbau nicht (37). Nach In-vitro und In-vivo-Daten besteht kein begründeter Verdacht auf eine Genotoxizität.

Karzinogenität. Cumarin erzeugte bei der Ratte in einem 2-jährigen Langzeitfütterungsversuch ab 0,5% Cumarin in der Nahrung Leberkarzinome und bei 0,1% und 0,25% Cumarin in der Diät kleine benigne Gallengangskarzinome oder Proliferationen der Gallengänge (38). Eine zentrolobuläre Hepatozytenschädigung, focale Proliferation von Gallengängen und eine Cholangiofibrosis wurde nach einer 0,5% Cumarin-Diät über 18 Monate bei Ratten bestätigt; es bestanden jedoch keine Hinweise für die Entwicklung eines hepatozellulären Karzinoms (39). Demgegenüber bestehen nach dem NTP (40) nach einer 2-jährigen Verabreichung von 25, 50 und 100 mg/kg KG Cumarin an F344N Ratten deutliche Hinweise auf eine karzinogene Wirkung inform von renalen Adenomen. Bei weiblichen Ratten war der karzinogene Effekt weniger stark ausgeprägt. Nach einer Dosis von 0, 50, 100 und 200 mg/kg KG über 2 Jahre wurde bei männlichen B6C3F1 Mäusen eine erhöhte Rate an Alveolarbronchial-Karzinomen, bei weiblichen B6C3F Mäusen hepatozelluläre Karzinome und zusätzlich bei Ratten eine Nephropathie, eine biliäre Hyperplasie in der Leber und eine erhöhte Inzidenz an Ulzera im Vormagen registriert. Keine karzinogene Effekte wurden bei Hunden nach 10 mg Cumarin über 350 Tage (26, 35), bei Goldhamstern nach chronischer Applikation (37) und bei Primaten (27, 30) beobachtet.

Zusammengefasst besteht an einer dosis- und zeitabhängigen hepatotoxischen Leberschädigung tierexperimentell kein Zweifel, die nach Absetzen von Cumarin reversibel ist. Für Cumarin und die fixe Kombination mit Troxerutin ergaben sich keine Anhaltspunkte auf eine Teratogenität und Störung der Fertilität. Die Daten zur Mutagenität in vitro sind widersprüchlich und vermutlich speziesspezifisch. Verschiedene In-vivo-Experimenten ergaben keine Hinweise auf Mutagenität. Nach dem NTP-Report bestehen für Cumarin (40) Hinweise für ein karzinogenes Risiko bei männlichen Ratten und bedingt für weibliche Tiere. Wegen des Verdachts auf Karzinogenität von Cumarin wurde 1988 ein Stufenplanverfahren der Stufe I eingeleitet (41) und die zulässige Dosis auf 3–5 mg beschränkt.

8.4.4 Pharmakokinetik

Zur Pharmakokinetik liegt Erkenntnismaterial zu Cumarin, dem Hautpmetaboliten 7-Hydroxycumarin, Troxerutin (siehe 8.1.4) und der fixen Kombination vor. Cumarin und 7-Hydroxycumarin besitzen eine geringe Wasserlöslichkeit (<0,3%), einen relativ hohen Verteilungskoeffizienten, ein großes Verteilungsvolumen, eine Plasmaproteinbindung von 35,26% für Cumarin und 47,16% für 7-Hydroxycumarin, eine Bindung von 26,2 bzw. 20,9% an Erythrozyten und einen hohen First-pass-Metabolismus (97,01%) (42). Bei Rhesusafffen wurde die Pharmakokinetik von Cumarin (Venalot®) und 7-Hydroxycumarin (HC) nach i.v. und p.o. Gabe von 1 mg/kg KG untersucht. Die orale Bioverfügbarkeit betrug für Cumarin 45%, für 7-HC 17%, die Halbwertzeit für Cumarin 1,6 h, für 7-HC 0,8 h, das scheinbare Verteilungsvolumen von Cumarin lag bei 3,55 l/kg, von 7-HC bei 6,96 l/kg und die totale Clearance von Cumarin bei 19,05 ml/min/kg und von 7-HC bei 103,7 ml/min/kg (43, 44). Nach oraler Verabreichung von Cumarin 0,857 mg/kg KG an 6 Probanden erreichte nur ca. 4% unverändertes Cumarin die systemische Zirkulation. Cumarin wird rasch durch Hydroxylierung zum pharmakologisch aktiven 7-Hydroxycumarin (7-HC) metabolisiert, das zum inaktiven 7-Hydroxyglucuronid (7-HCG) konjugiert wird. Die Halbwertszeit beträgt nach i.v. (0,25 mg/kg KG) bzw. oraler Gabe (0,857 mg/kg KG) für Cumarin 0,8 bzw. 1,0 h und für 7-HCG 1,5 bzw. 1,2 h (45, 46). Nach einer Einzeldosis von 200 mg Cumarin p.o. bei 8 Probanden wurden innerhalb von 2 Tagen 68–92% als 7-Hydroxycumarin und 1–6% als o-Hydroxyphenylessigsäure im Urin wiedergefunden (47). Nach Inkubation von Cumarin mit humanen Lebermikrosomen bzw. im Urin gesunder Probanden wurde o-Hydroxyphenylessigsäure und o-Hydroxyphenylacetaldehyd als weitere Metaboliten identifiziert (48, 49). Bei 10 männlichen Probanden wurde die Pharmakokinetik von Cumarin, 7-Hydroxycumarin, 7-Hydroxycumaringlucuronid (7-HCG) und 3-Hydroxycumarin (3-HC) mit einer spezifischen HPLC-Methode untersucht (50). Die Probanden erhielten randomisiert an drei Tagen jeweils 1 g oder 2 g Cumarin oral bzw. 250 mg i.v. Cumarin zeigt nach i.v. Applikation zwei Eliminationsphasen. Die terminale Halbwertszeit

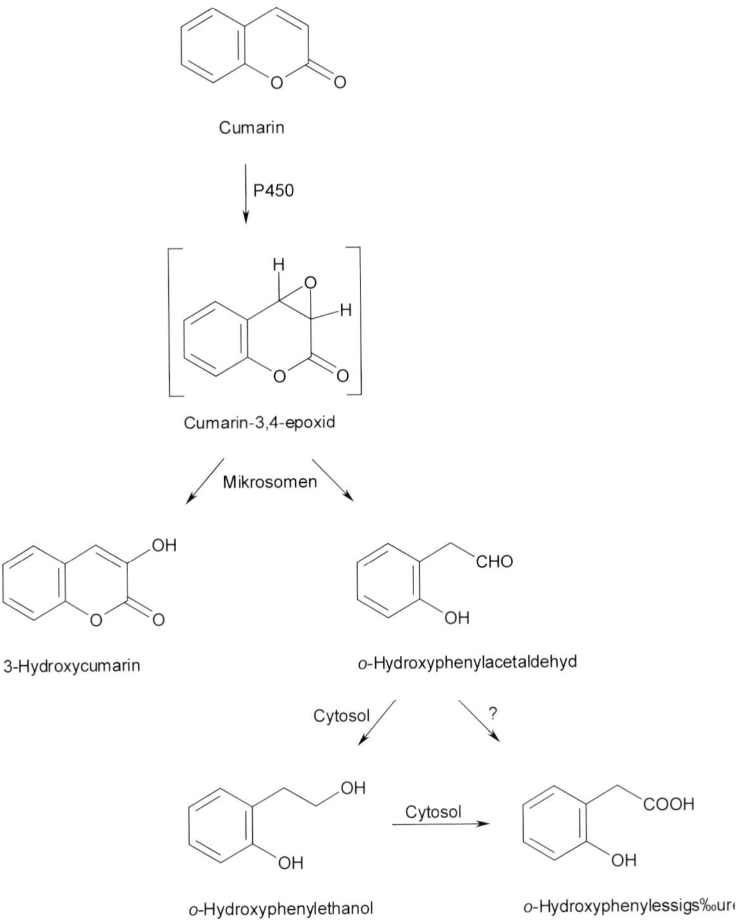

Abb. 38. Metabolismus von Cumarin (48)

betrug 97 min. Nach 18 min werden die maximalen Konzentrationen der Metaboliten erreicht, was für eine schnelle Metabolisierung von Cumarin spricht. OHCG erreicht ca. 10fach höhere Konzentrationen als 7-HC. Nach 1 g Cumarin oral lagen die Plasmakonzentrationen oberhalb der Nachweisgrenze von 36 ng/ml. Nach 2 g wurden Werte zwischen 36 und 2300 ng/ml gemessen. Die Metaboliten 7-HC und 7-HCG waren nach 5–10 min nachweisbar. Cumarin unterliegt mit einer medianen Bioverfügbarkeit von 1,3% einem ausgeprägten First-pass-Metabolismus. Die 7-HC-Metabolite wurden im Urin nur in konjugierter Form ausgeschieden. Abb. 38 zeigt den Metabolismus von Cumarin (48).

In einer GCP-konformen randomisierten cross-over-Studie wurde die Bioverfügbarkeit von 6 Dragees Venalot® Depot (90 mg Cumarin+540 Troxerutin) bei 24 Probanden untersucht. Aus methodischen Gründen war es nicht möglich, im Plasma Troxerutin zu detektieren. Die Substanz wurde deshalb nur im Urin bestimmt. Die kumulative Ausscheidung von Troxerutin im Urin betrug im Mittel 0,002% der oral verabreichten Dosis (Abb. 39). Nach i.v. Gabe von Troxerutin wurden mit 11% deutlich höhere Werte gefunden. Tabelle 30 fasst die wichtigsten pharmakokintischen Parameter von Cumarin zusammen (51).

Zusammenfassend liegen zur Pharmakokinetik von Troxerutin (siehe 8.1.4) und Cumarin Einzeldaten vor. Cumarin wird nach oraler Gabe rasch resorbiert, unterliegt einem ausgeprägten First-pass-Metabolismus und wird beim Menschen hauptsächlich zu 7-Hydoxycumarin und 7-Hydroxycumarinkonjugaten abgebaut. Die Bioverfügbarkeit liegt bei ca. 4%, die Proteinbindung bei ca. 35% für Cumarin und die Eliminationshalbwertzeit für Cumarin bei 1,02 h. In der fixen Kombination Cumarin+Troxerutin werden für Cumarin ähnliche Daten wie nach den Einzelsubstanzen erreicht. Wegen des hohen First-pass-Metabolismus sind nur niedrige Cumarin-Konzentrationen, jedoch hohe Konzentrationen an 7-HC

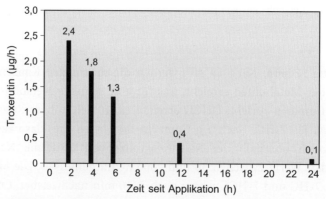

Abb. 39. Ausscheidungsraten von Troxerutin im Urin nach oraler Gabe von 6 Dragees Venalot® Depot

Tabelle 30. Pharmakokinetische Parameter von Cumarin nach oraler Verabreichung von 6 Dragees Venalot® Depot (90 mg Cumarin + 540 mg Troxerutin). n.b. = nicht bestimmbar (51)

	Cmax ng/ml	Tmax h	AUC_{0-24} ng/ml×h	t1/2 h
Cumarin	7,94 ± 29,89	3,61 ± 6,68	26,42 ± 62,09	n.b.
7-HC-Cumarin	8,12 ± 4,74	1,72 ± 0,77	23,77 ± 13,28	3,37 ± 2,54
7-HC-Cumarin-Konjugat	1087,2 ± 319,4	1,36 ± 0,77	3196,2 ± 1084,2	7,16 ± 4,23

und 7-HCG messbar. Bedauerlicher Weise liegen von der fixen Kombination nur Daten zur Ausscheidung von Troxerutin vor, was auf dem Fehlen einer empfindlichen und validierten analytischen Methode beruht. Hier existiert ein Forschungsbedarf.

8.4.5 Klinische Wirksamkeit

Die fixe Kombination aus Cumarin + Troxerutin wurde vorrangig bei Patienten mit chronisch venöser Insuffizienz und bei Ulcera crura unter Praxisbedingungen geprüft. Neben Kasuistiken bzw. klinischen Erfahrungsberichten, in denen die Besserung subjektiver Beschwerden wie Schweregefühl in den Beinen, Nachlassen von Spannungsschmerzen, Abschwellung bzw. Rückgang von Ödemen, Abklingen von Entzündungen und Schmerzen sowie Abheilung von Unterschenkelgeschwüren beschrieben sind, existieren kontrollierte klinische Studien (Tab. 31).

In einer Doppelblindstudie erhielten 44 Patienten mit chronischer Veneninsuffizienz im Stadium II über 4 Wochen zunächst einen Kompressionsverband, der anschließend für 3 Wochen abgesetzt wurde. Zusätzlich wurde einer Gruppe von Patienten 10 Injektionen Venalot® i. m. bzw. i.v (Cumarin plus Troxerutin), gefolgt von einer oralen Weiterbehandlung mit 3×1 Dragee/d Venalot® Depot und einer zweiten Gruppe 10 Injektionen einer schwach konzentrierten Zubereitung parenteral und anschließend Placebo verabreicht (52). Unter der Kompression besserten sich erwartungsgemäß in beiden Gruppen die subjektiven Beschwerden, sie traten nach Absetzen in der Placebo-Gruppe nicht häufiger auf als in der Verum-Gruppe. Signifikante Unterschiede zugunsten der fixen Kombination bestanden jedoch bzgl. des Nachlaufens von Ödemen und der subjektiven Symptome innerhalb der 7-wöchigen Behandlungsdauer. In beiden Gruppen besserten sich die phlebologischen Begleitvariablen venöse Kapazität, venöser Rückstrom und Wiederauffüllzeit. In einer weiteren offenen, randomisierte Studien (53) an 80 Patienten mit einer CVI Stadium II mit Ödembildung bei primärer Varikosis und postthrombotischem Syndrom erhielt eine Gruppe über 4 Wochen 5×pro Woche die intermittierende Kompression und eine zweite Gruppe zusätzlich 5×wöchentlich 5 ml Venalot® i. m. In der Reduktion des Unterschenkelumfangs unterschieden sich beide Gruppen (1,66 cm versus 3,01 cm) signifikant ($p < 0,001$). In der Selbsteinschätzung der Beschwerden war die Zusatzbehandlung der alleinigen Kompression überlegen. Die Lichtreflexions-Rheographie zeigte keinen Unterschied, während in der Phlebodynamometrie sich die Wiederauffüllzeit in der Venalot®-Gruppe sigfikant verbesserte. In einer placebokontrollierten Doppelblindstudie wurden 117 Patienten mit einer CVI Stadium II/IIIa über 4 Wochen neben der Kompression begleitend und anschließend ausschließlich mit 3×2 Venalot® Depot Dragees über 3 Wochen behandelt (54). Prüfkriterien waren subjektives Beschwerdebild, Umfangsmessungen an zwei definierten Stellen des Unterschenkels und ärztliche Beurteilung des Therapieerfolges. Nach Ende der Kompression nahmen in der Placebogruppe die subjektiven Beschwerden und die Ödeme zu, während unter Verum das Behandlungsergebnis erhalten blieb.

60 Patienten mit manifesten Ödemen im CVI Stadium II wurden in einer kontrollierten Studie entweder mit 2×1 Dragee Venalot® Depot (45 mg Cumarin + 270 mg Troxerutin), 300 mg Hydroxyrutosid oder Placebo über 6 Wochen behandelt (55). Zielgrößen waren subjektive Beschwerden, Fessel- und Wadenumfang sowie die Wiederauffüllzeit. In beiden Verumgruppen besserten sich die subjektiven Beschwerden und die Wiederauffüllzeit signifikant, der Fessel- und Wadenumfang gingen signifikant zurück, während sich in der Placebogruppe die Ausgangswerte nicht änderten.

Diehm (58) verglich bei 59 Patienten mit einer chronisch venösen Insuffizienz Stadium II die Wirksamkeit von Venalot® Depot mit Placebo anhand der Volumetrie, subjektiver Beschwerden und des globalen Arzturteils. In der ITT-Analyse hatte unter Verum das Beinvolumen signifikant um 33 ml gegenüber 3 ml unter Placebo abgenommen. Auch im Beschwerdeindex war Verum Placebo überlegen. In einer weiteren GCP-konformen, prospektiven multizentrischen Doppelblindstudie wurden Patienten mit einer CVI und gesicherten Beinödemen in der 4-wöchigen Run-in-Phase zunächst mit Kompressionsstrümpfen der Klasse II behandelt und erhielten anschließend randomisiert Venalot® Depot oder Placebo über 12 Wochen (56). Primäre Zielgröße war das Beinvolumen gemessen mit der validierten wasserplethysmographischen Methode. Von 231 Patienten wurden 226 nach Intention-to-treat (ITT) und 179 nach der Valide-Case (VC)-Analyse ausgewertet. Während der ersten 4 Wochen unterschieden sich beide Gruppen nicht. 12 Wochen nach Absetzen der Kompression nahm das Volumen um $6,5 \pm 12,1$ ml nach Venalot® und $36,7 \pm 12,1$ ml nach Placebo ($p = 0,008$) zu. Die Unterschiede waren in der VC-Analyse noch deutlicher. Am Ende der Behandlung betrug die Volumenreduktion in der Venalotgruppe $88,1 \pm 12,7$ ml und in der Placebogruppe $56,4 \pm 12,7$ ml. Auch im sekundären Kriterium nach O'Brien (Beschwerdescore und Lebensqualität), dem Gesamturteil der Zustandsänderung und der Wirksamkeit war Verum dem Placebo signifikant überlegen.

Zusammenfassend liegen für die fixe Kombinationen aus Cumarin plus Troxerutin sieben kontrollierte klinische Studien vor (52–58), von denen einige den aktuellen Leitlinien zur Prüfung von Arzneimitteln bei der chronischen venösen Insuffizienz entsprechen (59). Dies gilt inbesondere für die Studien von Diehm (58) und Vanscheidt et al. (56). Sie wurden weitgehend nach GCP-Richtlinien durchgeführt und konfirmatorisch nach der ITT-Methode ausgewertet. Unter der physikalischen und medikamentösen Kombination kam es zu einem deutlich besseren Gesamtergebnis mit Stabilisierung nach Absetzen der Kompression. Demnach ist mit objektiven Messverfahren die klinische Wirksamkeit belegt.

Tabelle 31. Randomisierte Placebo-kontrollierte klinische Studien mit der fixen Kombination Cumarin + Troxerutin. offran = offen randomisierte, db = doppelblind, o. A. = ohne Angaben

Autor	Design	Fälle	Dosis	Dauer	Stadium	Endpunkt/Ergebnisse
Blume et al. 1987	offran.	22 Verum 22 Placebo	10 Inj. 3×1 Dragee	7 Wo.	CVI II	Sign. Reduktion des Unterschenkelumfangs, Besserung subjektiver Beschwerden
Blume et al. 1988	offran	40 Verum 40 Placebo + Kompr.	5 Inj./Wo.	4 Wo.	CVI I–II	Sign. Reduktion des Unterschenkelumfangs Wiederauffüllzeit, Besserung subjektiver Beschwerden
Hoffmann et al. 1989	db	20 Rutosid 20 Placebo	2×1 Dragee	6 Wo.	CVI II	Sign. Besserung Wiederauffüllzeit, Fessel-Wadenumfang, subjektiver Beschwerden
Biland et al. 1990	db	?? Verum ?? Placebo	3×1 Dragee	6 Wo.	CVI II	Besserung subjektiver Beschwerden, Beinumfang, plethysmographische Befunde
Blume et al. 1996	Crossover	58 Verum 59 Placebo	3×2 Dragee	4 Wo.	CVI II-IIIa	Besserung subjektiver Beschwerden, Beinumfang, pos. Arzturteil
Diehm et al. 1996	db	29 Verum 30 Placebo	3×1 Dragee	4 Wo.	CVI II	Volumentrie, Beschwerdeindex, globales Arzturteil, Responder
Vanscheidt et al. 2002	db	113 Verum 113 Placebo	3×2 Dragee	12 Wo.	CVI o. A.	Sign. Reduktion des Umfangs (Wasserplethysmographie), Beschwerdescore, Lebensqualität

8.4.6 Anwendungsgebiete, Dosierung und Anwendungsdauer

Die vorliegenden Studien rechtfertigen die Anwendung der fixen Kombination von Cumarin + Troxerutin (Venalot® Depot) bei chronisch venöser Insuffizienz in der geprüften Dosierung entsprechend dem Statement des Berufsverbandes praktizierender Phlebologen vom 22. 5. 1993 (60) und der aktuellen Leitlinie der Deutschen Gesellschaft für Phlebologie (59).

8.4.7 Nebenwirkungen, Wechselwirkungen

Selten treten unter der fixen Kombination Cumarin + Troxerutin Nebenwirkungen in Form von Übelkeit, Erbrechen, Kopfschmerzen, Schwindel auf. Trotz längerer Erfahrungen können Leberfunktionsstörungen bisher nicht sicher ausgeschlossen werden. Deshalb empfiehlt sich eine Kontrolle der Leberwerte. Patienten mit bzw. nach Lebererkrankungen sollten die fixe Kombination Cumarin + Troxerutin nicht einnehmen. Trotz fehlender Hinweise auf teratogene Effekte sollte in der Schwangerschaft die Anwendung von Cumarin plus Troxerutin nur nach Rücksprache mit dem behandelnden Arzt unter sorgfältiger Nutzen-Risiko-Abwägung erfolgen.

Literatur

1. Földi-Börcsök E, Bedall FK, Rahlfs VW (1971) Die antiphlogistische und ödemprotektive Wirkung von Cumarin aus Melilotus officinalis. Arzneim Forsch 21:2025–2030
2. Földi-Börcsök E (1977) Wirkung von Benzopyron auf die durch Rinderserum-Albumin herbeigeführte exsudative Peritonitis bei der Ratte. Arzneim Forsch 27:378–379
3. Dunn CJ, Koh MS, Willoughby AA, Giroud JP (1977) The value of multifactorial screening for anti-inflammatory activity as shown by coumarin. J Path Vol 122:201–207
4. Piller NB (1975) A comparison of the effectiveness of some anti-inflammatory drugs on thermal oedema. Br J Exp Path 56:554–560
5. Piller NP (1977) Benzopyrone treatment of mild thermal oedema: Determination of the most effective doses. Arzneim Forsch 27:1138–1141

6. Piller NB (1976) The effect of Benzo-Pyrones on the maximal swelling volume and resolution of thermally induced oedma in the rat: A determination of their optimal frequency of administration. Folia Angiologica 24:160–165
7. Piller NB (1975) The resolution of thermal oedema at various temperatures under Coumarin treatment. Brit J Exp Path 56:83–91
8. Piller NB (1977) An integration of the modes of action of Coumarin. Arzneim Forsch 27:1135–1138
9. Piller NB (1976) The action of the Benzopyrones on an experimental model of lymphoedema: a contribution to their mode of action. Brit J Exp Path 57:713–721
10. Piller NB (1976) Drug-induced proteolysis: A correlation with oedma-reducing ability. Br J Exp Path 57:266–273
11. Piller NB (1977) The induction of controlled proteolysis in high protein oedemas by Coumarin. Lymphologie 1/2:39–43
12. Piller NB (1978) The induction of controlled proteolysis in high protein oedemas by Coumarin. Lymphologie 1/2:30–34
13. Piller NB (1977) Further evidence for the induction of proteolysis by Coumarin in rats with various high proteine oedmas. Arzneim Forsch 27:860–864
14. Casley-Smith JR, Földi-Börcsök E, Földi M (1973) The electron microcospy of the effects of treatment with coumarin (Venalot®) and by thoracic duct cannulation on thermal injuries. Brit J Exp Path 54:1–5
15. Uhlig G (1976) Antiphlogistische Wirksamkeit verschiedener Pharmaka (Vergleichende tierexperimentelle Untersuchungen über die antiphlogistische Wirksamkeit verschiedener Pharmaka auf das posttraumatische Ödem). Z Allg Med 57:44–48
16. Eckert P, Pfeiffer M, Riesner K, Eichen R (1976) Die Beeinflussung der posttraumatischen Lungenkontusion durch Benzopyron. Ergebn Angiol, S 221–229
17. Szabo G, Magyar Z (1977) Medikamentöse Beeinflussung des experimentellen Aszites durch Benzopyrone. Arzneim Forsch 27:112–113
18. Szabo G, Magyar Z (1977) Wirkungsmechanismus von Benzopyronen beim experimentellen Aszites. Arzneim Forsch 27:1064–1069
19. Földi M, Zoltan ÖT, Piukovich I (1970) Die Wirkung von Rutin und Cumarin auf den Verlauf einer experimentellen Thrombophlebitis. Arzneim Forsch 20:1629–1630
20. Szabo G, Magyar Z (1977) Wirkung einer Benzopyrone-Kombination auf das akute thrombophlebitische Ödem. Arzneim Forsch 27:2332–2335
21. Casley-Smith JR, Casley-Smith RJ (1997) Coumarin in the treatment of Lymphoedema and other high protein oedemas. In: O'Kennedy R, Thornes D (eds) Coumarins Biology, Applications and mode of action. Wiley Chicheseter 143–184
22. Mislin H (1971) Die Wirkung von Cumarin aus Melilotus officinalis auf die Funktion des Lymphangions. Arzneim Forsch 21:852–853
23. Fabian G (1983) Investigations into the lymphatic vessels and their valves in the fore-limb of the pig. Lympholygy 10:172–180

24. Borzeix MG, Angignard J, Dedieu F, Dupont JM, Miloradovich T, Leutenegger E (1995) Effect of a combination of Coumarin derivatives and rutoside on venous and lymphatic circulation during severe constriction of the caudal vena cava in rabbits. Arzneim Forsch 45:262–266
25. Clodius I, Collard M (1976) Der Einfluss von Benzopyronen auf die Regeneration von Lymphgefäßen – eine mikrolymphoangiographische Studie. In: Losse KE, Losse AD (Hrsg) V Int. Kongr für Angiographie und Angiologie. Baden Baden April 1976. Dtsch Ärzteverlag
26. Collard M (1971) Radiologische Studie über die Wirkung von Pharmaka auf die Lymphgefäße der unteren Extremitäten. Fortschr Geb Röntgenstr Nuklearmed 115,5:643–649
27. Cohen AJ (1979) Critical review on the toxicology of coumarin with special reference to interspecies differences in metabolism and hepatotoxic response and their significance to man. Food Cosmet Toxicol 17:277–289
28. Lake BG, Evans JG, Lewis DFV, Price RJ (1994) Comparison of the hepatic effects of coumarin, 3,4-dimethylcoumarin, dihydrocoumarin and 6-methylcoumarin in the rat. Food and Chemical Toxicology Vol 32:743–751
29. Lake BG (1999) Coumarin metabolism, toxicity and carcinogenicity: Relevance for human risk assessment. Food Chem Toxicol 37:423–453
30. Pulsford AH, Heyword R, Street AE, Majeed SK (1983) Toxicity of Venalot® (a mixture of Coumarin and Troxetin) in the baboon. Toxicol Letters 15:167–174
31. Preuss-Ueberschär C, Ueberschär S, Grote W (1984) Reproduktionstoxikologische Untersuchungen an Ratten nach oraler Verabreichung eines Benzopyron-Präparates. Arzneim Forsch 34:1305–1313
32. Preuss-Ueberschär C, Ueberschär S (1988) Licht- und elektronenmikroskopische Untersuchungen zur Hepatotoxität von Benzopyronen in Abhängigkeit von Dosis und Anwendungsdauer. Arzneim Forsch 38:1318–1326
33. Grote W, Günther R (1971) Prüfung einer Cumarin-Rutin Kombination auf Teratogenität durch fetale Sklettuntersuchungen. Arzneim Forsch 21: 2016–2022
34. Grote W, Weinmann I (1973) Überprüfung der Wirkstoffe Cumarin und Rutin im teratologischen Versuch an Kaninchen. Arneim Forsch 23(9): 1319–1320
35. US Departement of Health and Human Services. NIH Research Triangle Park, NC National Toxicology Program 1992a, Draft Technical Report TR 422, NIH-Publication (1992): No 92-3153
36. Sasaki Yu F, Imanshi H, Ohta T, Shirasu Y (1987) Effects of antimutagenic flavorings on SCEs induced by chemical mutagens in cultured Chinese hamster cells. Mutat Res 189:313–318
37. Bermand JA (1998) Lack of effect of coumarin on unscheduled DNA synthesis in precision-cut human liver slices. Food Chem Toxicol 36:647–653
38. Griepentrog F (1973) Pathologisch-anatomische Befunde zur karziogenen Wirkung von Cumarin im Tierversuch. Toxikology 2:93–102
39. Evans JG, Appleby EC, Lake BG, Conning DM (1989) Study on the induction of cholangiofibrosis by coumarin in the rat. Toxicology 55:207–224

40. Anonymus (1993) NTP technical report on the toxicology and carcinogenesis studies of coumarin in F3344/N rats and B6C3F1 mice; US Department of Health and Human Services. National Toxicology Program Nr. 422, CAS No 91-64-5
41. BGA (1994) Lebertoxische Wirkungen von Cumarinen. Arzneimittel-Schnellinformationen des BGA; Pharm Ind 56:IV/92
42. Ritschel WA, Grummich KW, Kaul S, Hardt TJ (1981) Biopharmaceutical parameters of Coumarin and 7-Hydoxycoumarin. Pharm Ind 43:271–276
43. Waller AR, Chasseaud LF (1981) The metabolic fate of ^{14}C-Coumarin in baboons. Food Cosmet Toxicol 19:1–6
44. Ritschel WA, Denson DD, Grummich KW (1988) Pharmakokinetik of coumarin and 7-Hydroxycoumarin in the rhesus monkey after intravenous and peroral administration. Arzneim Forsch 11:1619–1623
45. Ritschel WA, Brady ME, Tan HSI, Hoffmann KA, Yitu T M, Grummich KW (1977) Pharmacokinetics of Coumarin and its 7-Hydroxy-Metabolites upon intravenous and peroral administration of Coumarin in man. Eur J Clin Pharmacol 12:457–461
46. Ritschel WA, Brady ME, Tan HSI (1979) First-pass effect of coumarin. Int J Clin Pharmacol Biopharm 17:99–103
47. Shilling WH, Crampton RF, Longland RC (1969) Metabolism of coumarin in man. Nature 221:664–665
48. Fentem JH, Fry JR, Whiting DA (1991) o-Hydroxyphenylacetaldehyde: a major and novel metabolite of coumarin formed by rat, gerbil and human liver microsomes. Biochem Biophys Res Comm 179:197–203
49. Fentem H, Fry JR (1992) Metabolism of coumarin by rat, gerbil and human liver microsomes. Xenobiotica 22:357–367
50. Sharifi S, Lotterer E, Michaelis HCh, Bircher J (1993) Pharmacokinetics of coumarin and its metabolites. Preliminary results in three healthy volunteers. J Irish Colleg Physicians Surgeons 22:29–32
51. Zur Pharmakokinetik von Venalot®. Interner Bericht
52. Blume J (1987) Therapie des venösen Ödems: Effizienz einer medikamentösen Therapie zusätzlich zur Kompressionsbehandlung. Therapiewoche 37:1362–1367
53. Blume J, Haye R de la (1988) Verstärkte Wirksamkeit der intermittierenden Druckbehandlung durch medikamentöse Begleittherapie. Phlebol Proktol 17:53–56
54. Blume J, Wüstenberg P (1996) Chronisch venöse Insuffizienz (CVI). Therapiewoche 46:540–544
55. Hoffmann J, Day U, Stammwitz U (1989) Behandlung der chronisch venösen Insuffizienz. Therapiewoche 39:953–958
56. Vanscheidt W, Rabe E, Naser-Hijazi B, Ramlet AA, Partsch H, Diehm C, Schultz-Ehrenburg U, Sprengel F, Wirsching M, Götz V, Schnitker J, Hennicke-von Zepelin HH (2002) Efficacy and safety of a Coumarin-Troxerutin-Combination (SB-Lot) in patients with chronic venous insufficiency: A double blind placebo-controlled randomised study. VASA 31:185–190

57. Biland L, Basler H, Madar G, Hürlimann F, Widmer L (1990) Venalot® Depot forte Dragees bei Patienten mit chronisch-venöser Insuffizienz Stadium II. Doppelblindstudie. Venalot® Depot forte und Kompression versus Placebo und Kompression. Phase III. Basel Kantonspital, Angiologische Abteilung. Unveröffentlichte Befunde
58. Diehm C (1996) Wirksamkeit des Gefäß- und Gewebstherapeutikum Venalot® Depot bei Patienten mit chronisch-venöser Insuffizienz im Stadium II. Unveröffentlichte Befunde
59. Gallenkemper G, Bulling BJ, Gerlach H, Jünger M, Kahle M, Klüken N, Lehnert W, Rabe E, Schwahn-Schreiber Chr (2000) Leitlinien zur Diagnostik und Therapie der chronischen venösen Insuffizienz. Phlebologie 4:102–105
60. Statement des Berufsverbandes praktizierender Phlebologen vom 22. 5. 1993

9 Pflanzliche Ödemprotektiva

9.1 Rosskastaniensamen (Hippocastani semen)

9.1.1 Pharmakologisch relevante Inhaltsstoffe

Samen und Samenschalen enthalten ein komplexes Gemisch von Saponinen mit mindestens 3% Triterpenglycosiden. Für Rosskastaniensamenextrakte (RKSE) wird als wirksamkeitsbestimmendes Prinzip Aescin (Abb. 40), ein komplexes Gemisch verschiedener, chemisch sehr ähnlicher Triterpenglycosid angesehen. Aglyka dieser Saponine sind Barringtogenol C und Protoaescigenin. Zu unterscheiden sind das schwer lösliche, aus über 30 Einzelverbindungen zusammengesetzte β-Aescin, ein C-21 und C-22 Diester, das leicht wasserlösliche Kryptoaescin, das durch spontane Wanderung der Acetylgruppe vom C-22 zum C-28 entsteht, sowie α-Aescin, das Gleichgewichtsgemisch dieser beiden stellungsisomeren Diester (1). RKS-haltige Fertigarzneimittel werden nach DAB 10 auf einen Gehalt von Gesamttriterpene 16–20%, berechnet als Aescin, normiert, wobei die im Gesamtgemisch quantitativ variablen Anteile der einzelnen Saponine unberücksichtigt bleiben.

9.1.2 Pharmakologie und Wirkungsmechanismus

Pharmakologisch wurden reines Aescin, aber auch definierte Rosskastaniensamenextrakte im Hinblick auf das Wirkprofil untersucht. In den klassischen Entzündungsmodellen wie Carrageenan-, Dextran-, Ovalbumin-, Kaolin-, Bradykinin- und Histamin-induzierten Ödemen wurde eine dosisabhängige antiphlogistische und antiexsudative Wirkung für reines Aescin und einen definiertem Ross-

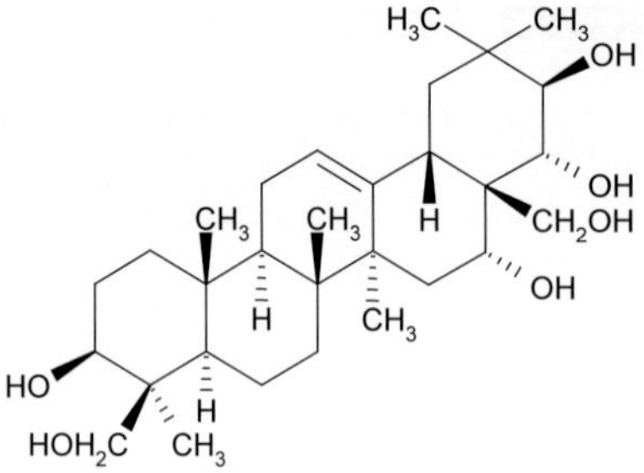

Protoaescigenin

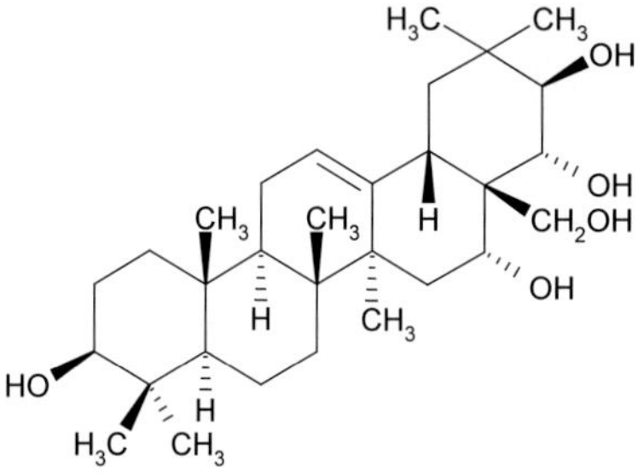

Barringtogenol C

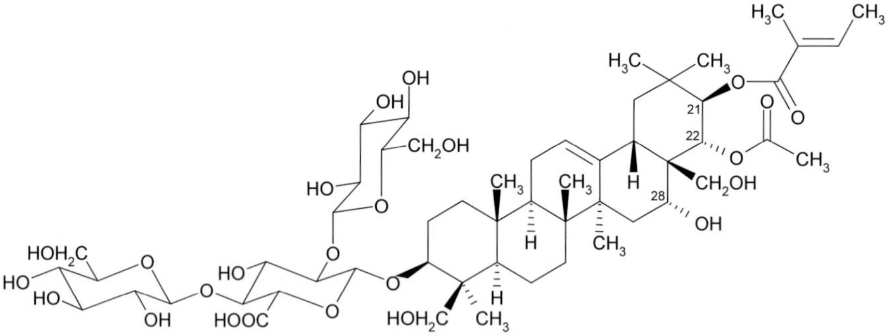

Hauptbestandteil von β-Aescin

Abb. 40. Strukurformel von Aescin

kastaniensamenextrakt unter anderem im Vergleich zu Acetylsalicylsäure und Phenylbutazon nachgewiesen (1–6). Der eingesetzte Rosskastaniensamenextrakt war wirksamer als der von Aescin befreite Extrakt (7). Am Modell der Formalin-induzierten Peritonitis hemmte Aescin stärker die Permeation von kleinen Molekülen dosisabhängig als die von Makromolekülen (8). Die gefäßabdichtende

Wirkung wurde an Modellen mit Tusche- oder Evans-blue-Injektion, einer Antagonisierung des Bradykinineffektes und anhand der Kapillarresistenz im Petechientest an der Ratte belegt (5, 7, 8).

In randomisierten placebokontrollierten Studien an Probanden (9) bzw. Patienten mit chronischer Veneninsuffizienz (10) wurde mit der Venenverschlussplethysmographie die antiexsudative Wirkung bestätigt. Nach oraler Gabe von 300 mg (9) bzw. 600 mg (10) eines definierten Rosskastaniensamenextrakts sank der transkapilläre Filtrationskoeffizient um 22% gegenüber dem Ausgangswert, nach Placebo stieg dieser Wert dagegen an.

Als Wirkungsmechanismus von Aescin wird eine Hemmung lysosomaler Enzyme wie der Hyaluronidase angenommen, die für den Abbau von Hyaluronsäure, Hauptbestandteil der extravaskulären Matrix, verantwortlich ist. Bei Patienten mit Varikosis wurde ein Anstieg von 60–120% der Hydrolasen β-N-Acetylglucosaminidase, β-Glucuronidase und Arylsulphatase im Serum gemessen (11). Zwei klinische Studien (11, 12) zeigten eine signifikante Reduktion der Enzymaktivität nach 12-tägiger Behandlung mit 900 mg eines definierten Rosskastaniensamenextrakt. Nach Enghofer (3) beruht die Aescin-Wirkung auf der Protektion der Proteoglykane durch Hemmung der Enzymfreisetzung.

An isolierten tierischen und menschlichen Venen hatten Aescin (ab 1 ng/ml) und ein eingestellter Rosskastaniensamenextrakt (ab 0,2 mg/ml) einen langsam einsetzenden nicht streng dosisabhängigen venentonisierenden Effekt (13–15), vergleichbar dem von Serotonin, aber stärker als der von Acetylcholin und Vasopressin. Die Wirkung von Aescin auf isolierte Arterien und Venen war biphasisch. Auf eine vorübergehende initiale Dilatation folgte eine Tonisierung, die an den kapazitativen und großen Gefäßen stärker war als an arteriellen Gefäßen (16). Humanpharmakologisch wurde die Venentonisierung durch Prüfung von Venenkapazität, Venentonus und Durchblutung der Extremitäten nach oraler Einnahme von 300 mg Extrakt (entsprechend 90 mg Aescin) im Vergleich zu Placebo bestätigt (17). Mit der „^{133}Xenon-Apparence"-Methode wurde bei Patienten mit varikösen Venen nach Einnahme von 1800 mg Extrakt täglich über 12 Tage ein signifikanter Anstieg der Strömungsgeschwindigkeit um 30% gegenüber dem Ausgangswert und eine Abnahme der Vollblutviskosität um 5% gemessen. Die verbesserte Hämodynamik korrelierte mit dem Rückgang von subjektiven Beschwerden (18).

9.1.3 Toxikologie

Akute, chronische Toxizität, Reproduktionstoxizität, Mutagenität. Die akute Toxizität (DL_{50}) betrug nach oraler bzw. intravenöser Applikation bei der Maus 990 bzw. 138 mg/kg KG, bei der Ratte 2150 bzw. 165 mg/kg KG, beim Meerschweinchen 1120 bzw. 465 mg/kg KG und beim Kaninchen 1530 bzw. 180 mg/kg KG (19). Der no-effect-level liegt bei 30 mg/kg KG. Dies entspricht der 7fachen für den Menschen empfohlenen Dosis (20). Die orale Verabreichung von 10, 40 und 80 mg/kg KG an Hunden (8fache Humandosis) und 100, 200 und 400 mg/kg KG an Ratten täglich über 4 Wochen (40fache Humandosis) erwies sich als untoxisch. Nierentoxisch ist dagegen reines Aescin. Bei Ratten und Kaninchen wirkten Dosen bis zu 100 mg/kg KG nicht embryotoxisch und teratogen. Ein Spezialextrakt war im Ames-Test ohne S9-Mix-Aktivierung negativ, hingegen schwach postiv nach S9-Mix-Aktivierung. Dies könnte auf einer Bildung von Quercetin beruhen, von dem eine schwach mutagene Wirkung bekannt ist (21).

9.1.4 Pharmakokinetik

Rosskastaniensamenextrakt (RKSE) enthält Aescin als wirksamkeitsrelevantes Prinzip, die variablen Anteile der einzelnen Saponine bleiben unberücksichtigt. Bioverfügbarkeits-/Bioäquivalenz-Untersuchungen mit kaltanalytische Methoden scheiterten bisher wegen der schlechten chromophoren Eigenschaften und Komplexität der Aescin-Saponine, so dass derzeit nur radioimmunologische Verfahren für β-Aescin (RIA, ELISA) in Frage kommen. Zur Humanpharmakokinetik liegen 7 Studien mit analog zusammengesetzten Fertigarzneimitteln (Gehalt an Triterpenglykosiden entsprechend 50 mg Aescin) vor, bei allen kam der gleiche validierte Radioimmunoassay zum Einsatz (22, 23). In 3 Studien wurde nach Einmalapplikation das klinisch geprüfte Referenzpräparat Venostasin® (Retardkapsel) mit magensaftlöslichen Dragees (24), magensaftresistenten Tabletten bzw. Pellets (25), einer Retardtablette und einer Lösung (26) verglichen (Abb. 41).

In der Studie von Schrader et al. (24) lagen die geometrischen Mittelwerte von Cmax und AUC beim Dragee deutlich über den Werten des Referenzpräparates. Punktschätzer und 95%-iges Konfidenzintervall betrugen für Cmax 2,04 (0,88-4,74) und für AUCt 1,33 (0,94-1,87). Ähnliche Ergebnisse wurden für magensaftresistente Tabletten bzw. Pellets mit Punktschätzer und 90%-igem Konfidenzintervall für Cmax von 2,5 (1,50-4,14) bzw. 1,59 (0,96-2,46) und für AUC_{inf} von 2,22 (1,40-3,52) bzw. 1,6 (1,01-2,53) erhalten (25). Erwartungsgemäß wurden nach Verabreichung einer Aescinhaltigen Lösung (26) schneller höhere Serumkonzentrationen erreicht als nach dem Referenzpräparat, was sich in einer Bioverfügbarkeit von 15% (arithmetisches Mittel) und einem Punktschätzer von 0,96 für die AUC mit einem 90%-igen Konfidenzintervall von 0,76 bis 1,21 äußerte. Nach Einmalgabe einer Retard-Filmtablette (26) wurden weitgehend gleiche pharmakokinetische Parameter und annähernd deckungsgleiche Konzentrations-Zeit-Kurven erhalten wie beim Referenzpräparat erhalten. Aufgrund der hohen Varianz (>30%) war allerdings keine Bioäquivalenz zu belegen (Abb. 41). Die zu erwartenden signifikant höheren tmax-Werte für das als Retardzubereitung charakterisierte Fertigarzneimittel fanden sich in keiner Studie.

Pharmakokinetische Daten im steady state von analog zusammengesetzten RKSE-Fertigarzneimitteln liegen aus 4 Studien (26-29) vor, wobei das Referenzpräparat Venostasin® (Retardkapsel) mit Dragees (28), Retardtabletten (26), schnellfreisetzenden (29) sowie schnellfreisetzenden magensaftresistenten Filmtabletten (27) verglichen wurde (Abb. 41). Mit der Retardtablette werden bei Cmax, AUC_t, PTF und tmax annähernd gleiche Werte wie für das Referenzpräparat erreicht. Punktschätzer bzw. 90% Konfidenzintervall betragen für Cmax 1,16 (0,98-1,36), für AUC_t 1,09 (0,98-1,21) und PTF 1,17 (1,02-1,33), woraus Bioäquivalenz geschlossen wird. Mit einer schnell freisetzenden magensaftresistenten Filmtablette

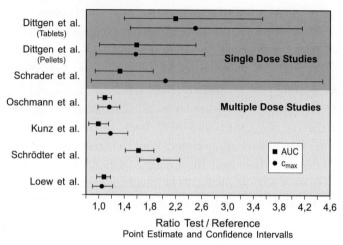

Abb. 41. Punktschätzer mit Konfidenzintervallen für Cmax und AUC_{inf} aus Studien nach einmal- und wiederholter Gabe von Fertigarzneimitteln mit Rosskastaniensamenextrakt

werden für Punktschätzer und 90%-Konfidenzintervall für AUC_t 0,98 (0,84–1,14), für Cmax 1,18 (0,88–1,16) und PTF 1,42 (1,12–1,79) erhalten, was für eine Bioäquivalenz spricht (27). Dagegen war eine nicht retardierte Dragee-Zubereitung trotz biopharmazeutischer Äquivalenz und gleichem Versuchsdesign ebenfalls nicht bioäquivalent zum Referenzpräparat (28). Mit dem Testpräparat wurden höhere Cmax und AUC-Werte erreicht als mit dem Referenzpräparat. Punktschätzer und 90%-iges Konfidenzintervall betrugen für AUC 1,62 (1,42–1,85), für Cmax 1,93 (1,64–2,26) und PTF 1,48 (1,28–1,72). In einer weiteren identisch angelegten Studie (29) wurde eine nichtretardierte Filmtablette mit dem Referenzprodukt verglichen. Test und Referenzpräparat unterschieden sich nicht voneinander. Punktschätzer und 90%-Konfidenzintervall betrugen für AUC 1,07 (0,96–1,19), Cmax 1,05 (0,90–1,21) und PTF 0,93 (0,79–1,09).

Zusammengefasst dürften die Inkonstanz der inneren Zusammensetzung des in den jeweiligen Fertigarzneimitteln eingesetzten RKS-Extraktes sowie der nicht extraktspezifisch validierte Immunoassay zur Quantifizierung der β-Aescin-Fraktion für die unterschiedlichen pharmakokinetischen Ergebnisse verantwortlich sein.

Durch Verwendung eines nicht spezifisch validierten RIA's kommt es bei unterschiedlich zusammengesetzten Extrakten zwangläufig zu Messungenauigkeiten und nicht vergleichbaren pharmakokinetischen Kenngrößen. Als Ausweg zum Nachweis der Bioäquivalenz zum Innovatorpräparat bleibt derzeit die extraktspezifische Validierung des RIA und für die Zukunft die Entwicklung eines in biologischen Flüssigkeiten ausreichend empfindlichen, nicht immunreaktiven, kaltanalytischen Assays (z.B. LC-MS/MS) für Aescin (30).

9.1.5 Klinische Wirksamkeit

Mit einem auf 16–20% Aescin eingestellten Rosskastaniensamen-Trockenextrakt (DAB 10) liegen human-pharmakologischen Untersuchungen und 8 randomisierte placebo- bzw. referenzkontrollierte Doppelblindstudien bei Patienten mit chronischer Veneninsuffizienz aus den Jahren 1976 bis 1992 vor (Tabelle 32). Die älteren Studien (31–39) sind nur bedingt verwertbar, da sie Mängel aufweisen wie unterschiedliche Qualität, cross-over-Design, inhomogenes Krankengut, kleine Fallzahl, Fehlen konkreter Angaben zur Therapiedauer bzw. Stadium der CVI, weiche subjektive Parameter, Ungenauigkeit bzw. Reproduzierbarkeit der physikalischen Messmethode beim Beinvolumen und mangelnde statistische Auswertung. Korrekterweise muss auch hier darauf hingewiesen werden, dass erst in den letzten Jahren Leitlinien zur Diagnostik, zum Design und Durchführung von Therapiestudien erarbeitet wurden (40, 41). Neben modernen Untersuchungsverfahren mit genauer topographisch-anatomischer Zuordnung von Venenerkrankungen und der qualifizierten phlebologischen Ausbildung wurden die Studien im Hinblick auf Ein-, Ausschlusskriterien homogener und die Ergebnisse durch validierte Messverfahren exakter. Diese Gesichtspunkte sind bei in den Tabellen 32 und 33 aufgeführten Studien zu bedenken. Sieht man von den beiden cross-over-Studien ab, dann handelt es sich bei den neueren Untersuchungen (42, 43) um randomisierte doppelblinde Paralell-Gruppen-Vergleiche gegenüber Placebo bzw. Hydroxyethylrutosid (HR) mit definierter Indikation (CVI I und II), längerer Beobachtungszeit, ausreichend hoher Pa-

Tabelle 32. Randomisierte Placebo-kontrollierte klinische Studien mit Rosskastaniensamenextrakt bei Patienten mit CVI. Db = doppelblind, o. A. = ohne Angaben

Autor	Design	Fälle Dropouts	Dosis	Dauer	Stadium	Endpunkt/Ergebnisse
Neiss et al. 1976	Cross-over	n = 233/7	2×1 Kaps.	20 Tage.	CVI o. A.	Sign. Rückgang von Ödem, Schmerzen Juckreiz, Müdigkeit, Schweregefühl
Friedrich et al. 1978	Cross-over	n = 118/23	2×1 Kaps.	20 Tage	CVI I-III	Sign. Rückgang von Ödem, Schmerzen, Juckreiz, Müdigkeit, Schweregefühl
Bisler et al. 1986	Cross-over	n = 24/2	1×2 Kaps.	o. A.	CVI I-III	Abnahme des Filtrationskoeffizienten um 22% unter Verum, nicht Placebo
Rudofsky et al. 1986	Db	n = 40/1	2×1 Kaps.	4 Wo.	CVI I-II	Sign. Umfangsreduktion Wasserplethysmographie, Besserung subj. Beschwerden
Lohr et al. 1986	Db	n = 80/6	2×1 Kaps.	8 Wo.	CVI o. A.	Sign. Umfangreduktion nach Ödemprovokation, Besserung subj. Beschwerden
Steiner 1990	Cross-over	n = 20	2×1 Kaps.	2 Wo.	CVI I	Sign. Umfangsreduktion (Wasserplethysmographie)
Pilz 1990	Db	n = 30/2	2×1 Kaps.	20 Tage	CVI I-II	Sign. Umfangsreduktion 0,8 cm Verum gegenüber 0,1 cm Placebo
Diehm et al. 1992	Db	n = 40/1	2×1 Kaps.	6 Wo.	CVI o. A.	Sign. Umfangsreduktion Wasserplethysmographie 84 ml Verum, 4 ml Placebo

Tabelle 33. Randomisierte referenzkontrollierte klinische Studien mit Rosskastaniensamenextrakt, Hydroxyethylrutosid (HR) bei Patienten mit CVI. Db = doppelblind, o. A.= ohne Angaben

Autor	Design	Fälle Dropouts	Dosis	Dauer	Stadium	Endpunkt/Ergebnisse
Erdlen 1989	Db	n = 30	2×1 Kaps. 2×1 Kaps. HR	4 Wo.	CVI I-II	Sign. Rückgang von Fesselumfang um 0,4 cm in beiden Gruppen
Kalbfleisch et al. 1989	Db	n = 33/3	1×1 Kaps. 1×1 Kaps HR	8 Wo.	CVI I-II	Sign. Rückgang von Waden-, Fesselumfang vor und nach Ödemprovokation, Besserung subj. Beschwerden
Erler 1991	Db	n = 40	2×1 Kaps. 2×1 Kaps. HR	8 Wo.	CVI I-II	Sign. Rückgang von Waden-, Fesselumfang vor und nach Ödemprovokation
Diehm et al. 1996	3-armige Db	n = 240	2×1 Kaps. Kompression Placebo	12 Wo	CVI o. A.	Sign. Umfangsreduktion (Wasserplethysmographie) 43,8 ml nach Verum und 46,7 ml nach Kompression.
Rehn et al. 1996	3-armige Db	n = 155/18	2×1 Kaps. 2×1 Kaps. HR bzw. 1×1 Kaps.	12 Wo.	CVI-II.	Sign. Umfangreduktion (Wasserplethysmographie) 28,2 ml nach Verum, 57,9 nach Hydroxyethylrutosid

tientenzahl, objektiver Hauptzielgröße, Ergebnisse der wasserplethysmographischen Messungen und a priori Festlegung des Äquivalenznachweises nach dem „Intention-to-treat"-Prinzip. In einem „Criteria-based systematic review" kommen Pittler et al. (44) nach Auswertung von 13 klinischen Studien, die anhand einer systematischen Suche in Medline, Embase, Bios, Ciscom und der Cochrane library (bis einschließlich Dezember 1996) ausgewählt wurden, zu dem Schluss, dass für den untersuchten Rosskastaniensamenextrakt die klinische Wirksamkeit und die Unbedenklichkeit zur Kurzzeitbehandlung belegt ist. Für die längere Anwendung sind jedoch weitere kontrollierte Studien u. a. im Vergleich zur Kompression erforderlich.

Zusammengefasst sind Wirkungen am Menschen und klinische Wirksamkeit bei CVI Stadium I und II von qualitativ hochwertigen Rosskastaniensamenextrakten belegt. Sie sind eine Alternative, wenn eine Kompression kontraindiziert ist oder der Strumpf nicht getragen wird. Als Zusatzmedikation zur Kompression verstärken sie den ödemprotektiven Effekt insbesondere bei den CVI Stadien III und IV. Zu den offenen Fragen gehören optimale Dosis, Anwendungsdauer, Intervallbehandlung, Nutzen in der Kombination mit der Kompression in den CVI Stadien III sowie IV und vor allem die beste Form der Darreichung als schnellfreisetzende, magensaftresistente oder retardierte Arzneiform.

9.1.6 Dosierung, Anwendungsdauer

Nach der Monographie zu Hippocastani semen der Kommission E im früheren BGA (45) beträgt die Tagesdosis 100 mg Aescin entsprechend 2×230–312,5 mg Extrakt und nach der ESCOP-Monographie (48) 50–150 mg Aescin, aufgeteilt in 2 Dosen. Die deutsche Monographie (47) bezieht sich auf eine retardierte Arzneiform, wohingegen die ESCOP-Monographie (46) auf flüssige und feste orale Darreichungsformen verweist.

9.1.7 Nebenwirkungen, Wechselwirkungen, Risikogruppen, Schwangerschaft, Stillzeit

Zu den gelegentlich beim Menschen auftretenden unerwünschten Arzneimittelwirkungen zählen Juckreiz, Übelkeit, Erbrechen und Magenbeschwerden. Interaktionen von Rosskastaniensamenextrakt mit anderen Arzneimitteln sind nicht bekannt. Da reines Aescin die antikoagulatorische Wirkung von Phenprocoumon durch Verdrängung aus der Eiweißbindung verstärkt, ist eine Wechselwirkung mit Antikoagulantien möglich und zu beachten. Zu Risikogruppen zählen Patienten mit eingeschränkter Nierenfunktion. Trotz fehlender embryotoxischer und foetotoxischer Hinweise sollten Rosskastaniensamenextrakte in der Schwangerschaft und Stillzeit nicht ohne ärztlichen Rat eingenommen werden.

Literatur

1. Beck M (1992) Aesculus. In: von Bruchhausen F, Dannhardt G, Ebel S, Frahm AW, Hackenthal E, Hänsel R, Holzgrabe U, Keller K, Nürnberg E, Rimpler H, Schneider G, Surmann P, Wolf HU, Wurm G (Hrsg) Hagers Handbuch der Pharmazeutischen Praxis. 5. Aufl, Bd 5:108–118, Springer Berlin
2. Vogel G, Marek ML (1962) Zur Pharmakologie einiger Saponine. Arzneim Forsch 12:815–825
3. Vogel G, Marek ML, Oertner R (1970) Untersuchungen zum Mechanismus der therapeutischen Wirkung des Rosskastaniensamenextrakts Aescin. Arzneim Forsch 20:699–703
4. Enghofer E, Seibel K, Hammersen F (1984) Die antiexsudative Wirkung von Rosskastaniensamenextrakt. Therapiewoche 34:4130–4144
5. Girerd RJ, DiPasquale G, Steinetz BG, Beach VL, Pearl W (1961) The antiedema properties of aescin. Arch Int Pharmacodyn 133:127–137
6. Damas P, Volon G, Damas J, Lecomte J (1976) Sur l'action antioedeme de l'escin. Bull Soc Roy Sci Liege 45:436–442
7. Lorenz D, Marek ML (1960) Das therapeutische Prinzip der Rosskastanie. Arzneim Forsch 10:263–272
8. Rothkopf M, Vogel G (1976) Neue Befunde zur Wirksamkeit und zum Wirkungsmechansimus des Rosskastaniensaponins Aescin. Arzneim Forsch 26:225–235
9. Pauschinger P, Wörz E, Zwerger E (1981) Die Messung der Filtrationskoeffizienten am menschlichen Unterschenkel und seine pharmakologische Beeinflussung. Med Welt 32:1953–1955

10. Bisler H, Pfeifer R, Klücken N, Pauschinger P (1986) Wirkung von Rosskastaniensamenextrakt auf die transkapilläre Filtration bei chronischer venöser Insuffizienz. Dtsch Med Wschr 111:1321–1329
11. Kreysel HW, Nissen HP, Enghofer E (1983) Erhöhte Serumaktivität lysosomaler Enzyme bei Varikosis. Beeinflussung durch einen Rosskastaniensamenextrakt. Therapiewoche 2:1098–1104
12. Kreysel HW, Nissen HP, Enghofer E (1983) A possible role of lysosomal enzymes in the pathogenesis of varicosis and the reduction in their serum activity by Venostasin. VASA 4:377–382
13. Lochs H, Baumgartner H, Konzett H (1974) Zur Beeinflussung des Venentonus durch Rosskastanienextrakte. Arzneim Forsch 24:1347–1350
14. Balansard P, Joanny P, Bouyard P (1975) Comparison de l'activite tonivéneuse de l'extrait sec de marron d'Inde et de l'association phopsholipiodes essenteils et extrait sec de marron d' Inde. Therapie 30:9087–917
15. Annoni P, Mauri A, Marincola F, Resele LF (1979) Venotonic activity of escin on the human saphenous vein. Arzneim Forsch 29:672–675
16. Felix W (1986) Zur peroralen Wirksamkeit von Venenpharmaka. Therapiewoche 11:1083–1089
17. Ehringer H (1968) Zum venentonisierenden Prinzip des Rosskastanienextrakts, Wirkung von reinem Rosskastanienextrakt und von Aescin auf Venenkapazität, Venentonus und Durchblutung der Extremitäten. Med Welt 19:1781–1785
18. Klemm J (1982) Strömungsgeschwindigkeit von Blut in variküsen Venen der unteren Extremitäten. Einfluss eines Venentherapeutikums (Venostasin). Münch med Wschr 124:579–582
19. Liehn H, Franco PA, Hampel H, Hofrichet G (1972) A toxicological study of extractum Hipocastani semen (EHS). Panminerva Med 14:84–91
20. Hitzenberger G (1989) Die therapeutische Wirksamkeit des Rosskastaniensamenextraktes. Wiener Med Wschr 385–389
21. Schimmer O, Krüger A, Paulini H, Haefele F (1994) An evaluation of 55 commercial plant extracts in the Ames mutagenicity test. Pharmazie 49:448–451
22. Kunz K, Schaffler K, Biber A, Wauschkuhn CH (1991) Bioverfügbarkeit von β-Aescin nach oraler Gabe zweier Aesculus-Extrakt enthaltender Darreichungsformen an gesunden Probanden. Pharmazie 46:145
23. Kunz K (1996) Validation Report. IBFR, München
24. Schrader E, Schwankl W, Sieder C, Christoffel C (1995) Vergleichende Untersuchungen zur Bioverfügbarkeit von β-Aescin nach oraler Einmalverabreichung zweier Rosskastaniensamenextrakt enthaltender, galenisch unterschiedlicher Darreichungsformen. Pharmazie 50:623–627
25. Dittgen M, Zimmermann H, Wober W, Höflich C, Breitbarth H, Timpe C (1996) Untersuchung zur Bioverfügbarkeit von β-Aescin nach oraler Verabreichung verschiedener Darreichungsformen. Pharmazie 51:608–610
26. Oschmann R, Biber A, Lang F, Stumpf H, Kunz K (1996) Pharmakokinetik von β-Aescin nach Gabe verschiedener Aesculus-Extrakt enthaltender Formulierungen. Pharmazie 51:577–681

27. Kunz K, Lorkowski G, Petersen G, Samcova E, Schaffler K, Wauschkuhn CH (1998) Bioavailability of escin after administration of two oral formulations containing Aesculus extracts. Arzneim Forsch 48:822–825
28. Schrödter A, Loew D, Schwankl W, Rietbrock N (1998) Zur Validität radioimmunologisch bestimmter Bioverfügbarkeitsdaten von β-Aescin in Rosskastaniensamenextrakten. Arzneim Forsch 48:905–909
29. Loew D, Schrödter A (1999) Pharmakokinetik und Äquivalenz von Zubereitungen aus Hippocastani semen. In: Loew D, Blume H, Dingermann Th (Hrsg) Phytopharmaka V Forschung und Anwendung. Steinkopff, Darmstadt, 135–149
30. Sörgel F, Kinzig-Schippers M, Rüsing G, Kellner ME (1996) Bioäquivalenzuntersuchungen von Phytopharmaka – Grundlagen, Design, statistische Auswertung und moderne bioanalytische Methoden. In: Loew D, Rietbrock N (Hrsg) Phytopharmaka in Forschung und klinischer Anwendung II. Steinkopff, Darmstadt, 45–48
31. Neiss A, Böhm C (1976) Zum Wirkungsmechanismus von Rosskastaniensamenextrakt beim varikösen Symptomenkomplex. Münch Med Wschr 18:213–216
32. Friedrich HC, Vogelsberg H, Neiss A (1978) Ein Beitrag zur Bewertung von intern wirksamen Venenpharmaka. Z Hautkr 53:369–374
33. Lohr E, Garaninin G, Jesau P, Fischer H (1986) Ödempräventive Therapie bei chronischer Veneninsuffizienz mit Ödemneigung. Münch Med Wschr 28:579–581
34. Steiner M, Hillemanns HG (1986) Untersuchung zur ödemprotektiven Wirkung eines Venentherapeutikums. MMW 128:551–552
35. Rudofsky G, Neiß A, Otto K, Seibel K (1996) Ödemprotektive Wirkung und klinische Wirksamkeit von Rosskastaniensamenextrakt im Doppelblindversuch. Phlebol Proktol 15:47–54
36. Pilz E (1990) Ödeme bei Venenerkrankungen. Med Welt 40:1143–1144
37. Diehm C, Vollbrecht D, Amendt K, Comberg U (1992) Medical edeme protection – clinical benefit in patients with chronic deep vein insufficiency. VASA 21:188–192
38. Erdlen F (1989) Klinische Wirksamkeit von Venostasin im Doppelblindversuch. Med Welt 40:994–996
39. Kalbfleisch W, Pfalzgraf H (1989) Ödemprotektiva: äquipotente Dosierung, Rosskastaniensamenextrakt und O-β-Hydroxyethylrutosid im Vergleich. Therapiewoche 39:3703–3707
40. Vanscheidt W, Heidrich H, Jünger M, Rabe E (2000) Leitlinien zur Prüfung von Arzneimitteln bei chronischer Veneninsuffizienz. Phlebologie 4:92–96
41. Gallenkemper G, Bulling B.J, Gerlach H, Jünger M, Kahle M, Klüken N, Lehnert W, Rabe E, Schwahn-Schreiber Chr (2000) Leitlinien zur Diagnostik und Therapie der chronischen venösen Insuffizienz. Phlebologie 4:102–105
42. Diehm C, Trampisch HJ, Lange S, Schmidt C (1996) Comparison of leg compression stocking and oral horse-chestnut seed extract therapy in patients with chronic venous insufficiency. Lancet 347:292–294

43. Rehn D, Unkauf M, Klein P, Jost V, Lücker PW (1996) Comparative clinical efficacy and tolerability of oxerutins and horse chestnut extract in patients with chronic venous insufficiency. Arzneim Forsch 46:483–487
44. Pittler MH, Ernst E (1998) Horse-Chestnut seed extract for chronic venous insufficiency. Arch Dermatol 134:1356–1360
45. Monographie zu Hippocastani semen; Rosskastaniensamen/Trockenextrakt. BAnz Nr. 71 vom 15. 4. 1994
46. ESCOP Monographie; Hipposatani semen, Horse-chestnut Seed Oktober 1999

9.2 Mäusedornwurzelstock (Ruscus aculeatus)

9.2.1 Pharmakologisch relevante Inhaltsstoffe

Der stechende Mäusedorn (Ruscus-aculeatus L.), ein immergrüner Strauch, gehört zur Familie der Asparagaceae, ist in den südeuropäischen Mittelmeergebieten beheimatet und wächst auf trockenen sonnigen Hängen, den Machien. Arzneilich genutzt wird das dickfleischige Rhizom des Mäusedorns mit den anhängenden Adventivwurzeln. Eine umfassende Aufklärung der Inhaltsstoffe ist bisher noch nicht erfolgt. Als wirksamkeitsbestimmende Inhaltsstoffe (1) gelten die Steroidsaponinglycoside (4–7%). Dabei handelt es um die nach Hydrolyse entstehenden Aglykone Ruscogenin und Neoruscogenin, das sich vom Ruscogenin durch die zusätzliche Doppelbindung an C_{25} unterscheidet (Abb. 42). Die in Fertigarzneimitteln eingesetzten Extrakte sind auf einen bestimmten Gehalt an Gesamtruscogenin nach einer Hydrolyse standardisiert (2).

9.2.2 Pharmakologie und Wirkungsmechanismus

An verschiedenen Modellen wurden die Reinsubstanzen Ruscogenin und Neoruscigenin auf die antiphlogistische (Kaolin-, Dextran-, Histamin-, Serotonin- und Hyaluronidase-induziertem Rattenpfotenödem) und antiproliferative Wirkung (Granulombeutel) an der Ratte nach oraler, subkutaner und intraperitonealer Applikation im Dosisbereich von 20–80 mg/kg KG (antiphlogistisch) bzw. 4–8 mg/kg (antiinflammatorisch) untersucht. Hierbei konnten in allen Modellen nach i.p. Applikation, nicht jedoch nach oraler Gabe eine signifikante antiphlogistische bzw. mäßige antiinflam-

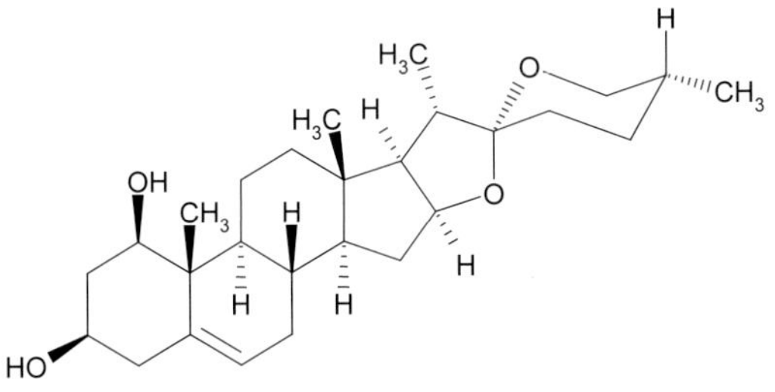

Abb. 42. Struktur der wirksamkeitsrelevanten Steroidsaponine Ruscogenin und Neoruscogenin

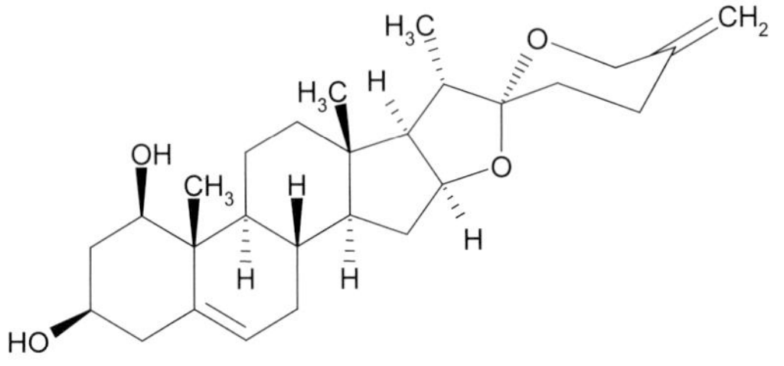

matorische Effekte nachgewiesen werden. Durch Versuche an adrenalektomierten Tieren wurde eine Glucocorticoidwirkung ausgeschlossen (3, 4). In weiterführenden Versuchen hatten nur Ruscogenin und Neoruscogenin einen Effekt auf die Kapillarpermeabilität des isolierten Kaninchenohrs nicht jedoch Saponine und Prosapogenine (5). Ruscus-Extrakte wirken auf die isolierte Vena saphena und 8fach stärker vasokonstriktorisch als auf die Arteria femoralis. Eine vaskulotrope Wirkung von Ruscus-Extrakten wurde von Tarayre et al. (7) experimentell belegt.

Diese älteren Befunde konnten in neueren Experimenten bestätigt werden. In vivo wurde an der Backentasche des Hamsters mit fluoreszenzmarkiertem Dextran die Gefäßpermeabilität untersucht. Während Bradykinin, Histamin und Leukotrien B_4 als Positivkontrollen die Zahl der Lecks in den postkapillären Venolen erhöhten, stieg nach 5 mg/kg i.v. Ruscus-Extrakt die Permeabilität signifikant weniger an und die Zahl der Läsionen nahm dosisabhängig ab (8–10). Bei narkotisierten Katzen wurde am Hinterlauf durch Perfusion mit Etacrynsäure ein Ödem induziert (11). Eine Stunde vorher erhielten die Tiere einen auf 2,5% standardisierten Mäusedorn-Extrakt. Sowohl in der Kontroll-, als auch der behandelten Gruppe entwickelte sich ein Ödem, jedoch mit signifikant niedrigeren Proteinmengen in der Verumgruppe. In weiterführenden Versuchen waren am gleichen Modell Ruscogenin und Neoruscogenin deutlich schwächer wirksam, ein Hinweis, dass zusätzliche Inhaltsstoffe an der antiexsudativen Wirkung beteiligt sind. An isolierten Venensegmenten des Hundes führte 1 mg/ml Ruscus-Extrakt zu einem Tonusanstieg, der 90% desjenigen entspricht mit 0,1 mg/ml Noradrenalin (12). An humanen Venensegmenten von Patienten, die sich einer Krampfaderoperation unterzogen haben, wurde in den Varizen durch Ruscus-Extrakt eine stärkere Vasokonstriktion nachgewiesen als in einem kurzen Segment der Oberschenkelvene (13, 14). Bei anästhesierten und an Lymphgefäßen des Hinterlaufes katheterisierten Hunden erhöhte Ruscus-Extrakt nach i.v. Injektion innerhalb der ersten 30–45 min den Druck um 118%, steigerte den Lymphfluss auf 180% und die Proteinkonzentration in den Lymphgefäßen auf 135% (15, 16).

Zur Aufklärung des Wirkungsmechanismus wurden humane Gefäßsegmente mit a_1-, a_2- und β-Adrenorezeptor-Antagonisten inkubiert. Der eingesetzte Ruscus Extrakt vermindert die Blockade der a_1- und a_2-Adrenozeptoren, woraus eine Stimulation der Adrenorezeptoren als Ursache der venentonisierenden Wirkung abgeleitet wird (13, 14). Da die Elastase die Hydrolyse der extrazellulären Matrix wie Elastin, Kollagen, Proteoglycanen und Zellmembranproteinen wie Fibronectin katalysiert, lag es nahe Ruscogenin und Neoruscogenin auf Elastaseaktivität zu untersuchen. Die Pankreaselastase vom Schwein wurde mit einer IC_{50} von $119{,}0 \pm 2{,}1$ µmM kompetitiv gehemmt (17).

Zusammengefasst bestätigen die neueren experimentellen Untersuchungen die bereits früher veröffentlichten antiexsudativen, antiinflammatorischen, venentonisierenden, venoprotektiven und den Lymphabfluss steigernden Wirkungen. Das Wirkprofil sowie der Wirkungsmechanismus bei der chronischen Veneninsuffizienz erscheint plausibel. Wünschenswert wären stärker anwendungsbezogene human-pharmaklogische Untersuchungen nach oraler Gabe von standardisierten Ruscus-Extrakten.

9.2.3 Toxikologie

Akute, chronische Toxizität. Capra et al. (5) untersuchten die Toxizität von verschiedenen Saponinfraktionen. Die DL_{50} bei Maus und Ratte stieg nach p.o., i.p., und i.v. in der Reihenfolge Ruscogenin, Saponide, Prosapogenin an. Eine LD_{50} konnte bis zu 3 g/kg KG nicht ermittelt werden. Auch nach 8-wöchiger Verabreichung von 300 mg/kg KG der drei Saponinfraktionen traten keine eindeutigen Intoxikationssymptome und Änderungen der Blutzuckerspiegel, Leber-, Nierenfunktionsparameter und Elektrolytstörungen auf. Histologisch waren keine pathologischen Veränderungen nachweisbar. Auffällig war eine gesteigerte Diurese nach Ruscogenin und eine Senkung des Hämoglobinspiegels nach Prosapogenin. Weitere Daten zur akuten Toxizität von ethanolischem Extrakt liegen vom Meerschweichen (LD_{50} zwischen 1,5 und 2 g/kg KG i.p.) und vom Hund (0,83–1,2 mg/kg KG i.v.) vor (6, 18). Die Intoxikationszeichen äußerten sich in Blutdruckabfall und Hyperpnoe. Zur chronischen Toxizität, Reproduktionstoxizizät, Teratogenität, Mutagenität und Karzinogenität sind keine Daten publiziert.

Zusammengefasst sind die vorliegenden Daten zur Toxikologie von Ruscus-Extrakten unzureichend. Vielfach wurden nur Saponinfraktionen aus der Wurzel von Ruscus aculeatus toxikologisch geprüft, nicht aber klinisch verwendete und im Hinblick auf Extraktionsmittel, Drogen-Extraktverhältnis (DEV) standardisierte Präparate. Vermutlich liegen zu den jeweiligen Fertigarzneimitteln nichtpublizierte toxikologische Daten vor, die lediglich der Bundesoberbehörde (BfArM) im Rahmen des Nachzulassungsverfahren bekannt sind.

9.2.4 Pharmakokinetik

Pharmakokinetische Untersuchungen wurden mit ^3H Ruscogenin und einem ruscushaltigen Kombinationspräparat durchgeführt. Bei Ratten wurden anhand der radioaktiv markierten Inhaltsstoffe eine absolute Bioverfügbarkeit von ca. 65% ermittelt (19). Autoradiographisch fanden sich 24 Stunden nach intravenöser Applikation eines

Fertigpräparates aus Ruscus aculeatus, Hesperidinchalcon und Ascorbinsäure Aktivitäten in der Galle, im Verdauungstrakt, im Parenchym von Nieren, Milz, Knochenmark, Nierenrinde und gering im Blutkreislauf. 2 Stunden nach oraler Applikation fand sich die höchste Aktivität in der Galle, im Verdauungstrakt und den Harnwegen. Nach 24 Stunden hatte der Wirkstoffgehalt deutlich abgenommen, der Wirkstoff war aber noch in den Blutgefäßen, im Nierengewebe, der Leber, Knochenmark, Nebennierenrinde und im Verdauungstrakt vorhanden (20, 21). Die hohe Aktivität in der Galle, der bei Choledochus-Katheterisierung eliminierte Anteil ca. 9% der Dosis und ein zweiphasiger Blutspiegelverlauf sprechen für einen enterohepatischen Kreislauf. An humanen Hautpräparaten wurde nach Auftragen einer ^{3}H-Ruscogenin-Creme die perkutane Resorption untersucht (22). Innerhalb von 100 min wurde eine Konzentration von 5634 µg/ml in der Hornschicht, 69,9 µg/ml in der Epidermis, 9,3 µg/ml in der oberen, 0,9 µg/ml in der unteren Lederhaut und 0,2 µg/ml im subkutanen Fettgewebe gefunden. Bis zu 1000 min nach Applikation verschoben sich die Konzentrationen in tiefere Schichten mit Werten von 6,9 µg/ml in der unteren Lederhaut und 4,8 µg/ml im subkutanen Fettgewebe. Zur Humanpharmakokinetik liegen nur orientierende Ergebnisse bei 3 Probanden nach oraler Gabe von 1 g Ruscus-Extrakt (75 mg standardisiert auf 1,86 mg Ruscogenin) vor (23). Maximale Plasmaspiegel von Degluconeoruscin wurden zwischen 90 und 120 min erreicht mit einem zweiten geringen Peak nach 180 min (Abb. 43). Ausführliche pharmakokinetische Daten von standardisierten Ruscus-Extrakten liegen bisher nicht vor.

Zusammengefasst liegen von standardisierten Ruscus-Extrakten keine ausreichenden Daten zur Pharmakokinetik bei Tier und Mensch vor. Die präklinischen mit einem ^{3}H-markierten ruscogeninhaltigen Kombinationsarzneimittel sind nur bedingt verwertbar und zur Humanpharmakokinetik existiert lediglich eine Pilotstudie mit dem Nachweis von Degluconeoruscin im Plasma bei 3 Probanden. Mit modernen analytischen Verfahren (z. B. HPLC) sind Resorption, Verteilung, Metabolisierung und Elimination von standardisierten Ruscus-Extrakten erfassbar und sollten belegt werden. Diese Forderung gilt auch für die perkutane Anwendung von Ruscus-haltigen Fertigarzneimitteln.

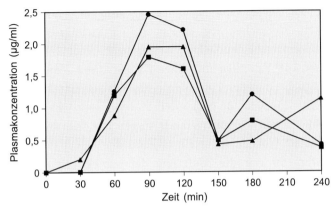

Abb. 43. Plasmaspiegelverlauf von Degluconeoruscin bei 3 Probanden (23)

9.2.5 Klinische Wirksamkeit

Zur klinischen Wirksamkeit liegen meist ältere offene, cross-over-Studien und Anwendungsbeobachtungen mit verschiedenen Kombinationspräparaten und kaum placebokontrollierte Doppelblindstudien mit einem standardisierten Ruscus-Monoextrakt vor. Diese Studien erfüllen nicht die eingangs aufgeführten Prüfkriterien. Mängel sind u.a. keine Angaben zum Stadium der CVI, fehlende Randomisierung, keine Placebo- bzw. Referenzgruppe, keine Verblindung, geringe Fallzahl, cross-over-Design, weiche Prüfkriterien (Umfangmessung) und keine konfirmatorische Auswertung. Hinweise auf eine klinische Wirkung ergeben sich aus den Doppelblindstudien von Rudofsky et al. (24–26), in denen venenverschlussplethysmographisch die Venenkapazität, der venöse Ausstrom und die Filtrationsrate geprüft wurden. Der eingesetzte Ruscus-Extrakt reduzierte die Venenkapazität ab der 30 bzw. 90 min.

Zum Nachweis der additiven Wirkung von Ruscus-Extrakt mit Trimethylhesperidinchalkon (TMHC) wurde eine vierfach-cross-over placebokontrollierte Studie bei 20 Probanden mit einer Auswaschphase von einer Woche durchgeführt. Die jeweilige Tagesdosis betrug 3×150 mg für die Monopräparate bzw. für die Kombination. Die Venenkapazität wurde durch die fixe Kombination und den Ruscus-Extrakt gegenüber Placebo signifikant gesenkt, der venöse Ausstrom nahm signifikant, die Filtrationsrate dagegen gering ab. Diese sank nach TMHC und der Kombination am stärksten. Inzwischen liegt eine nach GCP-Richtlinien durchgeführte multizentrische Studie vor, in der nach einer 2-wöchigen Run-in-Phase 148 Patienten mit einer CVI Stadium I und II randomisiert täglich entweder 2 Kapseln eines Ruscus Extrakt (60% Methanol, DEV 15–20:1, 36 mg) oder Placebo erhielten (27). Primäre Zielgröße waren Volumenveränderungen am Fuß und Unterschenkel nach 12 Wochen (beurteilt anhand der AUC_{0-12}) und sekundärer Parameter war die Änderung der subjektiven Symptome wie müde, schwere Beine, Spannungsgefühl, Kribbeln und Schmerzen anhand einer visuellen Analogskala (VAS 0–100 mm). Der eingesetzte Extrakt reduzierte das Volumen signifikant um 656 ml/Tag, während in der Placebogruppe das Volumen um 175 ml/Tag anstieg. Auch in den subjektiven Merkmalen war Verum Placebo überlegen.

Zusammengefasst deutet sich eine klinische Wirksamkeit von standardisierten Ruscus-Extrakten bei Patienten mit einer CVI Stadium I und II an. Zur Absicherung der Indikation sind Dosisfindungsstudien und weitere randomisierte Studien unter anderem gegen die Kompression bzw. Referenzsubstanzen erforderlich. Anhand der pharmakologischen und klinischen Daten ist ein Nachweis der klinischen Wirksamkeit zu erwarten.

9.2.6 Dosierung, Anwendungsdauer

In der Monographie von 1991 (2) wird zwar als Tagesdosis ein nativer Gesamtextrakt entsprechend 7–11 mg Gesamtruscogenin empfohlen, exakte Angaben zur Dosierung sind jedoch nur bedingt möglich. Nach der Studie von Lücker et al. (27) kann derzeit der auf 60% Methanol standardisierter Extrakt (DEV 15–20:1) mit 36 mg Ruscus-Extrakt entsprechend 4,5 mg Ruscogenin in der Dosis von 2×1 Kapsel empfohlen werden. Zur Langzeitanwendung liegt kein klinisches Erkenntnismaterial vor, doch sollte eine Anwendungsdauer von 3–4 Wochen reichen. Sie kann im Bedarfsfall verlängert werden bzw. es kann nach einem Rezidiv ein erneuter Therapieversuch unternommen werden.

9.2.7 Nebenwirkungen, Wechselwirkungen, Risikogruppen, Schwangerschaft, Stillzeit

Zu seltenen Nebenwirkungen zählen Übelkeit und Magen-Darmbeschwerden. Schwerwiegende Nebenwirkungen, Gegenanzeigen und Wechselwirkungen sind bisher nicht bekannt. Wegen fehlender Unterlagen zur Embryotoxizität und Foetotoxizität sollten Ruscus-Extrakte in der Schwangerschaft und Stillzeit nicht ohne ärztlichen Rat eingenommen werden.

Literatur

1. Bombardelli E et al (1971) Glycosides from rhizomes of Ruscus aculeatus L. Fitoterapie 42:127-136
2. Monographie der Kommission E (1991) Rusci aculeati rhizoma (Mäusedornwurzelstock). BAnz. Nr. 127 vom 12. 7. 1991
3. Cahn J, Herold M, Senault B (1964) Antiphlogistic and antiinflammatory activity of F 191 (purified saponinins of Ruscus aculeatus). Int Symp on non-steroidal anti-inflammtory drugs. Mailand: Excerpta med int Congr 293-298
4. Chevillard L, Ranson M, Senault B (1965) Activité antiinflammatoire d'extrait de fragon épineux (Ruscus aculeatus L.). Med Pharmacol Exp 12:109-144
5. Capra C (1965) Studio farmacologico e tossicologico di componenti del Ruscus aculeatus L. Fitoterapia 43:99-113
6. Moscarella C (1953) Contribution a l'étude pharmacodynamic d'un Ruscus aculeatus L (Fragon épineux). These Pharm Toulouse
7. Tarayre P et al (1976) Etude de quelque propriétés pharmacologique d'une association vasculaire. An Pharmaceut 34
8. Bouskela C, Cyrino FZGA, Marcelon G (1993) Effects of Ruscus extract on the internal diameter of arterioles and venules of the hamster cheek pouch microcirculation. J Cardiovasc Pharmacol 22:221-224
9. Bouskela C, Cyrino FZGA, Marcelon G (1993) Inhibtory effect of Ruscus extract and of the flavonoid hesperidin methylchalcone increased microvascular permeability induced by various agents in the hamster cheek pouch. J Cardiovasc Pharmacol 22:225-230
10. Bouskela C, Cyrino FZGA, Marcelon G (1993) Possible mechanism for the inhibitory effects of Ruscus extract on the increased microvascular permeablity induced by histamin in the hamster cheek pouch. J Cardiovasc Pharmacol 24:281-285

11. Felix W, Schmidt G, Nieberle J (1984) Protective effect of Ruscus extract against injury of vascular endothelium and vascular smooth muscle caused by etacrynic acid. Inter Angio 3 (Suppl 1):77–79
12. Marcelon G, Verbeuren TJ, Lauresserques H, Vanhoutte PM (1983) Effect of Ruscus aculeatus on isolated canine cutaneous veins. Gen Pharmacol 14:103–106
13. Marcelon G, Vieu S, Pouger G, Tisne-Versailles (1988) Oestrogenous impregnation and Ruscus action on the human vein in vitro, depending on preliminary results. Phlebology 3:83–85
14. Miller VM, Rud K, Gloviczki P (1994) Interaction of Ruscus aculeatus with the endothelin-receptors in human varicosis veins. Clin Hemorrheology 14 (Suppl 1):537–545
15. Marcelon G, Pouget C (1990) Effect du Ruscus sur la pression et le débit lymphatic périphérique: Precepta medica 6:35–37
16. Pouget G, Decrees L, Marcello G (1991) Effect of Rescues extract on peripheral lymphatic vessel pressure and flow. In Vanhoutte PM (Hrsg) Return circulation and norepinephrin; an update, John Libbey Eurotext Paris 89–95
17. Facino RM, Carini M, Stefani R, Saibene G, Aldini L (1995) Anti-elastase and antihyaluronidase activities of saponins and sapogenins from Hedera helix, Aesculus hippocastanum and Ruscus aculeatus: Factors contributing to their efficacy in the treatment of venous insufficiency. Arch Pharm 328:720–724
18. Caujolle F (1953) Sur les propriétés pharmacologiques de l'extrait de ruscus aculeatus L. Ann Pharm Franc 11:109–120
19. Chanal JL, Mbatchi B, Sicart MT, Cousse H, Fauran F (1981) Comparison of the biovailability of tritium-labelled Ruscus extract in the rat, according to the route of administration. Traveaux de la Société de Pharmacie de Monpellier 41:263–272
20. Benard P, Cousse H, Rico AG, Fauran F (1985) A whole-body autoradiographic study of the distribution of tritium in cynomolgus monkeys dosed with a tritiated extract of Ruscus. Ann Pharm Franc 43:573–584
21. Chanal JL, Cousse H, Sicart MT, Dercop M (1978) Etude cinétique de l'absorption d'une extrait de Ruscus radiomarqué (^{3}H). Traveaux der la Société de Pharmacie. Montpellier 38:43–48
22. Stüttgen G, Bauer E, Siebel HAT (1984) Studies on pharmacokinetic and analytical pharmacology of a cream containing an extract of Ruscus aculeatus (Phlebodril). Int Angiol 3:91–94
23. Rauwald HW, Grünwald J (1991) Ruscus aculeatus extract: unambiguous proff of the absorption of spirostanol glycosides in human plasma after oral administration. Planta Med 57 (Suppl 2):A75–A76
24. Rudofsky G et al (1982) Zur Wirkung eines Kombinationspräparates auf die Venenkapazität. Fortschr Med 25:1217–1220
25. Rudofsky G (1984) Plethysmographic studies of venous capacity and venous outflow and venotropic therapy. Inter Angio 3:95
26. Rudofsky G (1989) Venentonisierung und Kapillarabdichtung. Forschr Med 107:430–434

27. Lücker P, Jost V, Wolna P, Patz B, Theuerer C (2000) Efficacy and safety of ruscus extract compared to placebo in patients suffering from chronic venous insufficiency. 3. Internationaler Kongress für Phytomedicine 11–13.10. Abstr P-155

9.3 Roter Weinlaub (Vitis vinifera)

9.3.1 Pharmakologisch relevante Inhaltsstoffe

Hauptinhaltsstoffe des roten Weinlaubs sind verschiedene Flavonoide mit Quercetin-3-O-glukuronid und Isoquercitrin (Quercetin-3-O-β-glykosid).

9.3.2 Pharmakologie, Wirkungsmechanismus, Toxikologie, Pharmakokinetik

Zur Pharmakologie und zum Wirkungsmechanismus der Droge bzw. standardisierten Extrakten liegen kaum publizierte experimentelle Arbeiten vor. Droge und Extrakte sollen eine antioxidative, antinflammatorische Wirkung besitzen, die Aggregation der Blutplättchen und die Hyaluronidase hemmen sowie über eine Verminderung der Kapillarpermeabilität antiödematös wirken. Zur gesamten Toxikologie und Pharmakokinetik sind ebenfalls keine Daten publiziert. Sollten entsprechende Extrakte weiterhin verkehrsfähig bleiben, sind Daten zur Sicherheitspharmakologie und zum pharmakologischen Wirkprofil zwingend. Da die pharmakologisch relevanten Inhaltsstoffe bisher nicht bekannt sind, bieten sich als Alternative zur Pharmakokinetik effektkinetische Untersuchungen an, d. h Dosis- bzw. Zeitwirkungsbeziehungen auf die Funktion des Venensystems anhand von plethysmographischen Verfahren.

9.3.3 Klinische Wirksamkeit

Zur klinischen Wirksamkeit eines Trockenextrakts aus rotem Weinlaub (DEV 5–7:1) liegen zwei neuere klinische Studien vor (1, 2). Im Rahmen eines Langstreckenfluges über 14,5 Stunden mit überwiegendem Nachtanteil von Frankfurt nach Windhoek bzw. Rückflug von Windhoek nach Frankfurt wurde in einer offenen randomisierten, biometrisch geplanten Studie unter Berücksichtigung der formalen, rechtlichen und ethischen Prüfbedingungen bei 35 Probanden der Einfluss von Kompression bzw. Nichtkompression des Beins sowie eines Trockenextrakts aus rotem Weinlaub untersucht. Gruppe 1 erhielt unmittelbar nach der Ausgangsuntersuchung 1×10 mg Bemetizid/20 mg Triamteren (Dehydro sanol tri® n=13), Gruppe 2 je 2×1 Kapsel Antistax® (180 mg Trockenextrakt aus rotem Weinlaub, 3 mg Aesculin, n=13) täglich bereits 7 Tage vor dem Start und Gruppe 3 keine medikamentöse Behandlung (n=9). Gleichzeitig wurde in allen 3 Gruppen ein Bein mit einem individuell angepassten Strumpf (Sigvaris 902 A-D KKl. 2, Fa. Ganzoni) komprimiert. Während des Fluges wurden Flüssigkeitsaufnahme und unerwünschte Ereignisse protokolliert. Wegen der guten Ausschwemmung nach der Diuretika-Kombination während des Hinflugs wurden auf dem Rückflug auf die Diuretika-Kombination verzichtet. Unmittelbar vor dem Rückflug in Windhoek erfolgte die gleiche Untersuchung wie beim Hinflug (Volumetrie, DPPG). Anschließend wurde das kontralaterale Bein mit einem individuell angepassten Kompressionsstrumpf (Sigvaris 902 A-D KKl. 2, Fa. Ganzoni) versehen. Ähnlich dem Hinflug wurden Flüssigkeitsaufnahme und unerwünschte Ereignisse protokolliert, kurz vor der Landung DPPG registriert und unmittelbar nach der Landung die klinische und volumetrische Abschlussuntersuchung durchgeführt. Die biometrische Planung sah für die Hauptzielgröße Volumetrie (Wasserplethysmometrie) eine konfirmatorische und für die Nebenzielgrößen Ödemausprägung (1=keine, 2=gering, 3=deutlich), subjektive Symptome (gewichtete Score 1=keine, 2=gering, 3=deutlich), DPPG-digitale Photoplethysmographie (Fa. Elcat) und Dopplerbefunde eine explorativ/deskriptive Auswertung vor. Die Untersuchung erfolgte zu allen Untersuchungszeitpunkten von den gleichen phlebologisch tätigen Ärzten. Bei dem Vergleich von je zwei Behandlungen mit dem t-Test ist ein Unterschied des 1,2fachen der Standardabweichung in den Erwartungswerten der Volumenveränderung mit einer „power" von 80% bei einem zweiseitigen Niveau von 5% als signifikant und beim Vergleich des komprimierten Beines mit dem nicht-komprimierten Bein in der Gruppe ohne Medikamente der Unterschied der 0,9fachen Standardabweichung im verbundenen t-Test bei zweiseitigem Niveau von 5% mit einer „power" von 80% als signifikant definiert. Im Hinblick auf Geschlecht, Gewicht, Größe, phlebologischem Status und Dopplerbefund bestand kein signifikanter Unterschied zwischen den Probandengruppen. In allen Gruppen waren beim abendlichen Ausgangsbefund beim Hinflug bzw. Rückflug vereinzelt geringe Ödeme nachweisbar. Dieser Befund verschlechterte sich während des Nachtfluges. Die Ödemausprägung war am nichtkomprimierten Bein am stärksten. Zwischen der Antistax® behandelte Gruppe und den nichtbehandelten Personen bestand kein Unterschied. Sowohl beim Hinflug als auch beim Rückflug nahm das Volumen des nichtkomprimierten Beins signifikant zu, während sich das Beinvolumen beim komprimierten Bein kaum änderte. Die Vorbehandlung mit Antistax® hatte weder beim Hin- noch beim Rückflug einen zusätzlichen Effekt. Unerwünschte Ereignisse sind nicht aufgetreten. In den Kriterien Kribbeln, Schmerzen und Schwere- bzw. Engegefühl unterschieden sich die Gruppen nicht.

In der multizentrischen, randomisierten Doppelblindstudie erhielten nach einer 2-wöchigen Placebo-Run-in-Phase 260 Patienten mit einer CVI Stadium I und II 360 mg bzw. 720 mg roten Weinlaubextrakt (Antistax®, DEV 5–7:1) oder Placebo über 12 Wochen, gefolgt von einer 2-wöchigen Nachbeobachtung. 219 Patienten schlossen die Studie ab. Nach der Intention-to-treat-Analyse stieg das mittlere Unterschenkelvolumen, gemessen mit der Wasserverdrängungsmethode (Masse in g) in der Placebogruppe (n=87) gegenüber dem Ausgangswert nach 6 Wochen um 15,2±90,1 und nach 12 Wochen um 33,7±96,1 g an. Im Gegensatz dazu nahm das Unterschenkelvolumen unter dem Extrakt nach 12 Wochen mit 360 mg (n=86) um –75,9 g und mit 720 mg (n=84) um –99,9 g gegenüber Placebo ab. Ähnlich änderten sich der Wadenumfang, während er in der Placebogruppe unverändert blieb. Die Effekte waren signifikant. Eine Verbesserung der subjektiven Symptome erfolgte in allen Gruppen bis zur 6. Woche, danach nur noch unter dem Extrakt. Unerwünschte Arzneimittelwirkungen traten unter Antistax® nicht auf.

Zusammengefasst konnte in der Langstreckenflug-Studie keine klinische Wirksamkeit von einem Extrakt aus rotem Weinlaub gegenüber der klinischen Studie bei Patienten mit einer CVI Stadium I und II nachgewiesen werden. Die Ergebnisse müssen nicht unbedingt widersprüchlich sein. Mögliche Ursache ist die kurze Vorbehandlung in der Flugstudie gegenüber der 12-wöchigen Therapie der Patienten. Zur abschließenden Beurteilung der klinischen Wirksamkeit von Extrakt aus rotem Weinlaub bei der CVI reichen die vorliegenden klinischen Daten nicht aus.

9.3.4 Anwendungsgebiete, Dosierung und Anwendungsdauer

Mögliches Anwendungsgebiet von standardisiertem Extrakt aus rotem Weinlaub ist die chronisch venöse Insuffizienz Stadium I und II. Die vorliegenden experimentellen und klinische Daten sind jedoch nicht ausreichend. Empfohlen werden 2×1 Kapsel morgens und abends mit 180 mg über 4 Wochen und anschließend 2×1 Kapsel täglich oder 2×30 Tropfen über 4 Wochen und anschließend 1×30 Tropfen täglich.

9.3.5 Nebenwirkungen, Wechselwirkungen, Risikogruppen

Wegen fehlender Daten können zur Verträglichkeit, Wechselwirkungen, Risikogruppen, Schwangerschaft und Stillzeit keine Aussagen gemacht werden. In den beiden zitierten Studien sind keine unerwünschten Arzneimittelwirkungen aufgetreten.

Literatur

1. Loew D, Gerlach HE, Altenkämper KH, Schneider B (1998) Effect of long-distance flights of lower extremities. Phlebology 13:64–67
2. Kieswetter H, Koscielny J, Kalus U, Vix JM, Peil H, Petrini O, van Toor BSJ, de Mey Ch (2000) Efficacy of orally administered extract of red vine leaf AS 195 (folia vitis vinifera) in chronic venous insufficiency (stages I–II). Arzneim Forsch 50:109–117

9.4 Steinkleekraut (Meliloti herba)

9.4.1 Pharmakologisch relevante Inhaltsstoffe

Verwendet wird das im Juli und August gesammelte Kraut von Melilotus officinalis und Melilotus altissima. Da beim Trocknen der Blätter die pflanzeneigenen Enzyme die D-Glucose abspalten, soll das Kraut möglichst schnell bei Temperaturen unter 35 °C getrocknet werden. Hauptinhaltsstoffe sind (1, 2, 3):

- Cumarin (1,2-Benzopyron; 2H-1-Benzopyran-2-on) in freier und offenkettiger glykosidischer Vorstufe als Melilotosid,
- Cumarinderivate wie Dihydrocumarin, o-Dihydrocumarsäuren, o-Cumarsäure, Scopeltin und Umbelliferon,
- Flavonoide, darunter Quercetin und Kämpferol in freier Form und in glykosidischer Bindung.

9.4.2 Pharmakologie und Wirkungsmechanismus

In verschiedenen experimentellen Modellen wurden das pharmakologische Wirkprofil und der Wirkungsmechanismus hauptsächlich von Cumarin (siehe 8.4.), dem wesentlichen Bestandteil von Steinkleekraut, einer fixen Kombination aus Melilotusextrakt + Natriumsalz des Rutinschwefelsäureesters, aber kaum ein definierter Melilotus-Monoextrakt untersucht. Nach Auffassung der Kommission E im früheren Bundesgesundheitsamt sollen fixe Kombinationen von Phytopharmaka ausschließlich pflanzliche Bestandteile enthalten. Damit sind die mit der fixen Kombination aus Melilotusextrakt +

Natriumsalz des Rutinschwefelsäureesters erhaltenen experimentellen und klinischen Daten auf den Monoextrakte von Melilotus nicht übertragbar und die fixe Kombination nicht sinnvoll. Nach Benoit et al. (4) hemmte ein nicht näher definierter ethanolischer Melilotus-Extrakt, vor Induktion des Carrageenan-Pfotenödems verabreicht, das Rattenpfotenödem nach 3 Stunden um 27% gegenüber der Kontrollgruppe.

Zusammengefasst liegen weder von der Droge noch zu Zubereitungen aus Meliloti herba verwertbare experimentelle Untersuchungen zum pharmakologischen Wirkprofil vor. Bei Meliloti herba Extrakt plus Natriumsalz von Rutinschwefelsäureester handelt es sich um die fixe Kombination eines pflanzlichen mit einem chemischen Bestandteil und nicht um ein Phytopharmakon.

9.4.3 Toxikologie

Zur akuten sowie chronischen Toxikologie, Reproduktionstoxizität, Mutageniät und Karzinogenität von Meliloti herba bzw. seiner Zubereitungen liegt kein verwertbares wissenschaftliches Erkenntnismaterial vor. Auch hier ist lediglich Cumarin, der Hauptinhaltsstoff, von Meliloti herba näher toxikologisch geprüft. Kein Zweifel besteht an einer dosis- und zeitabhängigen Hepatotoxizität, die nach Absetzen von Cumarin reversibel ist. Nach dem NTP-Report bestehen für Cumarin (5) Hinweise für ein karzinogenes Risiko bei männlichen Ratten und bedingt für weibliche Tiere. Wegen des Verdachts auf Karzinogenität von Cumarin wurde 1988 ein Stufenplanverfahren der Stufe I eingeleitet (6) und die minimal zulässige Dosis auf 3–5 mg beschränkt.

Zusammengefasst kann zur Toxikologie von Meliloti herba bzw. seiner Zubereitungen keine Aussage gemacht werden. Obwohl die Droge seit Jahrhunderten traditionell verwendet wird und bestimmte Zubereitungen seit Jahrzehnten im Markt sind, sollte das toxikologische Risiko besser abgeklärt werden zumal kein Zweifel an der Hepatotoxizität besteht und ein karzinogenes Risiko nicht endgültig ausgeschlossen ist.

9.4.4 Pharmakokinetik

Zur Pharmakokinetik der von Meliloti herba bzw. seiner Zubereitungen liegt kein wissenschaftliches Erkenntnismaterial vor, lediglich zu Cumarin, dem Hautpmetaboliten 7-Hydroxycumarin und der fixen Kombination Cumarin plus Troxerutin (siehe 8.4).

9.4.5 Klinische Wirksamkeit

Zu Meliloti herba und seiner Zubereitungen liegen keine Studien zum pharmakologischen Wirkprofil und zur klinischen Wirksamkeit bei Venenerkrankungen vor.

9.4.6 Anwendungsgebiete, Dosierung und Anwendungsdauer

In der Monographie zu Meliloti herba vom 13. 3. 1990 (7) werden als Anwendungsgebiete „Beschwerden bei chronisch venöser Insuffizienz wie Schmerzen und Schweregefühl in den Beinen, nächtliche Wadenkrämpfe, Juckreiz und Schwellungen sowie zur unterstützenden Behandlung der Thrombophlebitis, des postthrombotischen Syndroms, von Hämorrhoiden, Lymphstauungen, äußerlichen Prellungen, Verstauchungen und oberflächliche Blutergüsse" aufgeführt. Die klinische Wirksamkeit ist durch kontrollierte Studien nicht belegt, so dass keine Angaben zur wirksamen Dosis und Anwendungsdauer gemacht werden können. Ebenfalls lassen sich die Angaben in der ESCOP-Monographie zur Indikation, Dosis und Anwendungsdauer nicht nachvollziehen (8). Legt man die heutigen Maßstäbe bzgl. klinischer Wirksamkeit und Unbedenklichkeit zugrunde, dann können Zubereitungen von Meliloti herba nicht empfohlen werden.

9.4.7 Nebenwirkungen, Wechselwirkungen, Risikogruppen

Detaillierte Angaben zu unerwünschten Arzneimittelwirkungen von Meliloti herba fehlen. In älteren Studien mit der fixen Kombination Meliloti herba/Rutin wird über Übelkeit, Erbrechen, Kopfschmerzen, Schwäche, in seltenen Fällen über allergische Reaktionen, Hepatitiden, Anstieg der Leberenzyme, Lebertoxizität und Cholestase berichtet. Wechselwirkungen mit anderen Wirkstoffen sind nicht ausgeschlossen. Angesichts der nicht ausreichend untersuchten Toxizität, der Mutagenität und wegen des Verdachts auf Karzinogentität können die Droge bzw. Zubereitungen aus Herba meliloti nicht empfohlen werden.

Literatur

1. Hagers Handbuch der Pharmazeutischen Praxis. Drogen L-Z, Folgeband 3. Hrsg. Blaschke W, Hänsel R, Keller K, Reichling J, Rimpler H, Schneider G (1998) Springer, Berlin Heidelberg New York Tokyo 200-206
2. Steinegger E, Hänsel R (1988) Lehrbuch der Pharmakognosie und Phytopharmazie 4. Auflage. Springer, Berlin Heidelberg NewYork Tokyo
3. Harnischfeger G, Stolze H (1980) Steinklee. Notabene medici 12:550-555
4. Benoit PS, Fong HHS, Svoboda GH, Farnsworth NR (1976) Biological and phytochemical evaluation of plants. Lloydia 39/2:160-171
5. Anonymus (1973) NTP technical report on the toxicology and carcinogenesis studies of coumarin in F3344/N rats and B6C3F1 mice; US Department of Health and Human Services. National Toxicology Program Nr. 422, CAS No 91-64-5
6. BGA (1994) Lebertoxische Wirkungen von Cumarinen. Arzneimittel-Schnellinformationen des BGA; Pharm Ind 56/4:IV/92
7. Monographie Meliloti herba, BAnz vom 13. 3. 1990
8. ESCOP-Monographie

9.5 Buchweizenkraut (Fagopyri esculenti herba)

9.5.1 Pharmakologisch relevante Inhaltsstoffe

Das Buchweizenkraut, Fagopyrum esculentum, wird 50 bis 60 Tage nach dem Anlaufen zum Zeitpunkt des höchsten Rutingehaltes geerntet, noch ehe die Fruchtausbildung erfolgt ist. Hauptinhaltsstoff ist Rutin mit ca 8% in den Blättern, bis zu 4% in den Blüten, zu 0,4% in den Stängeln und das in der Blütezeit zu ca. 0,01% vorkommende Fagopyrin. Letztes ist ein Photosensibilisator und Ursache für die als Fagopyrismus genannte Vergiftung (1). Der Rutin-, und Gesamtflavonoidgehalt im Kraut ist abhängig von den Wachstumsbedingungen sowie der Herkunft und unterliegt vegetationszeitlichen und tagesperiodischen Schwankungen. Während der Trocknung des Krautes erfolgt ein Rutinverlust, der am größten ist, je länger der Trocknungsvorgang dauert und bei zu niedrigen Temperaturen erfolgt (1–4).

9.5.2 Pharmakologie und Wirkungsmechanismus

Basierend auf positive Effekte im Rahmen der Skorbutbehandlung wurde den Rutosiden (frühere Bezeichnung Vitamin P) ein Einfluss auf die erhöhte Permeabilität der Kapillargefäße und auf Blutungszustände zugeschrieben. Die gefäßabdichtende und ödemprotektive Wirkung wurde vorrangig in der älteren Literatur beschrieben. An verschiedenen Tierspezies und experimentellen Modellen, wie dem durch Saugdruck erzeugten Petechien, der erhöhten Gefäßpermeabilität nach Histamininjektion, wurden in vitro und in vivo nach i.v. bzw. i.m. Injektion von Rutin die Kapillarpermeabilität herabgesetzt, die Kapillarresistenz erhöht, die Gefäßfragilität verbessert und die Ödembildung gehemmt (6–10). Anhand von quantitativen Fluoreszenzmessung wurde bei Kaninchen nach 100 bzw. 200 mg i.v. Rutin eine starke kutane Vasokonstriktion und eine Verlängerung des Adrenalineffektes nachgewiesen, wobei Rutin und Adrenalin an unterschiedlichen Rezeptoren wirkten (11). Am Modell der Inzisions-ausgelösten Hämorrhagie mit quantitativer Messung der Blutungszeit verkürzten Adrenalin und Noradrenalin (1 g/kg s.c.) die Blutungszeit um 38% und Rutin bzw. seine Derivate (orale Vorbehandlung über 8 Tage 0,8 g/kg KG Rutin) um ca. 25% (12).

Natürliche Flavonoide wie Quercetin, Rutin und Catechin sind u.a. schwache Hemmer der Cyclooxygenase und Lipoxygenase. Die **potentesten Vertreter bewirken in Konzentrationen von** 10^{-3} M eine vollständige, im Bereich von 10^{-4} M eine partielle Enzymhemmung (13). Für den Einfluss auf die renale Prostaglandinsynthetase ist ein Phenolring mit einer polaren Seitenkette in m- oder p-Position erforderlich. Flavonoide mit einer polaren Substitution in 3,5,7 Position wie Rutin hemmen die Cyclooxygenase (14). Wojcicki et al. (15) untersuchten an fettreich ernährten Kaninchen den Einfluss von Buchweizenkrautextrakt auf die Lipidperoxidation und Radikalfänger-Aktivität. Dabei war die Konzentration von Malondialdehyd (MAD) im Plasma bei den Kontrollen um 121% gegenüber der Norm erhöht und lag bei den mit Buchweizenextrakt behandelten Tieren um 11% niedriger. Hieraus wurde auf eine Hemmung der Lidiperoxidase und eine antioxidative Wirkung geschlossen. Reines Rutosid besaß in äquivalenten Mengen keinen Effekt. Büsing (16) prüfte verschiedene Naturstoffe in vitro auf die Hyaluronidase-Aktivität. Bekanntlich ist die Hyaluronsäure ein wichtiger Bestandteil der Basalmembran, deren Integrität durch toxische, entzündliche und erhöhte Hyaluronidase-Aktivität gestört wird. Rutin hemmte dosisabhängig die Hyaluronidase und war bei gleicher Konzentration stärker wirksam als Heparin (9, 16).

Zusammenfassend liegt zum pharmakologischen Wirkprofil von Buchweizenkrautextrakten wenig wissenschaftliches Erkenntnismaterial vor. In älteren Experimenten wurde vorrangig Rutin, der Hauptinhaltsstoff untersucht, wobei Rutin größtenteils parenteral und seltener oral verabreicht wurde. Ödemprotektive, gefäßabdichtende, antioxidative Effekte sowie kapillarmikroskopisch eine Verbesserung der Mikrozirkulation und eine Hemmung der Hyaluronidase, Cyclooxygenase und Lipoxygenase wurden nachgewiesen. Die Wirkungen waren unterschiedlich stark und meist nur in vitro bzw. nach parenteraler Applikation vorhanden. Eine Übertragung des pharmakologischen Wirkprofils von Rutin auf Buchweizenkrautextrakt ist nur mit Einschränkung möglich. Pharmakologische und molekularpharmakologische Untersuchungen zu standardisiertem Buchweizenkrautextrakt sind daher erforderlich.

9.5.3 Toxikologie

Akute, chronische Toxizität, Reproduktionstoxikologie. Die LD_{50} eines mit in 0,8% Hydroxypropylmethylzellulose eingedickten wässrigen Extraktes aus Buchweizenkraut beträgt bei peroraler Gabe an männliche Mäuse 24,5 g/kg KG und bei weiblichen Tieren 25,5 g/kg KG. Die Tiere verstarben nach 30 bis 60 min unter tonischen Krämpfen bzw. Springkrämpfen. Die Sektion der gestorbenen Tiere ergab keinen pathologischen Befund. Die niedrigste toxische Dosis betrug 14,7 g/kg KG Extrakt (17). Zur chronischen Toxizität, Teratogenität, Embryotoxizität und Karzinogenität liegen keine publizierten Daten vor.

Mutagenität. Untersuchungen zur Mutagenität liegen von Rutin, das durch die β-Glykosidase der Mikroflora im Magen-Darm-Trakt zu Quercetin hydrolysiert wird, und von Quercetin vor. Bei Salmonella typhimurium und verschiedenen Säugerzelllinien erzeugte Quercetin – mit und ohne metabolische Aktivierung – Punktmutationen, Frame-shift-Mutationen, Chromosomenaberrationen und Schwesterchromatinaustausch (18–26). Da mit der Nahrung Flavonoide wie Rutin in großen Mengen aufgenommen werden, verabreichten Aeschenbacher et al. (27) Mäusen Quercetin in 103fach höherer Dosis (bis 1 g/kg KG) als die täglich aufgenommene Menge und prüften diese Dosis auf Mutagenität im Mikronukleus-Test und im Host-Mediated-Assay. In beiden Testsytemen war Quercetin nicht mutagen. Ursache der negativen In-vivo-Befunde könnte die rasche Metabolisierung von Quercetin im Darm sein, zumal die Metaboliten von Quercetin in vitro nicht mutagen waren.

Karzinogenität. Habs et al. (28) untersuchten bei männlichen und weiblichen Ratten über 2 Jahre die karzinogene Wirkung von Rutin. Die Tiere erhielten 10–500 mg/kg KG Rutinsulfat 3-mal pro Woche peroral. Rutin besaß im unteren Dosisbereich keine tumorigene Eigenschaft. Ähnlich negative Effekte zur Karzinogenität liegen von Hirono et al. (29) in einer Dosis von 1 bzw. 5% Quercetin bzw. 5% Rutin über 540 Tage und 10% Quercetin bzw. 10% Rutin über 850 Tage in der Nahrung bei ACI-Ratten vor. Auch bei Hamstern war eine Nahrung mit 10% Quercetin bzw. 10% Rutin über 735 Tage verabreicht nicht karzinogen (30). Nach Siegers et al. (31) hatte Quercetin eine hemmende Eigenschaft auf die Zellproliferation von menschlichen Hepatom- und einer Kolonkarzinom-Zelllinien.

Zusammengefasst ist die Toxikologie von Buchweizenkrautextrakten unzureichend untersucht. Es liegen widersprüchliche Ergebnisse zur In-vivo-Mutagenität und negative Daten zur Karzinogenität von Rutin und Quercetin vor.

9.5.4 Pharmakokinetik

Rutin und dessen Aglykon Quercetin sind vielfach pharmakokinetisch untersucht worden. Entscheidend für die Resorption ist das physiko-chemische Verhalten. Rutin ist schwer löslich in kaltem Wasser, Ethanol bzw. unlöslich in Ether und Chloroform (32), weshalb die Resorption nach oraler Gabe unzureichend ist. Schilcher und Müller (33) untersuchten anhand des Koch'schen Zweikammersystems die Bioverfügbarkeit von Trihydroxyethylrutin, reinem Rutin und einer wässrigen Rutinlösung. Während Trihydroxyethylrutin im sauren Milieu nicht resorbiert wurde, konnte ein guter Übergang von reinem Rutin und Rutin aus Buchweizenextrakt vom sauren Magensaft (pH 1,2) in die „Blutphase (pH 7,4)" nachgewiesen werden, woraus auf eine chemische Stabilität und hohe Bereitstellung von Rutin aus Buchweizenkraut geschlossen wird. Rutin wird nach oraler Applikation rasch metabolisiert und innerhalb von 24 h in Form von Hydroxyphenylessigsäure, 3-Methoxy-4-Hydroxyphenylessigsäure und 3,4-Dihydroxyphenylessigsäure ausgeschieden. Der renal eliminierte Anteil betrug 25% des verabreichten Quercetin (34, 35). In vitro an Organhomogenaten von Ratten und Kaninchen wurde der Abbau von Rutin und Quercetin untersucht. Von 1 mg Rutin wurden durch das Leberhomogenat im Mittel zu 36% und durch das Nierenhomogenat im Mittel zu 40% abgebaut. Die gesamte Aktivität fand sich in den Mitochondrien, während das Cytoplasma inaktiv war (36). Nach oraler Gabe von ^{3}H-Rutin wurden im Urin von Ratten 3-Hydroxyphenylessigsäure,

3-Metoxy-4-hydroxyphenessigsäure, 3,4-Dihydroxyphenylessigsäure, 3,4 Dihydroxytoluen und 3-(m-Hydroxyphenyl)propionsäure identifiziert. Unverändertes Rutin und Quercetin wurde nicht gefunden (37). Tamemasa et al. (38) untersuchten die Resorption, Verteilung und Ausscheidung von ^{3}H-markiertem Rutin bei Ratten und Mäusen, wobei maximale Plasmaspiegel bei Ratten nach 8 und bei Mäusen nach 4 Std. erreicht wurden. Die Radioaktivität in Nieren, Leber und Lunge war besonders hoch. Die renale Ausscheidung betrug bei Mäusen 66,1% und die fäkale 17,6%. In der Galle von Ratten wurden nur Spuren gefunden. Booth et al. (35) haben folgenden Metabolismus von Quercetin postuliert. Abb. 44 zeigt den Metabolismus von Quercetin mit den Hauptmetaboliten Meta-hydroxy-phenylessigsäure, 3-Methoxy-4-hydroxyphenylessigsäure und 3,4-Dihydroxyphenylessigsäure (23).

Nach oraler Gabe von 60–2250 mg täglich über 7 bis 14 Tage fanden Porter et al. (39) nur geringe bzw. vernachlässigbare Mengen von Rutin im 24 Std.-Sammelurin von 4 Probanden. Kaum messbare Konzentrationen wurden auch von Clark und MacKay

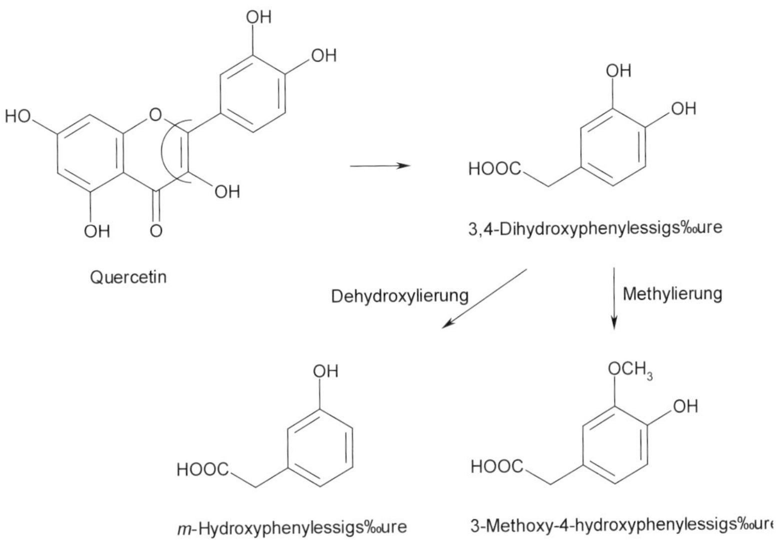

Abb. 44. Metabolismus von Quercetin mit den Hauptmetaboliten Meta-hydroxyphenylessigsäure, 3-Methoxy-4-hydroxyphenylessigsäure und 3,4-Dihydroxyphenylessigsäure (23)

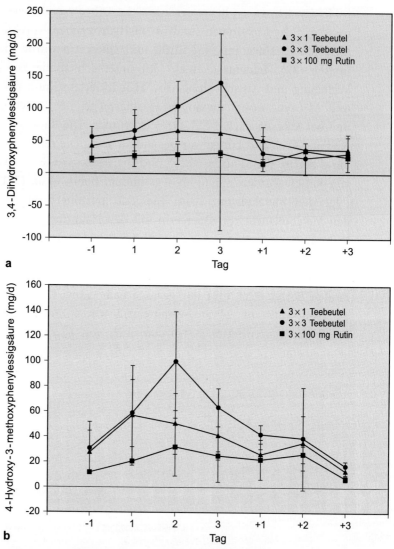

Abb. 45. Ausscheidung von 3,4-Dihroxyphenylessigsäure (a) und 4-Hydroxy-3-Methoxyphenylessigsäure (b) bei Probanden (41)

(40) mitgeteilt. In einer Pilotstudie an 10 Probanden wurde nach einer 3-tägigen Run-in-Phase mit standardisierter Kost der Metabolismus von Rutosid aus Buchweizenkraut-Tee mit definiertem Rutosidgehalt (100 mg Rutin in 200 ml Teeaufguss) anhand der renalen Ausscheidung der Metaboliten 3,4-Dihydroxyphenylessigsäu-

re und 4-Hydroxy-3-Methoxyphenylessigsäure über 3 Tage untersucht (41). Eine signifikante Erhöhung konnte nur nach 3×3 Teebeuteln Buchweizenkraut (600 mg Rutin-Tagesdosis) am 2. bzw. 3. Applikationstag gefunden werden, wobei Rutin aus dem Buchweizenkraut besser resorbiert als reines Rutin (Abb. 45). Unverändertes Rutin bzw. das Aglykon Quercetin konnten im Urin nicht detektiert werden.

Zusammenfassend liegt zur Pharmakokinetik und Metabolismus von Rutin aus präklinischen Untersuchungen nicht ausreichendes Erkenntnismaterial vor. Dies trifft auch auf die Humanpharmakokinetik von Buchweizenkrautextrakt zu. Flavonoide wie Rutin werden nach oraler Aufnahme durch Darmbakterien abgebaut und in form von Metaboliten renal eliminiert. In einer Probandenstudie wurden im Urin weder Rutin noch Quercetin jedoch die Metaboliten 3,4-Dihydroxyphenylessigsäure und 3-Methoxy-4-hydroxyphenylessigsäure nachgewiesen. Zur Humanpharmakokinetik und Metabolismus von standardisiertem Buchweizenkrautextrakt besteht Forschungsbedarf.

9.5.5 Klinische Wirksamkeit

Die experimentellen Befunde einer erhöhten Kapillarresistenz sowie der Einfluss auf die Kapillarfragilität Permeabilität von Rutin wurden in verschiedenen klinisch-pharmakologischen und klinischen Studien bestätigt. Zur Wirkung von standardisierten Buchweizenkrautextrakten liegt jedoch kaum Erkenntnismaterial vor. In einer multizentrischen (n=26) Phase-IV-Studie wurden Wirksamkeit und Verträglichkeit von Buchweizentee und Tabletten bei 166 Patienten mit Mikrozirkulationsstörungen verschiedener Genese z.B. Venenerkrankungen peripheren Durchblutungsstörungen, Diabetes mellitus, Herz-Kreislauferkrankungen bzw. sonstiger Ursachen über 12 Wochen untersucht (42). Das Prüfpräparat enthielt mindestens 4% Rutin und die tägliche theoretische Rutinaufnahme lag zwischen 180 und 350 mg. Zielgrößen waren Schmerzen, Krämpfe, Schweregefühl in den Beinen, Kribbeln oder Stechen, Messung des Waden- und des Mittelfußumfanges sowie die Beurteilung des Ergebnisses durch die Prüfärzte. Bereits nach 6 Wochen stellte sich eine Besserung bei 64,5% der Patienten ein, nach 9-wöchiger Behandlung erfolgte nur eine geringe Steigerung auf 70%. Von Ihme (43) liegt eine randomisierte Doppelblindstudie an Patienten mit chronisch venöser Insuffizienz im Stadium I bzw. II aus dem Jahre 1994 vor. 77 Patienten wurden randomisiert und nach „Intention-to-treat" ausgewertet. Die Randomisierung zu Verum bzw. Placebo erfolgte nach einer Placebo-Run-in-Phase von zwei Wochen, die Prüfphase dauerte 12 Wochen, an die sich eine vierwöchige Nachbeobachtungsphase anschloss. Das Prüfpräparat bestand aus 1 Aufgussbeutel mit 1,8 g Buchweizenkraut mit einem Gesamtflavonoidgehalt von 4%. Die Placebogruppe erhielt einen Malventee. Nach der 12-wöchigen Behandlung nahm in der Verumgruppe das Beinvolumen um 32 ml gegenüber dem Ausgangswert ($p = $ n.s.) und nach Placebo um 110 ml ($p = 0,009$) zu. Der Unterschied zwischen beiden Gruppen war signifikant ($p = 0,0449$). Die subjektiven Beschwerden anhand eines Befindlichkeitsscores nahmen in beiden Gruppen ab.

Zusammengefasst sind die Humanpharmakodynamik und klinische Wirksamkeit von Buchweizenkrautextrakt nur unzureichend untersucht. Die klinische Wirksamkeit bei der chronisch venösen Insuffizienz ist lediglich durch eine Doppelblindstudie und eine Phase-IV-Studie belegt. Zur Absicherung der genannten Indikation sind diese Unterlagen nicht ausreichend.

9.5.6 Anwendungsgebiete, Dosierung und Anwendungsdauer

Wegen unzureichender Datenlage können keine Angaben zur Indikation, Dosierung und Anwendungsdauer gemacht werden.

9.5.7 Nebenwirkungen, Wechselwirkungen, Risikogruppen

In sehr selten Fällen kann es nach hohen Dosen (über 10 g Buchweizenkraut) zur Hautrötung nach Sonneneinwirkung kommen. Verantwortlich hierfür sind photodynamische Effekte, die bei Weidetieren nach Verzehr von frisch blühenden Buchweizenpflanzen auftraten, wenn die Tiere dem Sonnenlicht ausgesetzt waren. Befallen waren wenige oder nicht behaarte Köperstellen wie Schnauze, Ohren, Augenlider und Füße mit Schwellungen und Entzündungen. Ursächlich in Frage kommen photosensibilisierende Naphtodianthron-Derivate wie Protofagopyrin und Fagopyrin (Fagopyrismus).

Literatur

1. Hagers Handbuch der pharmazeutischen Praxis. Drogen E - O Hänsel R, Keller K, Rimpler H, Schneider G (Hrsg) Springer, Berlin Heidelberg New York Tokyo 138–140 (1993)
2. Nöll G (1995) Untersuchungen über den Einfluss verschiedener Faktoren auf den Flavonolgehalt von Fagopyrum esculentum Moench und Fagopyrum tataricum. Gärtner Pharmazie 10:609–615 und 679–691
3. Scherf H, Zenk MH (1967) Der Einfluss des Lichtes auf die Flovonoidsynthese und die Enzyminduktion bei Fagopyrum esculentum Moench Z Pflanzenphysiol 57:401–418
4. Nguyen-Hiep PG et al (1964) Sur la dessiccation et la stabilisation des plantes medicinales. I. Plantes a heterosides flavoniques. Ann Pharmac Franc 22:573–580
5. Bässler KH, Goly I, Loew D, Piertzik K (2002) Vitaminlexikon. 3. neubearbeitete Auflage. Urban Fischer, München
6. Kuschinsky G, Dupont W, Hennes R (1949) Über den Einfluss des Rutins auf die Permeabilität der Gefäße. Naunyn-Schmiedebergs Arch Pharmaco 207:138–142
7. Muschaweck R (1950) Über die Wirkung von Rutin, Methylrutin und Rutinestern auf die Permeabilität der Hautkapillaren bei der Ratte. Arch Exp Path Pharmakol 209:279–305
8. Leibetseder J (1963) Tierexperimentelle Untersuchungen zum Problem Kapillarpermeabilität unter Verwendung von Flavonoiden und Radioisotopen. Zbl f Vetmed 7:599–649
9. Bickel E, Dieckhoff (1954) Der Einfluss des Rutins auf die gefäßabdichtende Wirkung des Dextran. Zschr Inn Med 9:510–512
10. Ambrose A, de Eds F (1947) Effect of rutin on permeability of cutaneous capillaries. J Pharmacol Exp Therap 90:359–363
11. Schiller AA (1951) Mechanism of action of Vitamin P Flavonoid (Rutin) on the cutaneous circulation. Am J Physiol 165:293–305
12. Radouco-Thomas S et al (1964) A method for measurement of bleeding time. The hemostatic effect of some flavonoids. Life Sciences 3:465–471
13. Wurm G, Baumann J, Geres U (1982) Beeinflussung des Arachidonsäurestoffwechsels durch Flavonoide. Dtsch Apoth Ztg 122:2062–2068

14. Baumann J, Bruchhausen FV, Wurm G (1979) A structure-activity study and the influence of phenolic compounds and bioflavonoids on the rat renal prostaglandin synthetase. Naunyn-Schmiedebergs. Arch Pharmacol 307:73–78
15. Wojicki J, Samochowiec L, Gonet B, Juzwiak E, Dabrowska-Zamojcin M, Katdonska S, Tustanowski S (1995) Effect of buckwheat extract on the free radical generation in rabbits administered a high-fat diet. Phytother Res 9:323–326
16. Büsing KH (1955) Hyaluronidasehemmung als Wirkungsmechanismus einiger therapeutisch nutzbarer Naturstoffe. Arzneim Forsch 5:320–322
17. Müller A, Schiebel-Schlosser G (1998) Buchweizen. Wissenschaftliche Verlagsgesellschaft, Stuttgart
18. Bjeldanes LF, Chang GW (1997) Mutagenic activity of quercetin and related compounds. Science 197:577–578
19. Brown JP, Dietrich PS (1979) Mutagenity of plant flavonols in the salmonella/mammalian microsome test. Activation of flavonol glycosides by mixed glycosidase from rat cecal bacteria and others sources. Mutat Res 66:223–240
20. Busch DB, Hatscher JF, Bryan GT (1986) Urine recovery experiments with quercetin and other mutagens using the Ames test. Environ. Mutagen 8:393–399
21. Hardigree AA, Epler JL (1978) Comparative mutagenisis of plant flavonoids in microbial systems. Mutat Res 58:231–239
22. MacGregor JT, Wehr CM, Manners GD, Jurd L, Minkler JL, Carrano AV (1983) In vivo exposure to plant flavonoids: influence on frequencies of micronuclei in mouse erythrocytes and sister chromatid exchange in rabbit lymphocytes. Mutat Res 174:255–270
23. Stoewsand GS, Andersen JL, Boyd JN, Hradzdina G, Babish JG, Walsh KM, Losco P (1984) Quercetin: A mutagen, not carcinogen, in Fischer rats. J Toxicol Environ Health 14:105–114
24. Yoshida MA, Sasaki M, Sugimura K, Kawachi T (1989) Cytogenic effects of quercetin on cultured mammalian cells. Proc Jpn Acad Ser B 56:443–447
25. Carver JH, Carrano AV, MacGregor JT (1983) Genetic effects of the flavonols quercetin, kaempferol and galangin on Chinese hamster cells in vivo. Mutat Res 113:45–60
26. Rueff J, Laires A, Borba H, Chaveca T, Gomes MI, Halpern M (1986) Genetic toxicology of flavonoids; the role of metabolic conditions in the induction of reverse mutation, SOS functions and sister chromatid exchanges. Mutagenesis 1:179–183
27. Aeschenbacher HU, Meier H, Ruch E (1982) Nonmutagenicity of the food flavonol quercetin. Nutr Cancer 90–98
28. Habs M, Habs H, Berger MR, Schmähl D (1984) Negative dose-response study for carcinogenicity of oral administered rutin sulfate in Spraque-Dawley rats. Cancer letters 23:103–108

29. Hirono I, Ueno I, Hosaka S, Takanashi H, Matsushima T, Sugimura T, Natori S (1981) Carcinogenicity examination of quercetin and rutin in ACI rats. Cancer Lett 13:15-21
30. Morino K, Matsukara N (1981) Carcinogenicity test of quercetin and rutin in goldhamsters by oral administration. Carcinogenesis 3:93-97
31. Siegers CP, Steffen B (1981) Influence of quercetin on cell proliferation and DNA-synthesis in human tumour cell lines. Pharm Pharmacol Lett 2:64-67
32. Steinegger E, Hänsel R (1988) Lehrbuch der Pharmakognosie und Phytopharmazie 4. Auflage. Springer, Berlin, Heidelberg, Heidelberg, New York, Tokyo
33. Schilcher H, Müller A (1981) Fagopyrum esculentum Moench - a new pharmaceutically useful flavonoid plant. Proc Int Biofl Symp S 523-528
34. Murray ChW et al (1954) Absorption and metabolism of rutin and quercetin in the rabbit. J Am Pharm Ass 43:361-364
35. Booth AN et al (1966) The metabolic fate of rutin and quercetin in the animal body. J Biol Chem 223:251-257
36. Lang K, Weyland H (1955) Über den Stoffwechsel des Rutins und Quercetins. Biochem Ztschr 327:109-117
37. Baba SH et al (1983) Studies on drug metabolism by use of isotopes XXVII. Urinary metabolites of rutin in rats and the role of intestinal microflora in the metabolism of rutin. J Pharm Sci 72:1155-1158
38. Tamemsa O et al (1976) Metabolic fate of ^{3}H-Rutin. Pharmacometrics. 12:193-200
39. Porter WL et al (1983) Determination of added rutin in urine. Arch Biochem 21:1155-1158
40. Clark WG, MacKay EA (1950) The absorption and excretion of rutin and related flavonoid substances. J Am Ther Assoc 143:1411-1415
41. Schilcher H, Hagels H (1996) Zur Pharmakokinetik und zum Metabolismus von Flavonoiden. In: Loew D, Rietbrock N (Hrsg) Phytopharmaka in Forschung und klinischer Anwendung II. Steinkopff, Darmstadt, S 55-62
42. Schilcher H, Patz B, Schimmel KCh (1990) Klinische Studie mit einem Phytopharmakon zur Behandlung von Mikrozirkulationsstörungen. Ärztezeitschr Naturheilverf 31:819-826
43. Ihme N, Kiesewetter H, Jung K, Hoffmann KH, Birk A, Müller A, Grützner KJ (1996) Leg oedema protection from a buckwheat herb tea in patients with chronic venous insufficiency: a single central, randomised double blind, placebo-controlled clinical trial. Eur J Clin Pharmacol 50:443-447

10 Topische Venenpharmaka

Die äußerliche Anwendung von venentonisierenden und ödemprotektiven Substanzen erscheint auf den ersten Blick plausibel und sinnvoll. Durch die perkutane Applikation von Salben, Gels, Lotionen gelangt der Wirkstoff unter Umgehung der enteralen Resorption direkt an den Wirkort mit dem Vorteil weniger systemisch unerwünschter Arzneimittelwirkungen. Dies trifft jedoch nur zu, wenn durch die perkutane Resorption ausreichende Wirkstoffkonzentrationen an den Wirkort gelangen und die lokale Verträglichkeit garantiert ist. Wichtig für die Permeation einer Substanz durch die Haut sind Molekulargewicht und Lipophilie. Hierbei ist die Hornschicht die eigentliche Grenzmembran (1). Sie regelt Abgabe von Kohlendioxid sowie Wasserdampf und verhindert den Verlust von höhermolekularen endogenen Substanzen sowie das Eindringen von hochmolekularen Stoffen, Mikroorganismen und Viren. Substanzen mit einem Molekulargewicht unter 1000 Dalton können die Barriere überwinden (1). Ein weiteres Kriterium für die Resorption ist die Fettlöslichkeit; je lipophiler ein Stoff desto besser penetriert er die Hornschicht und gelangt in den tieferen Schichten der Kutis in die Gefäße bzw. dort wo Venenpharmaka tonisierend, antiexsudativ und antiphlogistisch wirken. Je kleiner aber die Molekülgröße und je besser die Lipophilie desto günstiger die Permeation. Der physiologische Schutzmechanismus kann jedoch durch Permeationsverstärkung überwunden werden. So können durch Einreiben unter Druck, Wärme oder mit Hilfe der Ionophorese auf physikalischem Weg mehr Wirkstoff in die tieferen Hautschichten eingeschleust werden (1). Anhand von sog. Permeationsbeschleuniger (Enhancer) kann die Hornschicht überwunden werden. Derartige Substanzen müssen inert sein und dürfen keine toxischen bzw. allergisierende Eigenschaften besitzen (1).

Nicht nur in Bekanntmachungen des früheren BGA (2) sondern auch in der „Note for Guidance" des CPMP (3) sind die Bedingungen für die Nach- bzw. Zulassung von topischen Arzneimitteln festgelegt. Hier heißt es u. a., dass die Wirksamkeit und Unbedenklichkeit nicht nur von den Wirkstoffen, sondern auch von den übrigen Bestandteilen abhängt. Im Hinblick auf die Wirksamkeit sind deshalb der Nachweis der perkutanen Verfügbarkeit und der klinischen Wirksamkeit für das beanspruchte Anwendungsgebiet durch klinische Studien zu belegen. Ferner ist der Nachweis der Unbedenklichkeit z. B. durch Ausschluss bedenklicher systemischer Wirkstoffkonzentrationen zu führen. Legt man diese Anforderungen zugrunde, ist der Nutzen von vielen externen Venenpharmaka nicht ausreichend belegt. Zu den häufigsten Substanzen in Venenpräparaten zählen u. a. Heparin, Heparinoide, Aescin als Reinsubstanz, Cumarin, Diosmin, Rosskastaniensamenextrakt, Ruscusextrakt, Hamamelisrindenextrakt, Dickextrakt aus rotem Weinlaub jeweils als Monopräparate bzw. in verschiedenen Kombinationen.

Zusammengefasst erscheint die topische Anwendung von Venenpharmaka plausibel und sinnvoll. Externe Fertigarzneimittel müssen jedoch die gleichen Anforderungen wie systemisch angewendete Präparate erfüllen d. h. Nachweis von Wirksamkeit und Unbedenklichkeit. Derartige Bedingungen sind für viele chemisch definierte Substanzen und pflanzliche Extrakte nicht ausreichend erfüllt. Um dennoch die Verkehrsfähigkeit zu erhalten sind viele Präparate in die Gruppe der traditionellen Arzneimittel (§ 109 a) eingeordnet (siehe 6.4). Da sie den Nachweis der Wirksamkeit nicht erbracht haben sind sie zu Lasten der GKV (§ 70 SGB V) nicht verordnungsfähig. Aufgrund der langen Tradition und Beliebtheit in der Bevölkerung bestehen bei entsprechend zugelassenen Präparaten erkenntlich an der Zul. Nr. und dem Vorsatz „Traditionell angewendet bei..." keine Bedenken.

Literatur

1. Stüttgen G, Schäfer H (2001) Dermatosen. In: Rietbrock N, Staib H, Loew D (Hrsg) Klinische Pharmakologie. Steinkopff, Darmstadt, S 583
2. Diskussionspapier zur Bewertung topischer Arzneimittel. Bekanntmachung des BGA Nr. 7/1991 vom 5. 3. 1991
3. Note for Guidance on the clinical requirements for locally applied, locally acting products containing known constituents. CPMP/EWP/239/95 final

11 Hinweise für den Arzt zur Betreuung von Patienten

11.1 Fragebogen bei Beinbeschwerden

Kann von der Helferin, zum Teil auch vom Patienten ausgefüllt werden.

Fragebogen bei Beinbeschwerden

Zutreffendes eintragen: ja = + nein = ∅ ggf. mit Seitenangabe	ja	nein	Diagnostischer Hinweis
1 Kältegefühl			periphere arterielle Verschlusskrankheiten
2 Blässe			
3 Krampfartige Schmerzen beim Gehen nach bestimmter Strecke, die beim Stehenbleiben rasch aufhören (Sek. bis wenige Min.):			
in Wade Oberschenkel Gesäß plötzl. aufgetreten allmählich entstanden			
4 Ruheschmerzen, bes. im Liegen mit Besserung beim Aufstehen			
5 Schmerzhafte Geschwüre			(auch an die übrigen topografischen Manifestationen denken)
6 Besteht Zuckerkrankheit			
7 Zunahme der Beschwerden beim Stehen u. Besserg. beim Liegen und Gehen			periphere Venenerkrankungen
8 Krampfartige Wadenschmerzen in Ruhe			
9 Streifenförmige Entzündung (m. Rötung u. Schmerz)			Phlebitis
10 Bläuliche Verfärbung eines Beins mit Schwellungs-, Berstungsgefühl			
11 Schmerz im Fuß beim Auftreten			Venenthrombose
12 Schmerz im Bein beim Husten			
13 Plötzliches Hervortreten von Venen			
14 Schmerzloses Geschwür			
15 Schweregefühl			Lymphödem
16 Schmerzlose Beinschwellung vom Fußrücken ausgehend			
17 Schmerz in Gelenken zu Beginn und nach längerer Belastung			arthrogen
18 (Morgen-) Steifigkeit			
19 Gelenkschmerz mit Schwellung und evtl. Rötung			
20 Belastungsabhängiger, anhaltender Schmerz im Vorfuß			
21 Streifenförmig ausstrahlender Schmerz von oben nach unten			vertebragen
mit Gefühlsstörungen mit Schwäche			
22 Streifenförmig ausbreitender Schmerz beim Gehen, der danach langsam abklingt (nach vielen Min.)			
23 Wechselnde Schmerzen in der Tiefe des Beins			neurologisch
24 Schmerzen in umschriebenen Bezirken			
mit Gefühlsstörungen mit Bewegungsschwäche			
25 Schmerzen und/oder Gefühlsstörungen socken- oder strumpfförmig angeordnet			
26 Schmerzen und/oder Schwäche in der Muskulatur, nicht oder wenig von Belastung abhängig			myogen
27 Krämpfe in Ruhe, z.B. nachts			
28 Sonstige Beschwerden, z.B. unangenehmes Wärmegefühl, Unruhe, Krämpfe			unterschiedliche Ursachen

11.2 Angiologische Untersuchung: Befunddokumentation

Angiologische Untersuchung

Betrifft:

Fragestellung:

RR re ___/___ li ___/___

Arteriell:

	Puls:		Geräusch:	
	re	li	re	li
A. carotis:				
A. temp. superfic.:				
A. subclavia:				
A. brachialis:				
A. radialis:				
A. ulnaris:				
Aorta abdom.				
A. iliaca:				
A. femoralis:				
A. poplitea:				
A. tib. post.:				
A. dors. ped.:				

Venös:

	Oberschenkel		Unterschenkel		Fuß	
	re	li	re	li	re	li
Stamm-Varikose						
Ast-Varikose						
retikul. Varikose						
Besenreiser						
Pinselfiguren						
Perforansinsuffizienz (Verd. auf)						
Beinödem						
Kollateralvarizen						
Siderose						
Sklerose						
Ulcus						
Thrombophlebitis						

Herz:

Funktionstests

Ratschow-Probe:
- Abblassen (in Sek.) — reaktive Rötung (in Sek.)
- Fußvenenfüllung (in Sek.) — Nachröte (in Sek.)

Trendelenburg-Test:

Perthes-Test:

Bemerkungen:

Für Befundmarkierungen:

Differenzialdiagnose des arteriellen und venösen Verschlusses

	arteriell	venös
Beginn	meist plötzlich	verzögert
Farbe	blass	leicht zyanotisch („Blaustich")
Hauttemperatur	kühl	etwas überwärmt
oberfl. Venen	kollabiert	prall gefüllt („Pratt-Warnvenen")
Umfang	normal	vergrößert
Puls	fehlend	normal tastbar (außer bei starkem Ödem)
Ratschow-Probe	positiv (Zunahme bei Belastung)	negativ (cave intensive Manipulationen am Bein)

Dokumentationsblatt „Angiologische Untersuchung"

11.3 Praxisbogen zur angiologischen Befunddokumentation

Gemeinschaftspraxis

Prof. Dr. med. habil.
Markward Marshall
Internist · Arbeitsmedizin
Angiologie · Phlebologie

Dr. med.
Franz Xaver Breu
Facharzt für Allgemeinmedizin
Phlebologie

Tegernseer Straße 101 · 83700 Rottach-Weissach
Telefon 08022/1218 · Fax 08022/1575

Datum _____

An _____
Betrifft _____ Alter: _____
Beruf: _____

Allgemeine Untersuchung:
RR re.:   li.:   mm Hg.:   Puls/min.:
Länge: cm   Gewicht: kg
Alkohol: Rauchen: Zigaretten / Zigarren / Pfeifen / d
Allergien:
Medikamente: Blutfette
Operationen: Blutglukose
Schwangerschaften:
Chron.Krankheiten:

Weitere Anamnese: Thrombose:
                                                      Phlebitis:
                                                      Ödem:

Angiologische Untersuchung: re./li.
                    Palpation   Auskultation
A.carotis: Kopf:
A.temp.superfic.:
A.subclavia: Hals:
A.brachial.:   A.radialis: A.ulnaris:
Aorta abdom.:   Neurolog.:
A.femoralis: WS:
A.poplitea: Stemmer-Z.:
A.tib.post.:   A.dors.ped.   Venös: CVI:
Herz:
Lunge:
Abdomen: BD:
Hepar: Nierenlager:

Ultraschall-Doppler-Untersuchung:
Periphere Arterien: Druck i. A. brachialis i. Liegen (USD):   re./li.
                                                      Quot.:   Grad.:
Periphere Druckmessung: A.tib.post.:   re./li.
        (A.fibularis)   A.tib.ant.:   re./li.
Periphere Hämotachygramme qualitativ:

Hirnversorgende Arterien:
Indirekt-orbital: Kompression:
    A.supratrochlearis
    A.supraorbitalis:
Direkte Beschallung:
A.carot.comm.:
A.carot.int.:
A.carot.ext.:
A.vertebralis:
A.subclavia:

Venös: Atemabhängigkeit   Valsalva-Tourniquet   A-Signale   S-Signale
-Leistenbeuge
-Kniekehle
-Vv.tib.post.
-V.saphena magna
-V.subclavia/axill.
-Ergänzende Untersuchungen:

Farb-Duplex-Sonographie: Hirnversorgende Arterien:
Prox.Beinarterien:

V.femoral.superf.: Reflux   re. _____ li. _____
V.femoral.comm.:   Ø b.Vals.   re. _____ li. _____ cm
Magna-Krosse: Ø   re. _____ li. _____ cm

Transkranielle Doppler-Sonographie/Duplex-Sonographie:
                                          re./li.
                          A.cerebri med.:   ant.:   post.:   A.carot. int.:   A.basilaris:

Δ F systol. max. (kHz/cm·s^{-1})
Δ F enddiast max.
PI

Lichtreflexionsrheographie (LRR) oder Muskelpumpentest:
Wiederauffüllzeit re.:   s; li.:   s (Norm>25s)
Bemerkung:

Elektronische Pulsoszillographie:

Reaktive Hyperämie (mit VVP):

Volumetrie:
rechts vor Belastung: ml; links vor Belastung: ml
rechts nach Belastung: ml; links nach Belastung: ml
Bemerkung:

Venenverschlussplethysmographie (VVP):
venöse Kapazität (VC) %   rechts: links:

venöser Abstrom (VO) %/min

Bemerkung:
normal   ( )   ( )
pathologisch ( )   ( )

Laufbandergometrie:
Bei _____ km/h und 10% Steigung
schmerzfreie Gehdauer _____ s, entspricht _____ m Gehstrecke re./li.
maximale Gehdauer _____ s, entspricht _____ m Gehstrecke.

EKG:

Schellong Test:
RR re.:   RR li.:   sitzend
RR re./li.:   stehend
nach 1 min.:   stehend
nach 3 min.:   stehend
nach 6 min.:   stehend

Wichtige Laborwerte:

Sonstige Untersuchungen:

Beurteilung, Diagnose und Therapievorschläge: siehe Arztbericht.

11.4 Maßnahmen zur Thromboseprophylaxe bei Fernreisen

Kopie kann auch an Patienten ausgehändigt werden.

Thromboseprophylaxe bei Fernreisen

Risiko-klasse	Betroffene Personen	Verhaltensmaß-nahmen, Hilfsmittel	Medikation
Niedriges Risiko	Jüngere, klinisch gesund, keine Medikamenteneinnahme	Bewegungsübungen im Sitzen u. Stehen, häufiges Aufstehen, reichlich trinken (wenig Alkohol); Wadenkompressionsstrumpf KKl 1	Keine [ASS?]
Mittleres Risiko	> 40 Jahre alt; Ovulationshemmer, Hormonsubstitution; Varikose; Adipositas; (Rauchen), Rauchen + Pille; Herzinsuffizienz; Schwangerschaft (sehr lange Reisedauer)	Allgemeinmaßnahmen, Wadenkompessionsstrümpfe KKl 1–2	ASS* (*Cave:* Schwangerschaft) [niedermolekul. Heparin in prophylak. Dosierung**]
Hohes Risiko	Thrombose in der Anamnese, familiäre Thromboseneigung, erhöhte Gerinnungsneigung (Thrombophilie); kürzlich erfolgte Operation; Verletzung der Beine, immobilisierender Verband der Beine, maligne Erkrankung	Allgemeinmaßnahmen und Kompressionsstrümpfe KKl 2	Niedermolekulares Heparin in prophylaktischer Dosierung**

[ ] Keine gesicherte Indikation, ggf. individuelle Indikationsstellung (*Cave:* Nebenwirkungsrisiko).

* Die Einnahme kann bei subjektiv empfundenem Risiko unter Berücksichtigung des relativ niedrigen Nebenwirkungsrisikos und des geringen Preises in Betracht gezogen werden. Allerdings spricht der vorliegende Kenntnisstand nicht für einen Nutzen von ASS bei dieser Indikation; die Einnahme wird daher nicht empfohlen.

** Bislang keine erfolgs-basierten klinischen Studien (Analogieschluss).

11.5 Thromboseprophylaxe in der Schwangerschaft

Thromboseprophylaxe in der Schwangerschaft

Risiko	Befund	Prophylaxe
Niedrig	Familiäre Thromboseanamnese. Thrombophile Defekte ohne eigene und familiäre Thromboseanamnese	NMH-Prophylaxe post partum (mindestens 6 Wochen). – In der Schwangerschaft physikalische Methoden (Kompressionsstrümpfe, Venengymnastik, Maysche-Regeln)
Mittel	Thrombose in der Anamnese ohne hereditäres thrombophiles Risiko. Wiederholter Spontanabort oder schweres Prä-Eklampsie/HELLP-Syndrom und Thrombophilie (angeboren und erworben, einschließlich Antiphospholipid-Syndrom) ohne Thrombose in der Anamnese. Homozygote Faktor-V-Leiden-Mutation ohne Thrombose in der Anamnese	NMH Während der Schwangerschaft und post partum (mindestens 6 Wochen)
Hoch	Herzklappenersatz* Thrombose in der aktuellen Gravidität*. Wiederholte Thrombose in der Anamnese oder laufende Antikoagulation wegen zurückliegender Thrombose oder aus anderen Indikationen (z.B. Vorhofflimmern). Homozygote Faktor-V-Leiden-Mutation oder kombinierte Thrombophilie-Defekte und eine Thrombose in der Anamnese. Antithrombinmangel mit und ohne Thrombose	NMH therapeutisch während der Schwangerschaft und post partum (hochdosiert) oder post partum orale Antikoagulation. Peripartal UFH i.v. aPTT adjustiert

* gesonderte Empfehlungen

11.6 Therapeutische Möglichkeiten bei Varikose und chronischer Veneninsuffizienz

Behandlungsmöglichkeiten bei Varikose und chronischer Veneninsuffizienz (CVI)

	Kleinkalibrige Varizen	Stammvarikose	CVI I. Gr. (Ödeme)	CVI II.–IV. Gr.
Kompression	(+)	+	+++	+++
Verödung	+++	++	∅	*
Chirurgie	±	+++	∅	*
Venenpharmaka (Ödemprotektiva)	∅	∅	++	+
Diuretika	∅	∅	++	+
Allgemeinmaßnahmen	+++	+++	+++	+++

+++ = klare bis dringliche Indikation; * = spezielle Indikation;
++ = Indikation gegeben; (+) = keine eindeutige Indikation;
+ = Indikation möglich; ∅ = keine Indikation bis Kontraindikation;
± = Indikation in Einzelfällen.
Beinbeschwerden verlangen eine differenzierte diagnostische Abklärung!

11.7 Differenzialdiagnose des Ulcus cruris venosum

Etwa 90% aller Ulcera cruris sind venöser Genese.
Weitere Ursachen sind:
- Arteriell bedingte Ulzera: arterielle Verschlusskrankheiten, Hypertonus (Ulcus hypertonicum Martorell), Diabetes mellitus
- Immunologische Erkrankungen: Vaskulitiden
- Allergien: Vasculitis allergica
- Trophisch bedingte Ulzera: Diabetes mellitus, Neuropathien (Malum perforans), Dekubitalgeschwüre
- Infektiös bedingte Ulzera: Erysipelas gangraenosum, Ekthyma, Osteomyelitis, Tuberkulose, Lues III, Sepsis, superinfizierte Wunden und Insektenstiche
- Neoplasien, primär und metastatisch: Karzinom, Melanom, Lymphom, Kaposi-Sarkom

- Sonstige Ursachen: hämatogene Ulzera (Polyzytämie), Pyoderma gangraenosum, Ulcus bei Colitis ulcerosa u. a.
- Artefizielles Ulcus.

11.8 Ulkustherapie

Ulkustherapie

Voraussetzung: differenzierte funktionelle Diagnostik

Basistherapie:
- Kompressionsverband (positiv exzentrische Kompresssion) mit Ulkusversorgung und -abdeckung
- Bewegung: Entstauungsübungen
  - Beruf: Wechsel von gehen und sitzen
  - Freizeit: bis zu leichtem Sport
  - Pausen mit Beinhochlagerung
- Medikamentöse Therapie: antiödematös
- Ggf. begleitende Maßnahmen:
  - Mobilisierung des Sprunggelenks (CVI mit Teilankylose; „arthrogenes Stauungssyndrom", „phleboarthrotisches Syndrom")
  - Gewichtsreduktion
  - strenge Diabetesführung
  - Behandlung arterieller Durchblutungsstörungen, u. a.

Stadiengerechte Behandlung des Ulcus cruris venosum:
- „Drohendes Ulkus" (präulzeröses Stadium):
  Kompression, Bewegung, Hautpflege; medikamentös
- Florides Ulkus (CVI Stadium IV):
  - Initialstadium mit starker Sekretion:
    Ulkusreinigung, sekretaufnehmende Ulkusabdeckung, Basistherapie; ggf. Schmerzbehandlung (Dokumentation)
  - Granulationsstadium: granulationsfördernde Maßnahmen; Abdeckung z. B. mit hydrokolloidalen Auflagen, Basistherapie
  - Epithelialisierungsstadium: Förderung der Epithelialisierung; Basistherapie
- Ulkusnarbe (postulzeröses Stadium):
  Kompression, Bewegung, Hautpflege; medikamentös
  Cave: polyvalente Kontaktallergisierung
  Merke: jedes Ulkus ist kontaminiert, wenige sind infiziert

Zusätzliche Maßnahmen:
je nach – kompliziertem – Verlauf und Befund
- Varizenausschaltende Maßnahmen
- Lymphdrainage; auch intermittierende pneumatische Kompression
- Chirurgische Wunddeckung (Transplantation)
- Krankengymnastik; „CVI-Sportgruppe", u. a.

Evidenzbasierte Therapie des venösen Unterschenkelgeschwürs

Therapie	Beurteilung
Puder, Salbe, Verbandmull, Gaze, Kochsalz feucht, Schaumstoff (offenporig), trocken	Obsolet
Topische Desinfizienzien, Antibiotika, Beinbad	Nicht empfehlenswert
Wundreinigung chirurgisch (Skalpell, Schere, Löffel)	Mäßige Evidenz
Wundreinigung osmotisch (Zuckerpaste)	Gute Evidenz
Wundreinigung autolytisch (Hydrokolloid)	Mäßige Evidenz
Wundreinigung biologisch (Maden)	Keine Evidenz
Wundreinigung Spülen warmes Leitungswasser	Gute Evidenz
Wundreinigung Ultraschall	Keine Evidenz
Schmerzlinderung (Hydrokolloid)	Mäßige Evidenz
Granulation, Epithelisation, Laser, Ultraschall, HBO, Elektrostimulation, Vakuum	Ungenügende Evidenz
Nicht haftende Schaumstoffe, Alginate, Hydrogele, Hydrokolloide, Nasstherapeutika	Keine Evidenz
Hauttransplantation	Mögliche Evidenz
Humanes Hautäquivalent	Ungenügende Evidenz
Pharmakotherapie	Mögliche Evidenz
Kompression Medizinischer Kompressionsverband (MKV), Zinkleim, Kurzzug-Verband	Gute Evidenz
Medizinischer Kompressionsstrumpf (MKS), KKl 3 besser als KKl 2	Gute Evidenz
Intermittierende pneumatische Kompression (IPK) Bein+MKS oder MKV	Gute Evidenz
Prävention durch MKS	Gute Evidenz

(zusammengestellt von V. Wienert, Aachen, Stand 2001)

11.9 Differenzierte Stufendiagnostik der chronischen Veneninsuffizienz

Differenzierte Stufendiagnostik der chronischen Veneninsuffizienz (CVI)

Methode	Parameter	Topographisch-anatomische/ pathophysiol. Zuordnung
Basisdiagnostik: *Klinik*	CVI ist klinisch-deskriptiv definiert	Stadienzuordnung
Ursächlich differenzierende und/oder quantifizierende Diagnostik:		
Ultraschall-Doppler direktional	Blutstromgeschwindigkeit (cm/s) und -richtung (+/-)	Leitveneninsuffizienz, Stammveneninsuffizienz *(gefäßindividuell)*
Photoplethysmographie	Wiederauffüllzeit (s) (Reflexionsintensität)	*global* venöse Abschöpfungsstörung; besserbar/nicht besserbar
Phlebodynamometrie	venöse Druckabschöpfung (mmHg) Wiederauffüllzeit (s)	venöse Abschöpfungsstörung *quantitativ*, besserbar/nicht besserbar
Venenverschlussplethysmographie	venöse Kapazität (prozent./ absol.) venöse Drainage (ml/min)	venöse Kapazität und Drainage *global*
(Farb-)Duplex-Sonographie	Gefäß- und Gewebemorphologien; Diameter (mm) Blutstromrichtung (+/-) und -geschwindigkeit (cm/s)	Leitvenen, Stamm-, Perforansvenen; Reflexe *(gefäßindividuell)*
Klinisch-apparative oder wissenschaftliche Diagnostik:		
Phlebographie (nicht indiziert)	Passage, Refluxe, morphologische Teilaspekte, Diameter (mm)	Leitvenen, Stamm-, Perforansvenen, Refluxe *(gefäßindividuell)*
Computertomographie (und *MRT*)	Gewebeeigenschaften, -veränderungen	subkutane Gewebe
Mikrozirkulatorische Untersuchungen	hämorheologische Parameter; Mikrozirkulation	Hämorheologie; Kapillaren, prä- und postkapilläre Gefäße, perikapilläres Gewebe
Volumetrie	Beinvolumen (ml), -änderungen (ml/min)	Ödemvolumen, -änderungen

12 Tipps für Patienten

12.1 Merkblatt für Patienten mit Venenerkrankungen: Bewährte Allgemeinmaßnahmen

Merkblatt für Patienten mit Venenerkrankungen

Mit folgenden Maßnahmen können die Folgen eines Venenleidens, vor allem die Ablagerungen von Blutwasser im Gewebe, günstig beeinflusst oder verhütet werden:

Allgemeine Richtschnur:
*Sitzen und Stehen ist schlecht,
lieber laufen oder liegen
3S-3L-Regel*

Im Einzelnen:
Viel gehen; nach Möglichkeit viel schwimmen.
Langes, ruhiges Sitzen oder Stehen – z.B. am Arbeitsplatz – meiden.
Fußkreisen, Zehenstandsübungen, in den Pausen gehen; keine hohen Absätze (bis 4 cm).
Mittags und abends Beine entspannt mit leicht abgewinkelten Knien ca. 20 cm erhöht lagern; Entstauungsübungen.
Täglich zweimal, besser dreimal, Beine für 2–3 Minuten kalt (ca. 16 °C) mit schwachem Strahl abduschen bzw. angießen.
Keine starke Wärmeexposition wie Wannenbad, Sauna, Sonnenbad.
Sorgfältigste Fußpflege.
Keine Sportarten mit hohem Verletzungsrisiko oder starker Bauchpresse; Übergewicht abbauen bzw. vermeiden.
Bei abendlicher Beinschwellung (Ödem) müssen die verordneten Kompressionsstrümpfe oder ein Kompressionsverband konsequent getragen werden – wiederum besonders am Arbeitsplatz, auch im Haushalt.
Bei unklaren Beinbeschwerden oder Zunahme der Beschwerden umgehend den Arzt aufsuchen!
(nach: Marshall, M.: Praktische Phlebologie. Springer, Berlin – Heidelberg – New York – Tokyo, 1987)

12.2 Entstauungsübungen

Entstauungsübungen nach Brunner

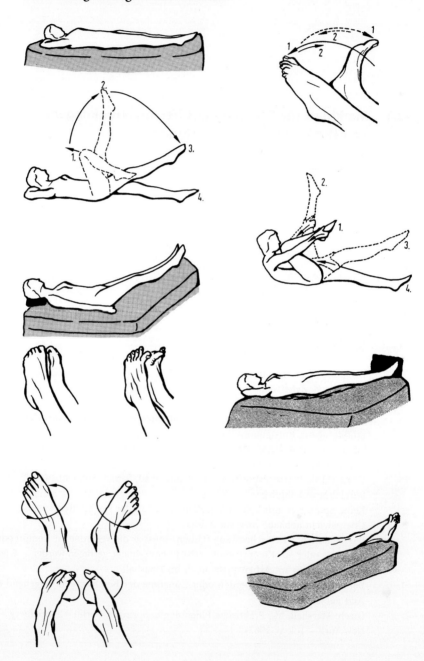

12.3 Verhaltensregeln für Patienten mit Lymphödem

1. Sorgfältigster Schutz der betroffenen Extremität.
   1.1 Verletzungen an der betroffenen Extremität strikt vermeiden.
   1.2 Kein enges oder einschneidendes Schuhwerk, keine hohen Absätze bei Beinlymphödem.
   1.3 Nach Möglichkeit nicht barfuß gehen bei Beinlymphödem.
   1.4 Vorsicht bei der Nagelpflege: Den Nagelfalz nicht schneiden; Nägel nicht zu kurz schneiden; fachärztliche Behandlung bei Nagelpilz.
   1.5 Keine allergisierenden oder reizenden Hautpflegemittel, Kosmetika oder Enthaarungscremes verwenden.
   1.6 Keine Injektionen an der betroffenen Extremität, weder in die Haut (subkutan) noch in den Muskel (intramuskulär) oder in ein Gelenk (intraartikulär).
   1.7 Bei Armlymphödemen sollten auf der betroffenen Seite keine Blutdruckmessungen und keine Blutabnahmen durchgeführt werden.
   1.8 Keine Akupunktur an der betroffenen Extremität.
   1.9 Grundsätzlich keine Blutegelbehandlung.
   1.10 Insektenverseuchte Gebiete meiden (Urlaubsplanung).
   1.11 Schutz vor Frostschäden durch entsprechende Kleidung.
2. Bezüglich der Kleidung: Einschneidende Unterwäsche vermeiden; bevorzugt Unterhosen mit Beinansatz; keine engen Gürtel.
3. Tagesablauf: Den verordneten Kompressionsstrumpf (-hose) tragen (mit Zehen- bzw. Fingerkappe); möglichst nicht mit übereinandergeschlagenen Beinen sitzen; mehrmals gymnastische Übungen nach Anleitung (Entstauungsgymnastik) – günstigerweise mit Kompressionsstrumpf – durchführen.
4. Zum Schlafen: Das ödematöse Bein etwas hochlagern bzw. den betroffenen Arm auf Polster legen.
5. Sport: Keine starken Anstrengungen (siehe auch 1.). Schwimmen gehört zur Behandlung.

6. Ernährung: Eine sinnvolle Lymphödem-Kost ist nicht bekannt; aber Sollgewicht halten; auf ausgewogene Kost achten (wenig Fleisch, viel Gemüse und frisches Obst); Salzzufuhr einschränken.
7. Zurückhaltung mit Sauna und Sonnenbad; Sonnenbrand unbedingt vermeiden.
8. Keine knetenden Massagen an der erkrankten Extremität. Die manuelle Lymphdrainage ist Teil der komplexen physikalischen Entstauung.
9. Bei deutlichen Senk- und Spreizfüßen: Die verordneten Einlagen tragen; auf guten Tragekomfort achten.
10. Bei Kinderwunsch: Einen in der Lymphologie erfahrenen Arzt konsultieren.
11. Bei Problemen und Komplikationen: Sofort den Arzt aufsuchen, wenn eine
    - Fußpilzerkrankung auftritt (Einrisse zwischen den Zehen, verdickte, brüchige Nägel)
    - oder bei Hautaffektionen/-infektionen oder bei einem
    - unklaren Fieberschub (mit Hautrötung an der betroffenen Extremität, mit Schüttelfrost)
    - oder bei Verletzungen an der erkrankten Extremität.
    - Eine Wundrose verschlimmert das Lymphödem!

Im Wesentlichen sind diese Verhaltensmaßnahmen auch bei ausgeprägten venösen Stauungserscheinungen und bei deutlichen Lipödemen angezeigt.

12.4 Thromboseprophylaxe bei Fernreisen (immer Beratung durch den Arzt)

Thromboseprophylaxe bei Fernreisen

Risikoklasse	Betroffene Personen	Verhaltensmaßnahmen, Hilfsmittel	Medikation
Niedriges Risiko	Jüngere, klinisch gesund, keine Medikamenteneinnahme	Bewegungsübungen im Sitzen u. Stehen, häufiges Aufstehen, reichlich trinken (wenig Alkohol); Wadenkompressionsstrumpf KKl 1	Keine [ASS?]
Mittleres Risiko	>40 Jahre alt; Ovulationshemmer, Hormonsubstitution; Varikose; Adipositas; (Rauchen), Rauchen + Pille; Herzinsuffizienz; Schwangerschaft (sehr lange Reisedauer)	Allgemeinmaßnahmen, Wadenkompressionsstrümpfe KKl 1–2	ASS* (Cave: Schwangerschaft) [niedermolekul. Heparin in prophylak. Dosierung**]
Hohes Risiko	Thrombose in der Anamnese, familiäre Thromboseneigung, erhöhte Gerinnungsneigung (Thrombophilie); kürzlich erfolgte Operation; Verletzung der Beine, immobilisierender Verband der Beine, maligne Erkrankung	Allgemeinmaßnahmen und Kompressionsstrümpfe KKl 2	Niedermolekul. Heparin in prophylak. Dosierung**

[ ] Keine gesicherte Indikation, ggf. individuelle Indikationsstellung (Cave: Nebenwirkungsrisiko).

+ Die Einnahme kann bei subjektiv empfundenem Risiko unter Berücksichtigung des relativ niedrigen Nebenwirkungsrisikos und des geringen Preises in Betracht gezogen werden. Allerdings spricht der vorliegende Kenntnisstand nicht für einen Nutzen von ASS bei dieser Indikation; die Einnahme wird daher nicht empfohlen.

** Bislang keine erfolgs-basierten klinischen Studien (Analogieschluss).

Sachverzeichnis

A
β-Acetylglucosaminidase 180
- β-N-Acetylglucosaminidase 211
Acetylsalicylsäure 210
Adenom, renales 195
Adenosin-Triphosphat (s. auch ATP) 158
Adipositas 142
Adrenorezeptor-Antagonist
- α_1 224
- α_2 224
- β 224
Aescin 209, 212, 252
- α-Aescin 209
- β-Aescin 209, 212, 214
Aflatoxin B1 195
Aktivität, fibrinolytische 87
Allgemeinmaßnahme, bei Venenerkrankungen 117
Alveolarbronchial-Karzinom 195
AMG 123
Amilorid 145
Anlageanomalie 43
Antiphospholipid-Antikörper 87
Antistax 232, 233
Antithrombin 47, 88
- Mangel 87
Antithrombosestrumpf 107
APC-Resistenz 87
- Störung 47
Arbeitsdruck 97, 99
Arterienverschluss, akuter 48
Arthritis 142
Arthrose 142
Arylsulphatase 179, 211
Arzneimittel
- Richtlinie 136
- topisches 252
- traditionelles 137, 252
Arzneimittelprüfrichtlinie 130, 132
Aspekte, arbeitsmedizinische 23
Astvarikose 38, 40, 111
ATP 158, 175
Atrophie blanche 104
AUC 121, 124
Aut idem 125
Aut simile 125
AVK 100, 142
Axillarvenenthrombose 70

B
Barringtogenol 209
Beckenvenensporn 48
Beckenvenenthrombose 48, 52
Beeinträchtigung 35
Bein
- müdes 147
- schweres 147
Beinbeschwerden 63
Beinödem 141
- Differenzialdiagnose 58
Beinschwellung 144
Beinveneninsuffizienz, proximale 71
Beinvenenthrombose, tiefe 112
Belastung, orthostatische 100
Belastungsthrombose 51
1,2-Benzopyron 235
Berstungsschmerz 43
Berufsarbeit
- Phlebopathie
Besenreiservarize 37, 111

Bettstrumpf 107
BfArM 136
Bioäquivalenz 121, 123
Bioverfügbarkeit 121
Bioverfügbarkeitsquotient 121
Blaustich 50, 52, 66, 67
Blow-out-Phänomen 40, 66
Blutvolumen 8
Bogenvene 38
Boyd-Perforans 108
Boyd-Vene 3
Buchweizenkraut (s. auch Fagopyri esculenti herba) 238, 241, 244
Buchweizenkrautextrakt 240, 242
Buchweizentee 245
Budd-Chiari-Syndrom
– Vena cava inferior 55
– Venae hepaticae 55
Bundesinstitut für Arzneimittel und Medizinprodukte (BfArM) 136

C

Ca-Dobesilat 181
Canonvarize 41
Canonvene 41
Caput medusae, inguinales 52
Catechin 239
Catechol-O-Methyltransferase (COMT) 175
CEAP-Klassifikation 31, 33, 34
Cholestase 238
Cinnamoylglycinsäure 178
Claudicatio intermittens venosa 27
Cmax 121, 124
Cockett-Gruppe 3, 41
Cockett-Perforansgruppe 108
Colitis ulcerosa 145
Compliance 129
Computertomographie 133
COMT 175
Cumarin 150, 190, 193, 195, 196, 235, 237, 252
o-Cumarsäure 235
CVI 55, 131, 132
– Stadieneinteilung 32, 33

Cyclooxygenase 239
CYP 1A1 177

D

Daflon 174–176, 181, 183
DAS 84
D-Dimere 86
– Bestimmung 113
Degluconeoruscin 226
Dehnungsstreifen
– elektromechanischer 73
– Strain gauge 73
2,3-Dehydrohesperidin 173
Dehydro sanol tri 232
3,4-Dihydroxyphenylessigsäure 242, 244
Dermatolipofaszio(arthro)- sklerose 57
Dermatoliposklerose 104
DHE 143
Diabetes mellitus 145
Diarrhö 145, 154
Digitalisglykosid 143
Dihydrocumarin 235
o-Dihydrocumarinsäure 235
Dihydroergotamin (DHE) 143
Dihydroxyethylrutosid (Di-HR) 156, 160
7,12-Dimethyl-benzo(a)- anthracen 177
Diosmetin 173, 174, 177, 178
Diosmin 173–177, 179, 181, 183, 252
Diuretikum 145
Dodd-Gruppe 3
Dodd-Perforansgruppe 108
Doppler-Sonographie 70
Droge 122
Druck
– kolloidosmotischer 145
– hydrostatischer 7
Druckenergie, venöse 5
Druckklasse 104
Druckpunkt, schmerzhafter 49
Duplexsonographie 74, 81, 133
Dysregulation, orthostatische 100, 141

E
EBM 127–129
Echokardiographie 86
Effektäquivalenz 124
EG-GCP-Richtlinie 132
Ekzem 144
Elastin 224
Emboliegefährdung
– Stadium der größten 51
– Stadium geringerer 51
Enhancer 251
Entstauungsübung 117
– nach Brunner 116
3,4-Epoxid 194
Erkrankung
– thromboembolische 44
– venöse thromboembolische 46
Erstattungsfähigkeit 136
Etacrynsäure 223
Ethoxysklerol 111
Evidence Based Medicine (s. auch EBM) 127
Exanthem 183
Extrakt 122

F
Fagopyri esculenti herba 238
Fagopyrin 239, 247
Fagopyrismus 239, 247
Faktor-VIII-Spiegel 87
Faktor-V-Leiden-Mutation 47, 87
Farb-Duplexsonographie 81, 113, 133
Faszienlücke 40
Fernreisethrombose 62
Fibrinogen 87
– Uptake-Test 82
Fischer-Verband 94
Fistel, arteriovenöse 64, 71
Flavonglykosid 173
Flufenaminsäure 190
Flugreisenthrombose 62, 104
Flush 154, 168
Funktion, kapazitive 4
Fußvenendruck 77

G
Gallengangskarzinom 195
Gangrän, venöse 54
Gefäßmalformation 43
Gegenanzeige 135
Gelenkvenenpumpe 6
Gerinnungsfaktor 47
GKV 136
Glaukom 143
β-Glucuronidase 179, 211
Glykoprotein
– CD11 175
– CD18 175
Glykosid, vasoaktives 143
β-Glykosidase 241
Gummistrumpf 103

H
Hach-Stadieneinteilung 29, 31, 38
Halbschenkelstrumpf 105
Hamamelisrindenextrakt 252
Hämorrheologikum 143
Hautnekrose 112
Hautreaktion, allergische 154
Heparin 252
– Kofaktor 88
– niedermolekulares 113
Heparinoid 252
Hepatitis 238
Hepatotoxizität 236
Herzinsuffizienz 142, 145
Herzkrankheit 143
– koronare 142
Herzrhythmusstörung 145
Hesperidin 173–175
Hidrosmin 150
Hippocastani semen 209
Hippursäure 178
Hirnvene
– Vena cava superior 54
Homocystein 87
HR (s. auch Hydroxyethylrutosid) 156, 163, 215
Hunter-Gruppe 3
Hustentest 38
Hyaluronidase 211, 240

Hyaluronsäure 240
7-Hydroxycumarin 196, 237
Hydroxyethylrutosid (HR) 174, 181, 215
4-Hydroxy-3-Methoxyphenylessigsäure 245
Hydroxyphenylessigsäure 242
Hydroxyrutosid 200
Hyperaldosteronismus, sekundärer 146
Hyperkoagulabilität 87
Hyperthyreose 143
Hypertonie 142, 143
– venöse 157
Hyperzirkulationsödem 58
Hypodermitis 56, 67
Hypovolämie 145

I
ICAM-1 175, 193
Immobilisationsödem, orthostatisches 23, 24
Impedanzplethysmographie 75
Inhalationsszintigraphie 85
Insuffizienz
– chronisch venöse 12, 55, 139
– – lymphatische 55
– venolymphatische 12
Intention-to-treat 132
Ionophorese 251
Isoquercitrin 231
Isotopenphlebographie 84, 85

K
Kalium 145
Kämpferol 235
Kernspintomographie 85, 133
Kippliege 111
Klappeninsuffizienz 36
Kletterpuls 50
Klippel-Trenaunay-Syndrom 43
Kohäsiv-Binde 95
Kollagen 224
Kompression 131, 141, 218, 232
– positiv exzentrische 103
Kompressionsbehandlung 93, 94
– Berufstätigkeit 25
– chronische Veneninsuffizienz 102
Kompressionsklasse 104
Kompressionsstrumpf 94
– medizinischer 103
– nach Maßanfertigung 95
Kompressionsstrumpfhose 105
Kompressionsstrumpfverordnung 105
Kompressionstherapie 144
Kompressionsverband 94–96, 100
Konfektionskompressionsstrumpf 95, 104
Konfidenzintervall 121
Krampfader 36
Krankenkasse
– gesetzliche (s. auch GKV) 136
– private 136
Krankheitsbild, venös-thrombotisches, seltenes 54
Kreislaufregulationsfunktion 4
Kreuzverband, nach Püttner 98, 102
Krosse 1
Krossektomie 45, 108
Krosseninsuffizienz 38, 108
Kurzschluss, arteriovenöser 71
Kurzzugbinde 99
Kurzzug-Verband 97

L
Langzugbinde 99
Langzug-Verband 97
La-Place-Gesetz 102
Last, lymphpflichtige 57
Lebensqualität 130
Leberfunktionsstörung 203
Leberkarzinom 195
Lebertoxizität 238
Leitsubstanz 123
Leitveneninsuffizienz 36, 43, 93, 113
Leitvenensystem 3
Leukotrien 159
Licht-Reflexions-Rheographiegerät (LRR) 75
Lipidperoxidase 240
Lipödem 107

Lipophilie 251
Lipoxygenase 239
Lösungsmittel 122
Lowenberg 49
LRR 75
Luftplethysmographie 75
Lungenembolie 46
- akute 85
- hämodynamisch bedeutsame 86
- Nachweis 85
- tödliche 50
- Verdacht auf 86
Lupus-Antikoagulans 87
Lymphödem 57, 73, 105, 107, 141
Lymphsystem 56

M
MAD 240
Magnainsuffizienz vom Mündungstyp 108
Magna-Teilstreckeninsuffizienz
- Nebenasttyp 39, 109
- Perforanstyp 39, 109
Magnesium 145
Magnetresonanz-Tomographie (MRT) 85
MALAN-Syndrom 55
Malondialdehyd (MAD) 240
Maßnahme, varizenausschaltende 108
Maßstrumpfverordnung 105
Matting-Reaktion 111
Mäusedorn 222
Meliloti herba 235–238
Melilotosid 235
3-Methoxy-4-Hydroxyphenylessigsäure 242
Mikroangiopathie 57
- diabetische 157
Mikrozirkulation 11
Mittelzugbinde 98
Molekulargewicht 251
Mondor-Krankheit 66
Monohydroxyethylrutosid (Mono-HR) 156, 160

Morbus Crohn 145
MRT 85
Münchener Venenstudie 15
Muskelkrampf 145
Muskelpumpentest 75
Muskelvene 43
Muskelvenenpumpe 6, 7

N
Naphtodianthron-Derivat 247
Natrium 145
Neoruscogenin 222, 223
Nesselsucht 183
4-Nitrochinolin-1-oxid 177
Nitrosamin 177
N-Methyl-N-amylnitrosamin 177
Normierung 123
Nutzen, therapeutischer 135

O
O_2-Radikale 159
Oberschenkelkompressionsverband 97
Oberschenkelverband 102
Obstipation 154
Ödem 131, 144, 145, 147
- idiopathisches 157
- kardiales 58
- subfasziales 50
Ödemprotektivum 92, 94, 143, 146
Ormond-Syndrom 58
Outcomes 128
Oxerutin 156, 160

P
PAF 158, 175
Paget-von-Schroetter-Syndrom 52, 53
Parameter, pharmakokinetischer 121
Pathophysiologie 11
Payr 49
Pelottenkompressionstest 79
Pendelfluss 41
Perforansinsuffizienz 36, 39, 66
- sekundäre 40
Perforansvarikose 43

Perforansvene 11, 40
- Insuffizienz 112
Perforantendissektion, endoskopische subfasziale 112
Perfusionsszintigraphie 85
Permeation 251
Permeationsbeschleuniger (s. auch Enhancer) 251
Permeationsverstärkung 251
Perthes-Test 68
PGE_2 175
$PGF_{2\alpha}$ 175
Phenprocoumon 219
Phenylbutazon 210
Phlebarteriektasie 44
Phlebektasie 36, 43
Phlebitis 142
- der Venae thoracoepigastricae 66
- migrans (saltans) 45, 66
Phlebödem 58
- chronisches 107
Phlebodynamometrie 73, 77, 133
Phlebographie 83, 133
Phlebolith 55
Phlebopathie
- dilatierende 43
- sozioökonomische Bedeutung 21
Phlebosklerose 41
Phlebothrombose 55
- des ambulanten Patienten 51
- des bettlägerigen Patienten 50
Phlegmasia
- alba dolens 53
- coerulea dolens 53, 54
- rubra dolens 53
Phlegmasie 46, 53
Phospholipase A2 158, 175
Photoplethysmograph (PPG) 75, 133
Photosensibilisator 239
Pigmenteinlagerung 111
Pinselfigur 37
Plasminogen 47
- Mangel 87
Platten-Thermographie 81
Plethysmographie 73
Pooling, venöses 7

PPG 75
PRATESI-Syndrom 55
Prävalenzdaten 15
Privatkreislauf 41
- venöser 39
Prostaglandin 158
Prostatahyperplasie 143
Protein
- C 47, 88
- - aktiviertes 87
- - Mangel 87
- S 47, 88
- - Mangel 87
Proteoglykane 211, 224
Prothrombin-Mutante
  G 20210 A 47, 87
Protoaescigenin 209
Protofagopyrin 247
Pseudo-Bartter-Syndrom 146
PTS 55
Punktschätzer 121
Purpura jaune d'ocre 56

Q
Qualität, pharmazeutische 123
Quercetin 212, 235, 239, 241, 242, 245
- 3-O-Glukuronid 231

R
Radiofibrinogentest 82
Radionuklid-Phlebographie 84
Reaktion, allergische 238
Refluxphänomen, kutanes lymphatisches 57
Renin-Angiotensin-Aldosteronsystem 145
Reparil 191
Rezeptpflicht 136
Rielander 49
Rosskastaniensamen 215
Rosskastaniensamenextrakt (RKSE) 209, 212, 252
Ruhedruck 97
Ruscogenin 222, 223, 225
Ruscusextrakt 228, 252

Rutin 149, 239–242
– Sulphat 191
Rutosid 239, 244
– Schwefelsäureester 191

S

Schaumstoffbinde 102
Schaum-Verödung 112
Schenkelstrumpf 105
Schleifendiuretikum 145
Schultergürtelengpass 53
Schwangerschaft 143
– Varikose 104
Schweregefühl 144
Schweregrad-Beurteilung 35
Scopeltin 235
SGB V 137
Siderosklerose 55
Sigvaris 902 A-D KKL. 2 232
Sklerose, postthrombotische 55
Sklerosierungstherapie 110
Sklerotherapie, duplexsonographisch kontrollierte 112
Skorbut 239
Sozialgesetzbuch V (SGB V) 137
Spannungsgefühl 144, 147
Speicherkapazität 8
Spiral-Computer-Tomographie (Spiral-CT) 87
Spontan-Palma 52
Stadieneinteilung der CVI nach Widmer 31
Stadium der größten Emboliegefährdung 64
Stammvarikose 38, 112
– Vena femoralis posterior 39
– Vena femoropoplitea 39
– Vena saphena parva 39
Stammvene 1
Standardisierung 123
Starling-Gleichgewicht 57
Starling-Prinzip 9
Stauungsbeschwerden 92
Stauungsdermatose 142
Stauungsinduration 144
Stauungsossifikation, venöse 59

Stehbelastung 23
Steinkleekraut (s. auch Meliloti herba) 235
Steroidsaponinglycosid 222
Strömungsdruck, venöser 6
Strömungsstopp, endinspiratorischer 8
Strumpfhose 105
Sturge-Weber-Syndrom 43
Stützstrumpf 107
Subklaviavenenthrombose 70
Subtraktionsangiographie, digitale (DAS) 84, 85
Surrogat 128
Surrogatparameter 124
α-Sympathomimetikum 143
Syndrom
– postthrombotisches (PTS) 18, 19, 55, 70, 141
– prämenstruelles 147
– variköses 139

T

Tachykardie 143
Teilstreckeninsuffizienz 39
Teilstripping
– Vena saphena magna 108
Teleangiektasie 37
Tetrahydroxyethylrutosid (TetraHR) 156, 160
Therapie, operative
– primäre Varikose 108
Thermographie 80
Thermoregulationsfunktion 4
Thiazid-Derivat 145
Thrombangiitis obliterans 44
Thrombophilie, hereditäre 88
Thrombophlebitis 66, 141
– oberflächliche 44
– septische 55
– tiefe 46
Thrombose
– arterielle 46
– der Vena axillaris 52, 53
– der Vena iliaca 52
– der Vena subclavia 52, 53

- par effort 51, 52, 62
- sapheno-femorale 44
- ungeklärter Ursache 51
- venöse 46
- - Altersbestimmung 81
Thrombosefrühzeichen 49
Thrombosegefährdung 62
Thromboserisiko, erhöhtes 141
Thromboxan A2 158, 175
Thrombozytenfunktionstest 88
tmax 121, 124
TMHC 227
Totalstripping 109
Tourniquettest 50, 67
Toxikologie 151, 176, 236, 241
Toxizität 193, 225
Transportfunktion 4
Trendelenburg-Test 67
Triamtere 145
Tribenosid 181
Trihydroxyethylrutin 242
Trihydroxyethylrutosid (Tri-HR) 149, 156, 160
Trimethylhesperidinchalkon (TMHC) 227
Triterpenglycosid 209
Troxerutin 149–151, 153, 156, 190, 196, 198
Tübinger Venenstudie 17
Tumorsuche 89
TXA2 175

U
Ulcus
- cruris 31, 56, 141, 144
- - gemischtes 73
- cruris venosum 59, 102
- - Lokalbehandlung 115
- venosum
- - Kompressionsbehandlung 98
- florides 56
- venöses 66
Ulkustherapie 114
Ultraschall-Doppler-Untersuchung 68, 70, 133
Ultraschall-Echtzeit-Gerät 81

Umbelliferon 235
Unbedenklichkeit 135
Unterschenkelgeschwür, venöses
- evidenzbasierte Therapie 115
Unterschenkelkompressionsverband 97
Unterschenkelverband 101
Urlaubsthrombose 62
USD-Untersuchung 68
- Fehlerquellen 72

V
Varikographie 83
Varikophlebitis 45, 66
Varikose
- oberflächliche 66
- primäre 29, 36
- - Einteilung 30
- sekundäre 11, 36
Varize
- primäre 11
- retikuläre 38, 111
- Therapie beim postthrombotischen Syndrom 109
VCAM-1 175, 193
Vena
- cava inferior 81
- femoralis 1
- iliaca 1
- poplitea 1, 62
- saphena accessoria
- - lateralis 38
- - medialis 38
- saphena magna 1
- - Insuffizienz 29
- saphena parva 1
Venae
- communicantes 40
- perforantes 3, 40
Venalot 196, 200
- Depot 190, 198, 203
Venendruck 5
Venendruckmessung 86
Venenerkrankung 11
- Diagnostik 61
- Einteilung 29, 30

- entzündliche 44
- Epidemiologie 14
- Gesamtkosten 22
- Klinik 29
- periphere
- - Risikofaktoren 19
- sozialmedizinische Bedeutung 14
- Systematik 29
Venenfunktionsdiagnostik 79, 80
Venengewebe
- Biochemie 11, 12
Veneninsuffizienz 131
- chronische (CVI) 12, 29, 55, 98, 141
- - Einteilung 56
Venenkapazität 8
Venenklappe 8, 131
Venenpharmaka 94, 131
Venenpumpe 141
Venensporn 19
Venenstauplethysmographie 73
Venensystem
- Anatomie 1
- extrafasziales 1
- Funktionen 4
- oberflächliches (subkutanes) 1, 7
- Pathophysiologie 11
- Physiologie 4
- subfasziales 1
- tiefes 7
- - intrafasziales 1
Venentherapeutikum 139
Venenthrombose 18, 19, 46
- ambulante Behandlung 113
- tiefe 70, 98
- - Therapie 113
Venentonikum 143
Venentonus 8

Venenverschlussplethysmographie 73, 133
Venepharmakum, topisches 251
Venoruton 191
Venostasin 213
Verbandtechnik, nach Fischer 101
Verfahren, plethysmographisches 73, 75
Verödungsbehandlung 110
Verordnungsfähigkeit 136
Verschlusskrankheit, arterielle (AVK) 100, 142
Vielstoffgemisch 123
Vitamin P 239
Vitis vinifera 231
Volumetrie-Verfahren 133

W
Wachstumsfaktor 158
Wadenstrumpf 105
Wahrscheinlichkeitsurteil 127, 128
Wasserplethysmographie 75
Wechseldruckmassage, apparative pneumatische 107
Wechselverband 98
Wechselwirkung 135
Weichteillücke 66
Weinlaub, rotes 231, 232, 252
Wiederauffüllzeit 76
Wirtschaftlichkeitsgebot 137
Wundbehandlung, feuchte 115

Z
Zinkleimverband 94
Zweiphasenpumpe, abdominothorakale 6
Zweizugkompressionsstrumpf 103